癌治療戦略に活かす

病理診断
ベストプラクティス

下部消化管癌

監修●青笹克之

総編集●小田義直, 都築豊徳

巻編集●新井冨生

中山書店

『癌治療戦略に活かす病理診断ベストプラクティス』監修・編集者

監修　　青笹克之　大阪大学名誉教授

総編集　小田義直　九州大学大学院医学研究院形態機能病理教授

　　　　　　都築豊徳　愛知医科大学医学部病理診断学講座教授

巻編集　新井冨生　東京都健康長寿医療センター病理診断科部長

刊行にあたって

"癌の診断・治療の第一線にある病理医・臨床医に向けて，腫瘍の病理診断の実際的かつスタンダードな知識を提供する"ことを目的として，2010年11月に『癌診療指針のための病理診断プラクティス』第1巻「リンパ球増殖疾患」が刊行された．以後巻を重ねて14巻を世に送り出すことができたのは，腫瘍医療に携わる多くの方々の支援の賜物と感謝する次第である．

このシリーズでは，形態学的所見，免疫組織学的所見を基本に，実に多様な腫瘍型の分類が簡潔かつ実用を旨として取り上げられている．一方，分類の意義，つまり分類が臨床医へ伝えなければならない治療，予後についての指針となる情報が多くないことも，編集を通じて感じていたところではある．"臨床病理分類"は，それ自体が治療法，患者の予後予測にかかわる手がかりを与えるものでなくては，臨床医にとって十分に意義のある有用な情報とはいえず，その点では既存の書籍と同様の物足りなさがあった．

新シリーズ企画の理由の一つに，『癌診療指針のための病理診断プラクティス』も刊行以来10年以上を経過し，この間，診断技術，疾患分類や治療法などの面で新しい知見が蓄積されてきたことが挙げられる．第二の理由は，上述したように病理診断（分類）と治療・予後あるいは病因との関連についての記述が前シリーズでは十分でなかったことである．新シリーズでは"病理診断の究極の目的は分類学そのものにあるのではなく，治療とのつながりを重視する必要がある"というコンセプトを全巻において追究して実現を図りたいと考えている．加えて，分子標的薬などを用いた個別化医療の時代にも対応できる内容としたい．新シリーズは前シリーズの基本，すなわち簡潔な記述，国際的に通用する標準的な知見の提供，を踏襲しつつ，より実用的で完成度の高い腫瘍病理診断の"教科書"をめざしている．このため，新シリーズでは各巻ごとに当該領域の治療法に通暁した臨床医の担当する章を新たに設けることとした．本シリーズが，臨床医の心に響く病理診断レポートの作成に大いに資する内容となることを期待している．

前シリーズは青笹単独での総編集であったが，新シリーズにおいては現在のわが国の腫瘍病理学研究や病理診断学の分野を代表する小田義直先生（九州大学教授）と都築豊徳先生（愛知医科大学教授）が総編集を担当し，青笹は全体の監修にあたることになった．病理分野の第一線において活躍中の2名の病理医師が編集に加わることで，本シリーズの面目が一新され，一層充実した内容となるものと期待している．

大阪大学名誉教授
青笹克之

序

　本書は，『癌診療指針のための病理診断プラクティス』のシリーズをブラッシュアップし，病理診断がどう診療と関連しているか，どう鑑別診断を進めるかを具体的に分かりやすく解説した『癌治療戦略に活かす 病理診断ベストプラクティス』シリーズの第1巻である．

　わが国では2人に1人ががんに罹患する時代となった．特に大腸癌は，すべての悪性腫瘍のなかで罹患率1位，死亡数2位と，診療上最も重要な腫瘍の一つである．また，小腸癌は大腸癌の1％程度の発生率を示すきわめてまれな腫瘍であるものの，診療において大腸癌と共通する点が多い．そのため，本書では虫垂，肛門管を含め，まとめて下部消化管として取り扱い，これらの臓器のがん診療に対し現時点で行いうるベストプラクティスを目指した．

　がん診療は伝統的な診療技術に加え，最近ではがんゲノム医療，ロボット支援手術，内視鏡治療，分子標的薬および抗体薬，放射線療法が普及しつつあり，日進月歩の進歩を遂げている．かつて病理医は検体を肉眼的，病理組織学的に観察し，病理診断をつければ十分な時代もあった．現在でもそのこと自体の臨床的意義は減弱するものではないが，腫瘍の多様性に対応し，遺伝子変異や蛋白発現などの情報をもとに腫瘍を亜分類するようになってきた．そして，それに合わせた治療の選択，副作用の回避・軽減が図られるようにもなってきた．その目的を達成するためにコンパニオン病理診断が普及し，その種類は年々増加傾向にある．つまり，がん診療における病理医の役割が今まで以上に高くなってきており，病理診断が治療の選択に重要な役割を果たすようになってきた．一方，臨床医も病理診断報告書から得られた情報をもとに治療方針を構築するようになり，これまで以上に病理の知識が必要となってきた．このような観点から，本書は病理医，臨床医の両者にとって共通認識を醸成するとともに，相互の理解を深めるように工夫した．

　本書は単に病理診断のための解説書というだけでなく，病理診断がどのように診療に関連しているかに焦点を当て編集した．加えて，日常診療で頻繁に遭遇する通常の癌のみならず，炎症性腸疾患を背景とした癌，遺伝性腫瘍，ポリポーシスに関連した腫瘍など比較的まれな腫瘍に対しても解説し，この1冊があれば下部消化管の悪性腫瘍に対応できるようにした．また，均霑化と個別化という，相反する目標を達成するために必要な情報を盛り込み，正確な病理診断をどこでも誰でも提供できるよう鑑別診断にも配慮した．その内容を容易に理解できるよう図やフローチャートを用いるとともに，鑑別診断の要点も分かりやすく解説した．

本書を多くの人に活用していただき、下部消化管がんにおける基礎的知識の習得から日常診療への応用に役立てていただきたい.

　最後に，本書の企画，立案，執筆を担当された皆様，および多大な助言をいただきました中山書店編集部の皆様に心より感謝申し上げます.

　令和7年春

東京都健康長寿医療センター
病理診断科部長
新井 冨生

目次

第1章 下部消化管癌診断の流れ
新井冨生　2

第2章 診断のための基本知識

病理検体の取り扱い ……………………………………………………… 二村　聡　24

下部消化管疾患の分類 ―疾患分類の歴史と現状 ……………………… 八尾隆史　33

下部消化管癌の画像診断 ―内視鏡を中心に ………………………… 山野泰穂　40

画像診断，その他の検査 ―CT，MRI，PET など ……………………… 石垣聡子　48

個別化医療時代の大腸癌

　免疫染色によるコンパニオン診断 ……………………………………… 関根茂樹　58

　大腸癌の遺伝子変化概論と病理検体を用いた診断法 …… 新沼　猛，鈴木　拓　66

　大腸癌のバイオマーカー ……………………………………… 松原裕樹，谷口浩也　74

第3章 病理鑑別診断の実際

管状腺腫，管状絨毛腺腫，絨毛腺腫，鋸歯状腺腫，無茎性鋸

　歯状腺腫/ポリープを中心とした良性腫瘍の鑑別診断 ………………… 伴　慎一　84

管状腺癌，乳頭腺癌 ……………………………………………………… 岸本光夫　101

印環細胞癌，髄様癌，低分化腺癌 ……………………………………… 新井冨生　115

粘液癌 ……………………………………………………………………… 高松　学　129

内視鏡治療検体における SM 浸潤度，切除断端の評価と

　その臨床的意義 ……………………………………………… 菅井　有，上杉憲幸　137

予後予測因子となりうる病理所見の評価法と悪性度との関連

　―簇出，神経侵襲，desmoplastic reaction，脈管侵襲 …… 阿尾理一，上野秀樹　145

漿膜浸潤の評価法とその臨床的意義 …………………………… 小嶋基寛，坂本直也　157

小腸癌 ……………………………………………………………………… 近藤修平，味岡洋一　168

炎症性腸疾患にみられる dysplasia，colitic cancer の

　鑑別診断 ……………………………………………………………… 林　宏行　183

虫垂腫瘍 ―腹膜偽粘液腫を含む ……………………………… 竹村しづき，九嶋亮治　197

肛門管腫瘍の病理診断とその鑑別が必要な病変 ……………………… 藤原美奈子　210

カルチノイド腫瘍，内分泌細胞癌 …………………………………… 岩渕三哉　221

GIST ……………………………………………………………………… 櫻井信司　241

悪性リンパ腫 …………………………………………………………… 田中健大　252

遺伝性大腸・小腸腫瘍 ―家族性大腸腺腫症，Lynch 症候群，

　Peutz-Jeghers 症候群，若年性ポリポーシス症候群

　…………………………………………………… 鈴木興秀，東　守洋，石田秀行　268

癌と鑑別が必要な良性病変

　非腫瘍性ポリープ/ポリポーシス ………………………………… 海崎泰治　284

　悪性と鑑別を要する良性病変 ………………… 五十嵐誠治，小林美穂，日下部　崇　300

第4章　下部消化管癌治療の実際

下部消化管内視鏡治療・外科治療の実際 ………… 田中秀典，岡　志郎，田中信治　328

化学療法，分子標的薬，免疫チェックポイント阻害薬

　による治療 …………………………………………………… 中澤泰子，室　圭　342

第5章　鑑別診断の実際

前立腺癌の直腸浸潤

　………… 新井冨生，小松明子，三井秀雄，本多五奉，金澤伸郎，永田卓士，粕谷　豊　352

子宮内膜症から発生した直腸癌 ………………… 松田圭二，新井冨生，橋口陽二郎　359

HER2 陽性大腸癌 ……………………………………………………… 藤井誠志　369

Invasive micropapillary carcinoma …………………………… 黒田直人，頼田顕辞　376

直腸 GIST ………………………………………… 櫻井信司，古谷未央，井出宗則　381

索引 …………………………………………………………………………………… 385

執筆者一覧

（執筆順）

新井　冨生	東京都健康長寿医療センター病理診断科
二村　　聡	福岡大学筑紫病院病理部・病理診断科
八尾　隆史	順天堂大学大学院医学研究科人体病理病態学
山野　泰穂	札幌医科大学医学部消化器内科学講座
石垣　聡子	名古屋大学医学部附属病院放射線科
関根　茂樹	慶應義塾大学医学部病理学教室
新沼　　猛	札幌医科大学医学部分子生物学講座
鈴木　　拓	札幌医科大学医学部分子生物学講座
松原　裕樹	愛知県がんセンター薬物療法部
谷口　浩也	愛知県がんセンター薬物療法部
伴　　慎一	獨協医科大学埼玉医療センター病理診断科
岸本　光夫	京都市立病院病理診断科
高松　　学	がん研究会がん研究所病理部
菅井　　有	岩手医科大学医学部病理診断学講座
上杉　憲幸	脳神経疾患研究所附属総合南東北病院病理診断学センター
阿尾　理一	自衛隊中央病院外科
上野　秀樹	防衛医科大学校外科学講座
小嶋　基寛	京都府立医科大学大学院医学研究科臨床病理学
坂本　直也	国立がん研究センター・先端医療開発センター臨床腫瘍病理分野
近藤　修平	新潟大学医歯学総合病院病理部
味岡　洋一	新潟大学医歯学総合病院病理部
林　　宏行	横浜市立市民病院・病理診断科
竹村しづき	淡海医療センター病理診断科・病理部
九嶋　亮治	滋賀医科大学病理学講座
藤原美奈子	国立病院機構九州医療センター病理診断科
岩渕　三哉	五泉中央病院病理診断科
櫻井　信司	地域医療機能推進機構群馬中央病院病理診断科
田中　健大	岡山大学病院病理診断科
鈴木　興秀	埼玉医科大学総合医療センター消化管・一般外科
東　　守洋	埼玉医科大学総合医療センター病理部
石田　秀行	埼玉医科大学総合医療センター消化管・一般外科
海崎　泰治	福井県立病院病理診断科
五十嵐誠治	慈山会医学研究所付属坪井病院病理診断科
小林　美穂	慈山会医学研究所付属坪井病院病理診断科
日下部　崇	温知会会津中央病院病理診断科
田中　秀典	広島大学病院消化器内科
岡　　志郎	広島大学病院消化器内科
田中　信治	JA尾道総合病院
中澤　泰子	愛知県がんセンター薬物療法部
室　　　圭	愛知県がんセンター薬物療法部
小松　明子	東京都健康長寿医療センター病理診断科
三井　秀雄	東京都健康長寿医療センター外科
本多　五奉	東京都健康長寿医療センター外科
金澤　伸郎	東京都健康長寿医療センター外科
永田　卓士	東京都健康長寿医療センター泌尿器科
粕谷　　豊	東京都健康長寿医療センター泌尿器科
松田　圭二	同愛記念病院外科
橋口陽二郎	大森赤十字病院外科
藤井　誠志	横浜市立大学大学院医学研究科・医学部分子病理学
黒田　直人	きんろう病院内科
頼田　顕辞	高知赤十字病院・病理診断科
古谷　未央	前橋赤十字病院病理診断科
井出　宗則	前橋赤十字病院病理診断科

第1章

下部消化管癌診断の流れ

第1章　下部消化管癌診断の流れ

下部消化管癌診断の流れ

POINT

▶下部消化管癌の診療において，適正な病理診断が適正な治療の第一歩である．

▶腫瘍の病理診断の意義は，それぞれの腫瘍の特性を病理組織学的特徴，蛋白質発現，遺伝子変異をもとに分類し，標準的な治療法を導くことにある．

▶病理診断をする際に，患者背景，診療上の段階，検査の目的，腫瘍の種類，癌の進行度などを考慮しつつ，検体に応じた取り扱いをすることが重要である．

▶一次治療を実施した後も，追加治療の必要性の決定，副作用の早期発見とその対処など，病理医が関与する機会が増えてきた．

　　下部消化管癌の病理診断において最も重要なことは，病理学的所見を正しく評価し，治療方針を決定するための情報を提供することである．評価すべき基本項目は，各臓器の「取扱い規約」や UICC (Union for International Cancer Control：国際対がん連合) の TNM 分類に記載されている．しかし，最近は癌の進行度によって治療法の選択肢が異なるうえに，治療法を決めるためのコンパニオン病理診断が必要になるなど，病理標本から多様な情報提供を求められるようになってきた．したがって，以前に比べると，病理診断も多方面からのアプローチが必要である．

　　このような状況を考慮し，本稿では下部消化管（空腸，回腸，虫垂，結腸，直腸，肛門管）における腫瘍の病理診断に有用な基本的な知識と診断の流れを概説する．小腸，虫垂，肛門管に発生する腫瘍は比較的まれなため，大腸癌に関する知識を基本に説明するとともに，臓器特異的な診断の流れについては，臓器からみた診断の流れとして概説する．なお，詳細な組織型の診断法，各基本項目の評価法については他稿を参照していただきたい．

わが国における下部消化管癌の現状

　　疾患の背景や発生頻度，好発年齢，性差などを知っておくことは，適正な病理診断に必要な知識である．大腸癌は日常診療でも遭遇する機会が多いため，癌専門病院でなくても経験を積みやすい．しかし，比較的まれな腫瘍に関しては遭遇する機会が少ないため，その発生頻度，好発部位，組織型などを把握しておくとともに，より確かなエビデンスをもって診断するよう努める必要がある．

表1　下部消化管癌の部位別罹患数，粗罹患率 (2019年)

部位	罹患数			粗罹患率 (人口10万人対)		
	総数	男性	女性	総数	男性	女性
小腸	3,743	2,323	1,420	3.0	3.8	2.2
結腸	31,397	20,124	11,273	24.9	32.8	17.4
直腸S状結腸移行部	3,237	2,122	1,125	2.6	3.4	1.7
直腸	8,840	5,896	2,944	7.0	9.6	4.5
肛門管	1,163	581	582	0.9	0.9	0.9
結腸 (粘膜内癌を含む)	103,338	54,875	48,463	81.9	89.4	74.8
直腸S状結腸移行部 (粘膜内癌を含む)	13,444	8,226	5,218	10.7	13.4	8.1
直腸 (粘膜内癌を含む)	38,843	24,771	14,072	30.8	40.3	21.7

虫垂独自のデータはないので提示していないが，全大腸癌の1%以下の発生といわれている．
(がんの統計編集委員会編．がんの統計2024．がん研究振興財団；2024をもとに作成)

罹患数，罹患率，死亡数

- **大腸癌の罹患数**：『がんの統計2024』によると，2019年に新たに診断された全癌は999,075例 (男性566,460例，女性432,607例) であり，そのなかで大腸癌は最も罹患数の多い癌である (総数1位，男性2位，女性2位)．近年，罹患数は増加傾向にある．
- 下部消化管癌の部位別罹患数，粗罹患率を**表1**に示す．結腸癌が最も罹患数が多く．小腸はその約1/100であり，肛門管癌はさらに少ない．
- **虫垂癌の罹患数**：全大腸癌の1%以下の発生といわれているが，正確な罹患数は不明である．
- **死亡数**：2022年に癌で死亡した人数は385,797人 (男性223,291人，女性162,506人) であり，このうち大腸癌の死亡数は53,088人 (全癌の13.8%) であり2位 (男性2位，女性1位) であった．

年齢，性，発生部位

- **年齢，性**：大腸癌は加齢とともに増加する癌の一つで，60〜70代に多く発生する (**図1**)．結腸癌の男女比は1.0〜1.4であり，やや男性が多い程度であるが，直腸癌の男女比はほぼ2：1であり男性に多い．虫垂癌では，粘液癌の男女比はほぼ2：3，非粘液癌の男女比はほぼ1：1である．肛門管癌では，男女比はほぼ3：7と女性に多く発生する．
- **発生部位**：大腸癌は65歳未満の成人ではS状結腸，直腸に好発するが，加齢とともに右側結腸の発生が増加する．特に，右側結腸 (脾彎曲部より口側の盲腸，上行結腸，横行結腸) の発生が加齢とともに相対的に増加する (**図2**)．80歳以上の女性では，半数以上が右側結腸に発生する．

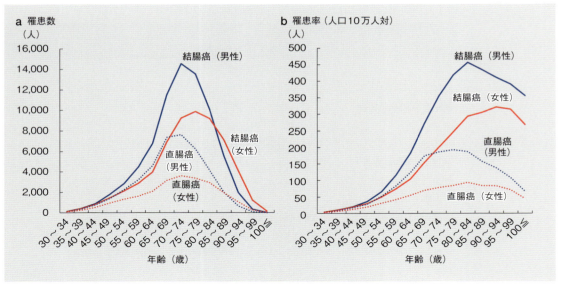

図1　年齢，性別にみた大腸癌（結腸癌，直腸癌）の罹患数と罹患率（2019年）
a：罹患数（上皮内癌を含む）．男性では65〜74歳で結腸癌，直腸癌の罹患数のピークを迎え，75歳以上で減少する．一方，女性では結腸癌は75〜79歳で，直腸癌は65〜74歳でピークを示す．
b：罹患率（上皮内癌を含む，人口10万人対）．男女ともに結腸癌の罹患率のピークは直腸癌より5〜10歳高齢に位置する．また，直腸癌に比べ，結腸癌の罹患率のピークはより高齢の年齢群（男性80〜84歳，女性90〜94歳）に位置する．
（がんの統計編集委員会編．がんの統計2024．がん研究振興財団；2024をもとに作成．作図にあたっては病理診断件数を考慮し，上皮内癌を含む罹患数，罹患率を採用した）

病期と予後（5年生存率）

　大腸癌全体の5年生存率は約64％である．『がんの統計2024』によれば，病期別の5年生存率はStage Ⅰ 83.1％，Stage Ⅱ 75.6％，Stage Ⅲ 68.7％，Stage Ⅳ 17％と報告されている．小腸癌，虫垂癌，肛門管癌のデータは少ないが，わが国のデータを**表2**にまとめて示す．下部消化管癌のなかでは，小腸癌，肛門管癌（腺癌）の5年生存率が低い．

下部消化管癌診療における診断と治療との関連の概要

- 下部消化管癌に限らず悪性腫瘍一般についていえることであるが，適正な病理診断が適正な治療の第一歩である．
- 腫瘍の病理診断の意義は，それぞれの腫瘍の特性を病理組織学的特徴，蛋白質発現，遺伝子変異をもとに分類し，標準的な治療法を導くことにある．
- 診断内容は，診断時期（治療前，治療後），対象とする検体（生検検体，内視鏡的切除検体，外科的切除検体），目的（癌の確定診断，予後予測因子の評価，切除断端の評価，治療効果の評価），癌の進行度，患者背景により異なるので（**図3**），病理診断時の状況を考慮し，総合的に判断することが重要である．

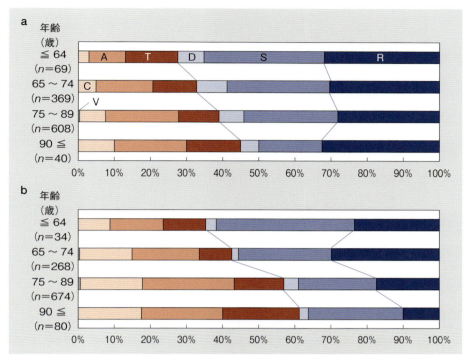

図2 年齢，性別にみた全大腸癌の占居部位（東京都健康長寿医療センター，1991〜2017年，外科的切除例）

男性（a）は女性（b）に比べ，いずれの年齢でも右側結腸癌の比率が低い．一方，90歳以上の女性では，直腸癌の比率の減少が特徴的である．

V：虫垂，C：盲腸，A：上行結腸，T：横行結腸，D：下行結腸，S：S状結腸，R：直腸

表2 下部消化管癌の5年生存率（overall survival）

癌の種類	Stage Ⅰ	Stage Ⅱ	Stage Ⅲ	Stage Ⅳ
小腸癌[*1]	80.8	ⅡA 85.8 ⅡB 77.8	ⅢA 51.6 ⅢB 20.8	
虫垂癌[*2]	92.8	91.8	75.4	42.6
大腸癌[*3] 　結腸癌 　直腸癌	83.1 82.2 84.7	75.6 75.1 77.0	68.7 68.6 68.8	17.0 14.6 21.7
肛門管癌（腺癌）[*4]	79.9	64.9	43.1	14.1
肛門管癌（扁平上皮癌）[*5]	93.1	ⅡA 81.1 ⅡB 60.0	ⅢA 71.1 ⅢB 71.6 ⅢC 61.0	45.2

[*1]：国立がん研究センター中央病院 1994〜2014年手術例のデータ．
[*2]：Matsui S, et al. Analysis of clinicopathological characteristics of appendiceal tumors in Japan：a multicenter collaborative retrospective clinical study—a Japanese nationwide survey. Dis Colon Rectum 2020；63：1403-10 をもとに作成．
[*3]：がんの統計編集委員会編．がんの統計 2024．がん研究振興財団；2024 をもとに作成．
[*4]：Saiki Y, et al. Prognosis of anal canal adenocarcinoma versus lower rectal adenocarcinoma in Japan：a propensity score matching study. Surg Today 2022；52：420-30 をもとに作成．
[*5]：Yamada K, et al. Characteristics of anal canal cancer in Japan. Cancer Med 2022；11：2735-43 をもとに作成．

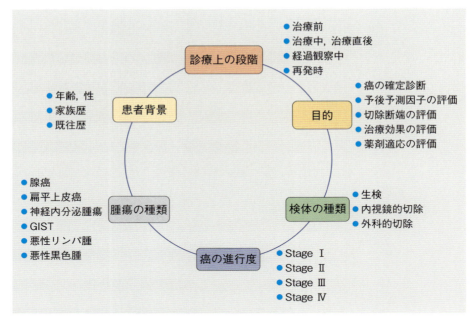

図3　下部消化管癌の病理診断において考慮すべき事項
病理診断は顕微鏡で病理標本を観察するだけでなく，診療上の段階，目的，検体の種類，腫瘍の種類（組織型），癌の進行度，患者背景なども考慮して進める．これらを総合的に検討し，疾患概念に当てはまるか否か，結果がどう治療の選択肢に影響するかにも注意を払い病理診断する．

下部消化管癌診療における病理診断の実施時期とその役割（図4, 5）

- **治療前プロセス**：生検検体の病理診断によって癌の確定診断を行う．また，画像診断法を用いて癌の広がりを検討することにより進行度を把握し，治療戦略を立てる．☞第2章「下部消化管疾患の分類」「下部消化管癌の画像診断」「画像診断，その他の検査」
- **コンパニオン病理診断**：必要に応じて，治療薬適応の可否をコンパニオン病理診断で確認する．コンパニオン病理診断は，決められた試薬や機器を用いて，決められた方法で実施しなければならない．
- **治療後プロセス**：内視鏡的切除検体，外科的切除検体では，癌の進行度とともに，治療の適切さを評価する．この結果をもとに，追加治療が必要か，経過観察とするかが判断される．また，術後再発が疑われる場合には，生検により再発を確認することもある．Stage IV，再発症例などに対しては，遺伝子検査を実施し，その結果に基づき最も適した分子標的薬，抗体薬の投与を決定することがある．

下部消化管癌の病理診断に用いられる検体と臨床的意義（表3）

生検検体の病理診断

- 生検検体では，病変の病理組織学的診断が主な目的である．病変の種類（腫瘍，炎症，反応性変化，感染，循環不全など），良性・悪性（良性，悪性，良性・悪性境界），腫瘍であれば組織型（管状腺癌，乳頭腺癌，髄様癌，カルチノイド腫瘍，

下部消化管癌診断の流れ

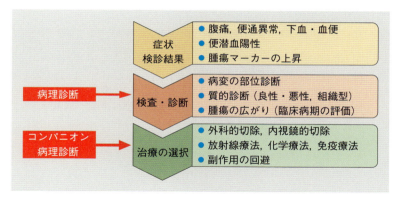

図4 癌診療の治療前プロセスにおける病理診断の役割
病理診断および臨床診断は，治療の選択の根拠となる情報を提供する．
病理診断は，病変の種類，良性・悪性，組織型など，腫瘍の基本的な分類に関与する．
コンパニオン病理診断は，分子標的薬の適応，遺伝子多型など副作用の回避など，個別化医療に関する情報を提供する．

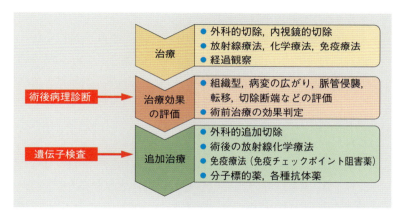

図5 癌診療における治療効果の評価，追加治療の必要性の判定にかかわる病理診断
外科的切除，内視鏡的切除により得られた検体の病理診断は，組織型，病変の広がり，脈管侵襲，転移，切除断端などの評価を行うとともに，術前治療の効果判定を目的とする．これらの評価結果をもとに術後追加治療の適応を決める．最近は再発，第IV病期症例に対し，免疫チェックポイント阻害薬，抗体薬の投与の適応を決めるために，免疫組織化学あるいは遺伝子検査が実施される．

GISTなど）を診断する．

切除検体の病理診断
- 主に内視鏡的切除，外科的切除の2種類がある．
- **内視鏡的切除検体**：早期癌に対する治療により採取された検体である．組織型，壁深達度（pT），脈管侵襲，切除断端などが評価され，内視鏡的切除で治療が完結するか，追加治療が必要かを判断する情報を提供する．大腸癌の場合は，組織型（特に低分化腺癌，印環細胞癌，粘液癌の有無），pT1癌では粘膜下層への浸潤距離，脈管侵襲（リンパ管侵襲，静脈侵襲），簇出，切除断端（水平方向，垂直

7

第1章 下部消化管癌診断の流れ

表3 検体別による病理検査の意義

検体	診療上の プロセス	臨床的意義	評価すべき主な項目					
			組織型	壁深達度 (pT)	LN 転移 (pN)	脈管侵襲	簇出	切除断端
生検検体	治療前 治療中 治療後	●腫瘍の確定診断 ●（追加）治療法の決定 ●再発の確認	必要	不要	不要 （LN 生検 を除く）	記載可	不要	不要
内視鏡的 切除検体	治療後	●切除検体の評価 ●追加切除の必要性の 　判断根拠	必要	必要	不要	必要	必要	必要
外科的切 除検体	治療後	●切除検体の評価 ●根治度の評価 ●追加治療の必要性の 　判断根拠	必要	必要	必要	必要	必要	必要

LN：リンパ節

方向）が主な評価項目である.

●**外科的切除検体**：早期癌および進行癌に対して，外科的に切除された検体である.
内視鏡的切除検体とほぼ同様の評価項目に加え，リンパ節転移を評価する. 外科
的切除検体では，壁深達度（pT），リンパ節転移（pN）は，遠隔転移（M）と合わ
せて，病期分類の判定に必要な項目である（TNM分類）. また，術前に化学療法，
放射線療法を施行した場合，その治療効果判定も病理診断に含まれる.

コンパニオン病理診断

●分子標的薬・抗体薬・化学療法薬の適応，副作用の予測のための病理検査であり，
生検検体，切除検体のいずれも使用される. すべての治療前に実施されることや，
治療後あるいは治療中の適切な時期に実施されることもある. 第2章 「免疫染色
によるコンパニオン診断」

遺伝子検査

●化学療法薬，分子標的薬，抗体薬など，腫瘍内科的な治療法の選択のために，病
理検体を用いて解析する検査である. Stage Ⅲ以上で追加治療が必要な症例，
Stage Ⅳや再発例では保険収載された遺伝子検査もある. 生検検体，切除検体の
いずれも用いられる.

●検査依頼時に，病理医は腫瘍細胞の含有率を評価することが求められる. また，
エキスパートパネルなど多職種が参加するカンファレンスにおいて，病理組織
像，進行度と遺伝子変異との関連性に矛盾がないか，病理医の立場からコメント
することもある. 第2章 「大腸癌の遺伝子変化概論と病理検体を用いた診断法」「化学療法，分子
標的薬，免疫チェックポイント阻害薬による治療」

臨床医の役割

●**病理検査前**：患者の主訴，症状，検診結果から病変の有無を推定し，腫瘍が疑わ

下部消化管癌診断の流れ

表4 病理診断における臨床医の役割

診療上のプロセス	内容
生検検体の採取	●採取部位の決定と採取の実施 ●固定液の準備 ●適切な検体の取り扱い（乾燥や変性を防止）
内視鏡的切除時	●固定液の準備 ●適切な検体の取り扱い（乾燥や変性を防止） ●台板への張り付け
外科的切除後	●適切な検体の取り扱い ・温度（室温では30分以内，それ以上では冷蔵） ・速やかに病理検査室へ提出する
病理検査室への提出	●適切な臨床情報の提供 ・臨床診断 ・検体の採取場所 ・特に検討を希望する事項 ・関連する既往症の有無 ●適切な状態での検体の提出

れた場合は放射線検査，内視鏡検査，血液検査の結果を考慮し，病理検査の必要性の有無を判断する．

●**病理検査の実施**：病理検査は検体を採取する段階から始まるので，臨床医は病理検査室に検体を提出する前段階で，検体の取り扱いに関しては精通している必要がある．また，病理検査室に検体を提出する際には，臨床医は病理診断に必要な臨床情報を提供すべきである．

●**具体的な病理検体の取り扱い**：臨床医が注意すべき検体別の取り扱いや注意点を**表4**に示す．病理医は，検体の取り扱いに関し，臨床医に適切に指導する立場にある．

病理医の役割

病理検体の適正な取り扱いと管理 ☞ 第2章 「病理検体の取り扱い」

●**検体の取り扱い**：病理医には，病理検査室に提出された病理検体を適正に取り扱う責任がある．また，固定されて提出される検体や特に注意が必要な検体に関しては，病理医は臨床医と取り扱いについて協議しておくことが重要である．

●**固定液，固定時間**：固定液，固定時間に関しては，免疫組織化学（immunohistochemistry：IHC），*in situ* hybridization 法，遺伝子検査に対応できるように注意する．

適正な病理診断

●**肉眼所見，切り出し**：肉眼所見に基づいて切り出しを実施する．

●**鏡検**：出来上がった標本を組織学的に検討して病理診断を行う．必要に応じて，特殊染色，免疫組織化学，遺伝子検査を実施する．どの部位の標本に対して追加検査を行うかは病理医が判断する．

第1章 下部消化管癌診断の流れ

臨床医とのコミュニケーションおよび調整
● 病理診断のいずれの過程でも，疑問点がある場合は，適正な診断を導くように臨床医と連絡をとることが重要である．病理診断で迷った場合にも，臨床医と密にコミュニケーションをとることが解決の糸口になることがある．

下部消化管癌診療における診断の実際

　下部消化管癌の病理組織診断と治療方針との関係を，検体の種類，臓器，患者背景の各視点から診断の場面を想定し，診断の流れの実際を具体的に記載する．

検体からみた病理診断の実際

生検検体の病理診断
● 下部消化管癌診療において，生検による病理診断の主な目的は，腫瘍の良性・悪性を病理組織学的に確認し，悪性腫瘍として治療することを担保することである．
● 悪性腫瘍の場合は，組織型により治療方針が異なるので，腺癌，扁平上皮癌，悪性リンパ腫，GIST（gastrointestinal stromal tumor）などの組織型を診断する．
　🖙 第2章 「下部消化管疾患の分類」
● 悪性リンパ腫では，治療法を決めるためにさらに詳細な検討が求められる．悪性リンパ腫の亜型診断は，治療法が異なるため必須である．🖙 第3章 「悪性リンパ腫」
● 病理診断の手順は，図6に示すとおり，採取部位の同定，標本および組織の方向性の同定，異型細胞の有無，上皮性か非上皮性か，良性か悪性かに注目して標本を観察し診断する．🖙 第3章
● 上皮性病変の場合，良性・悪性の鑑別のための指標は，主に細胞異型と構造異型である．細胞異型は，主に核の形態，クロマチン量，配列，極性に注目して良性・悪性を鑑別する．一方，構造異型は，腺管の密度の増加，腺管の中に腺管をつくる構造（gland in gland appearance），腫瘍腺管間の間質を伴わない隣接（back to back arrangement），間質を伴わない乳頭状構造，腺管の不整な形態などを指標とする．鑑別点を表5，図7，8に提示する．
● 大腸腺腫と腺癌の鑑別は，弱拡大から中拡大で観察して判定する．強拡大で観察すると，腺腫でも核が高度異型を有するように見えることがあるので避けるべきである（図7c）．

内視鏡的切除検体の病理診断 🖙 第3章 「内視鏡治療検体における SM 浸潤度，切除断端の評価とその臨床的意義」
● 内視鏡的切除検体の病理診断の主な目的は，病変の病理学的評価と治療法の評価である．
● 内視鏡的切除検体の病理診断の手順を図9に示す．
● 最近は，生検せずに内視鏡治療されることも多く，この場合は腫瘍の有無，良性・悪性，組織型を評価するとともに，治療が適正であったかの評価も目的となる．

①採取部位（臓器）の同定：小腸，虫垂，大腸，肛門管
②組織の方向性の同定：粘膜層は垂直に薄切されているか
　　　　　　　　　　潰瘍があれば潰瘍底はどこか
　　　　　　　　　　腫瘍の場合は，どの方向が表面か
③病理診断

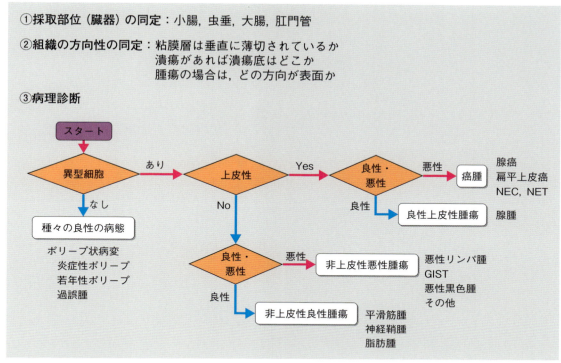

図6　生検検体の診断のフローチャート
NEC：neuroendocrine carcinoma（神経内分泌癌），NET：neuroendocrine tumor（神経内分泌腫瘍），GIST：gastrointestinal stromal tumor（消化管間質腫瘍）
NEC，NETはそれぞれ『大腸癌取扱い規約（第9版）』の内分泌細胞癌，カルチノイド腫瘍に相当する．

表5　癌と腺腫の鑑別診断のための病理組織学的所見

注目点	腺腫	腺癌
細胞異型	●紡錘形核 ●核の偽重層化（軽度） ●基底側に整然と配列 ●軽度の偽重層化	●核の円形化 ●核形不整 ●核の偽重層化（時に高度） ●核小体の明瞭化 ●核クロマチンの増量 ●核配列の乱れ ●核の極性の乱れ・消失 ●N/C比（核・細胞質比）の増大
構造異型	●円形，楕円形の腺管 ●腺管の辺縁整 ●腺管の大小不同軽度	●複雑分岐や癒合を示す腺管（辺縁に凹凸） ●腺管密度の増加および不均一な分布 ●腺管の大小不同高度 ●腺管配列の乱れ ●腺管同士の密着 ●腺管の中に腺管を形成

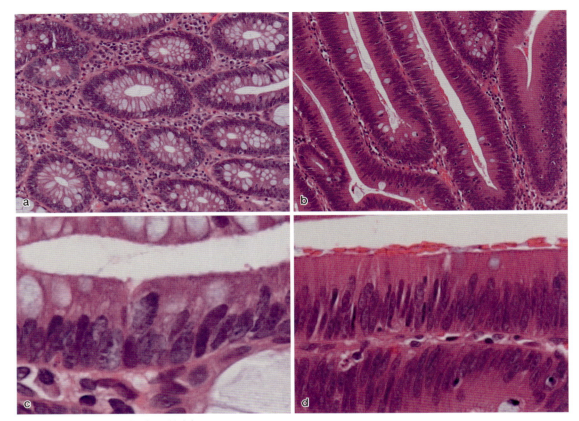

図7　大腸腺腫の組織像（HE染色）
a, b：腺腫腺管は，円形から類円形で辺縁が整である．間質も十分観察される．
c, d：核の性状は紡錘形から楕円形であり，基底側に整然と配列されることが多い．cはaの，dはbの強拡大像である．

- 悪性腫瘍の内視鏡的切除検体では，組織型，壁深達度，切除断端，脈管侵襲，簇出を組織学的に評価する．これは，追加切除が必要か否かを判断する情報を臨床医に提供するためである．
- 垂直方向の切除断端が陽性の場合は，リンパ節郭清を伴う腸切除を強く推奨する．また，壁深達度が粘膜筋板から 1,000 μm 以上，印環細胞癌を含む低分化腺癌成分や粘液癌成分の併存，リンパ管侵襲，静脈侵襲，Grade 2以上の簇出のいずれかが認められた場合は，リンパ節郭清を含む腸切除を弱く推奨する．
- 粘膜筋板からの浸潤距離は，マイクロメータを用いて測定する．また，簇出は対物20倍レンズを用いて，1視野あたりにおける5個未満の腫瘍細胞胞巣の数を評価する．

外科的切除検体の病理診断（図10）
- 外科的切除検体の病理診断の主な目的は，切除検体における腫瘍の広がりやリンパ節転移を評価し，術後の治療方針を決めるための情報を提供することである．
- 外科的切除検体の病理診断では，肉眼的観察に基づき，診断に最も適した部位を切り出すことが重要である．

下部消化管癌診断の流れ

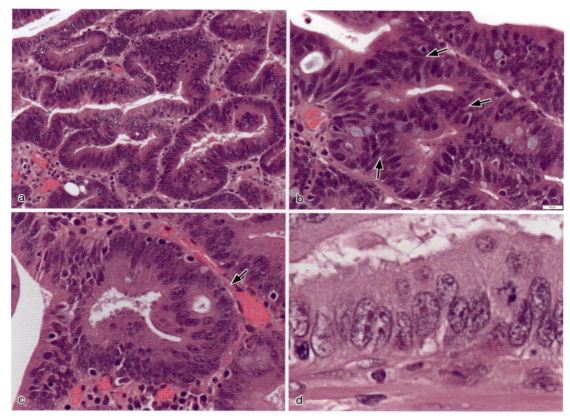

図8　大腸腺癌の組織像（HE染色）
a：腺管の辺縁が凹凸であり，腺管の大小不同も目立つ．
b：腺管同士が間質を介さず密着する像（back to back arrangement）がみられる（→）．
c：腺管の中に腺管をつくる構造異型（gland in gland appearance）がみられる（→）．
d：核が円形化し，粗糙なクロマチンを有するようになる．核小体が目立ち，配列の乱れもみられる．

- 腫瘍全体の組織型，腫瘍の進行度（TNM分類），腫瘍の広がり，転移・再発予測因子（脈管侵襲，切除断端）などを評価する．
- 組織型は腫瘍の生物学的特徴を反映するので，形態のみならず蛋白質発現なども検討して鑑別する．
- 術前に化学放射線療法を施行した場合には，その治療効果についても評価する．
- 基本的なHE染色標本を観察した後，必要に応じて特殊染色や免疫組織化学を実施し，組織型，壁深達度，リンパ管侵襲，静脈侵襲などに関してさらに詳細に検討を加える．
- 予後予測因子については，簇出，神経浸潤，脈管侵襲，間質の状態，desmoplastic reactionについても評価対象となる．　☞第3章「予後予測因子となりうる病理所見の評価法と悪性度との関連」
- 急性腹症など，緊急開腹手術によりはじめて腫瘍と診断される場合がある．この場合は，暫定的にでも悪性腫瘍の存在を臨床医に報告する．詳細な検討は追加報告する．

① 検体の適切な固定：台板に張り，10%中性緩衝ホルマリンで48時間以内の固定
② 肉眼的観察と切り出し
③ 病理診断

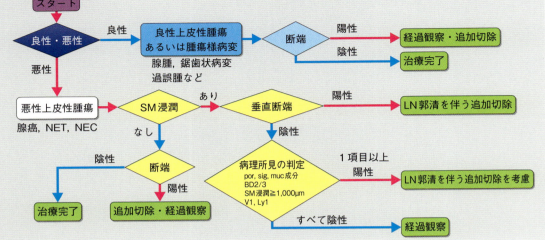

図9　内視鏡的切除検体の診断のフローチャート
NET：神経内分泌腫瘍，NEC：神経内分泌癌，LN：リンパ節，por：低分化腺癌，sig：印環細胞癌，muc：粘液癌，BD：簇出，SM：粘膜下層，V1：静脈侵襲（組織学的に侵襲を認める），Ly1：リンパ管侵襲（侵襲を認める）
NET，NECはそれぞれ『大腸癌取扱い規約（第9版）』のカルチノイド腫瘍，内分泌細胞癌に相当する．

---

① **検体の適切な固定**：台板に張り，10%中性緩衝ホルマリンで48時間以内の固定

② **肉眼的観察と切り出し**：病理診断で最も重要な過程である
　評価項目　占居部位，肉眼型，大きさ，環周率，切除断端，背景粘膜の併存病変
　注意すべき点
　● 最深部を評価できるように割を入れる
　● 漿膜面にも注意を払って観察する
　● 肉眼形態が異なる成分が存在する場合は，両者の関係がわかるように切り出す
　● 隣接する臓器との関係がわかるように切り出す

③ **病理診断**：TNM分類，予後予測因子，切除断端を中心に診断する
　評価項目　組織型，浸潤増殖様式，リンパ管侵襲，静脈侵襲，神経浸潤，簇出，リンパ節転移，切除断端
　注意すべき点
　● 非連続性に腫瘍がみられた場合の壁深達度の評価
　● 壁外非連続性進展巣およびリンパ節転移の個数への計上を適切に判断する
　● 漿膜浸潤を適切に判断する
　● 分化傾向が低い場合は，髄様癌，内分泌細胞癌（NEC）を考慮する

図10　外科的切除検体の取り扱いおよび診断上のチェックポイント

コンパニオン病理診断

- 術前化学放射線療法，外科的切除などの治療を実施した後，再発時に化学療法，分子標的薬，抗体薬などによる治療を選択する場合がある．
- その際に，治療薬の適応を決めるためにコンパニオン病理診断を行う．
- コンパニオン病理診断は，保険収載された検査法を用いて実施する．
- 現時点で，保険収載されている下部消化管癌（悪性黒色腫を含む）に適応となる医薬品と対応するコンパニオン病理診断を**表6**に示す．
- コンパニオン病理診断は，外注検査でも実施可能である．

遺伝子検査

- まだ一般的ではないが，腫瘍の遺伝子変異を網羅的に検索することにより，腫瘍の遺伝子変異プロファイルを明らかにし，その結果に基づいて治療法を選択する．
- 病理医は，遺伝子検査に用いる標本の選択，腫瘍細胞の含有率の評価を行う．
- また，検査結果が得られてから実施されるエキスパートパネルへ参加することや，遺伝子変異パターンと組織型に矛盾がないかなどの評価も求められる．

臓器別にみた病理診断の実際

　臓器別に腫瘍の種類が異なるので，臓器ごとに鑑別すべき疾患が異なる（**図11**）．また，小腸では回腸に悪性リンパ腫が多いように，同じ臓器内でも細分化した部位によって好発する腫瘍が異なる．

小腸　第3章　「小腸癌」

- 小腸癌の罹患率（人口10万人対）は3.0人であり，年間の発生数は約3,700である．
- 空腸はTreitz靱帯から肛門側に1m以内，回盲弁から口側に1m以内に腫瘍が発生しやすい．
- 小腸の主な悪性腫瘍は，神経内分泌腫瘍，腺癌，悪性リンパ腫，GISTの4種類である．

虫垂　第3章　「虫垂腫瘍」

- 虫垂の罹患数は明確ではないが，全大腸癌の1%以下とされている．
- 虫垂癌は，虫垂炎の臨床診断で虫垂切除された検体ではじめて診断されることがあり，0.7%に腫瘍がみつかるとの報告がある．
- したがって，虫垂炎の診断のもと病理検査室に検体が提出された検体でも，虫垂の全領域を組織学的に検討する必要がある．
- 病理組織診断の基本的事項は，大腸とほぼ同様である．

結腸，直腸　第3章　「管状腺癌，乳頭腺癌」「印環細胞癌，髄様癌，低分化腺癌」「粘液癌」

- 下部消化管癌のなかで最も一般的な腫瘍である．
- 直腸癌，結腸癌ともにほぼ同様の組織像を示すので，組織形態をもとに診断するのが原則である．
- 下部直腸など漿膜を有さない臓器もあり，壁深達度診断に注意を払うべき点もある．

第1章 下部消化管癌診断の流れ

表6 下部消化管悪性腫瘍に適応となりうる分子標的薬、抗体薬とその適応を判定するためのコンパニオン病理診断および遺伝子変異

コンパニオン診断薬等を用いる必要がある医薬品に関する情報			コンパニオン診断等の情報	
販売名	成分名	適応	適応判定に利用可能な体外診断用医薬品または医療機器	検査項目
アービタックス®注射液100 mg アービタックス®注射液500 mg	セツキシマブ（遺伝子組換え）	結腸・直腸癌	MEBGEN RASKET™-Bキット OncoBEAM™ RAS CRCキット FoundationOne® CDx がんゲノムプロファイル Idylla™ RAS-BRAF Mutation Test [ニチレイバイオ] Guardant360® CDx がん遺伝子パネル	KRAS/NRAS 遺伝子変異
オプジーボ®点滴静注20 mg オプジーボ®点滴静注100 mg オプジーボ®点滴静注120 mg オプジーボ®点滴静注240 mg	ニボルマブ（遺伝子組換え）	結腸・直腸癌	MSI検査キット（FALCO） FoundationOne® CDx がんゲノムプロファイル Guardant360® CDx がん遺伝子パネル Idylla™ MSI Test [ニチレイバイオ]	マイクロサテライト不安定性
キイトルーダ®点滴静注100 mg	ペムブロリズマブ（遺伝子組換え）	結腸・直腸癌	MSI検査キット（FALCO） FoundationOne® CDx がんゲノムプロファイル[注1] Guardant360® CDx がん遺伝子パネル Idylla™ MSI Test [ニチレイバイオ]	マイクロサテライト不安定性
			ベンタナ OptiView PMS2 (A16-4) ベンタナ OptiView MSH2 (G219-1129) ベンタナ OptiView MSH6 (SP93) ベンタナ OptiView MLH1 (M1)	ミスマッチ修復機能欠損
ゼルボラフ®錠240 mg	ベムラフェニブ	悪性黒色腫	コバス® BRAF V600 変異検出キット FoundationOne® CDx がんゲノムプロファイル	BRAF 遺伝子変異
①タフィンラー®カプセル50 mg タフィンラー®カプセル75 mg ②メキニスト®錠0.5 mg メキニスト®錠2 mg	①ダブラフェニブメシル酸塩 ②トラメチニブ ジメチルスルホキシド付加物	悪性黒色腫	THxID BRAFキット FoundationOne® CDx がんゲノムプロファイル MEBGEN RASKET™-Bキット	BRAF 遺伝子変異
①パージェタ®点滴静注420 mg/14 mL ②ハーセプチン®注射用60 ハーセプチン®注射用150	①ペルツズマブ（遺伝子組換え） ②トラスツズマブ（遺伝子組換え）	結腸・直腸癌	パスビジョン® HER-2 DNA プローブキット ヒストラ HER2 FISH キット ベンタナ ultraView パスウェー HER2 (4B5) Guardant360® CDx がん遺伝子パネル	HER2 遺伝子増幅度 HER2 蛋白 ERBB2 コピー数異常
ビラフトビ®カプセル50 mg ビラフトビ®カプセル75 mg	エンコラフェニブ	結腸・直腸癌	MEBGEN RASKET™-Bキット therascreen BRAF V600E 変異検出キット RGQ「キアゲン」 Idylla™ RAS-BRAF Mutation Test [ニチレイバイオ] Guardant360® CDx がん遺伝子パネル	BRAF 遺伝子変異
①ビラフトビ®カプセル50 mg ビラフトビ®カプセル75 mg ②メクトビ®錠15 mg	①エンコラフェニブ ②ビニメチニブ	悪性黒色腫 結腸・直腸癌	THxID BRAFキット FoundationOne® CDx がんゲノムプロファイル MEBGEN RASKET™-Bキット therascreen BRAF V600E 変異検出キット RGQ「キアゲン」 Idylla™ RAS-BRAF Mutation Test [ニチレイバイオ] Guardant360® CDx がん遺伝子パネル	BRAF 遺伝子変異
ベクティビックス®点滴静注100 mg ベクティビックス®点滴静注400 mg	パニツムマブ（遺伝子組換え）	結腸・直腸癌	MEBGEN RASKET™-Bキット FoundationOne® CDx がんゲノムプロファイル OncoBEAM™ RAS CRCキット Idylla™ RAS-BRAF Mutation Test [ニチレイバイオ] Guardant360® CDx がん遺伝子パネル	KRAS/NRAS 遺伝子変異

（医薬品医療機器総合機構。医薬品の適応判定を目的として承認された体外診断用医薬品又は医療機器の情報から抜粋して作成）

注1 FoundationOne® CDx がんゲノムプロファイルの腫瘍遺伝子変異量に基づいても投与可能である。

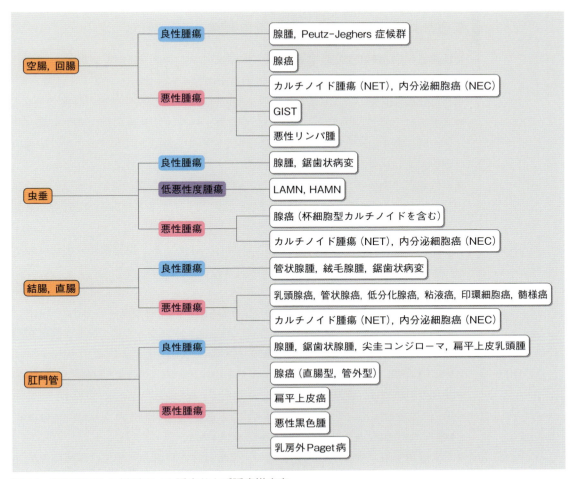

図11 臓器別にみた鑑別すべき腫瘍および腫瘍様病変
臓器別に鑑別すべき代表的な腫瘍を記載した．
NET：神経内分泌腫瘍，NEC：神経内分泌癌，GIST：gastrointestinal stromal tumor（消化管間質腫瘍），LAMN：low-grade appendiceal mucinous neoplasm（低異型度虫垂粘液性腫瘍），HAMN：high-grade appendiceal mucinous neoplasm（高異型度虫垂粘液性腫瘍）
NET，NECはそれぞれ『大腸癌取扱い規約（第9版）』のカルチノイド腫瘍，内分泌細胞癌に相当する．

肛門管　☞第3章　「肛門管腫瘍の病理診断とその鑑別が必要な病変」

- 肛門管癌は，日本では腺癌が80％，扁平上皮癌が20％の頻度である．一方，欧米では大部分が扁平上皮癌である．
- 肛門管癌は，肛門管の構造をよく理解したうえで，発生母地となった背景粘膜を想定しながら診断することが重要である．
- 腺癌の場合は，直腸原発腺癌の肛門管への波及，肛門管付属腺由来の腺癌の鑑別が必要となる．CDX2，サイトケラチン（CK）20の免疫組織化学が有用である．
- 扁平上皮癌の場合は，ヒトパピローマウイルス（HPV）感染の有無を検討する．
- 肛門管からは悪性黒色腫も発生しうるので，常に鑑別疾患として考慮する必要がある．

疾患および病態別にみた病理診断の実際

良性腫瘍および腫瘍様病変 ☞第3章 「管状腺腫，管状絨毛腺腫，絨毛腺腫，鋸歯状腺腫，無茎性鋸歯状腺腫/ポリープを中心とした良性腫瘍の鑑別診断」「癌と鑑別が必要な良性病変」

- 良性腫瘍の診断の主な目的は，悪性病変の併存の有無，切除断端の評価である．
- 大腸では，良性腫瘍である腺腫のなかに癌が併存する腺腫内癌の発生頻度が高い．特に径1cmを超える腺腫では腺癌を併存する割合が増加するので，腺腫内癌を意識し注意深い観察が必要である．
- 良性腫瘍の場合でも，管状腺腫，管状絨毛腺腫，絨毛腺腫の鑑別を行う．絨毛腺腫の場合は，異型度によらず粘膜下層への浸潤を示すことがあるので注意が必要である．
- 鋸歯状病変では，異型腺管の併存に注目して診断する．異型腺管の出現はserrated pathwayによる発癌過程にあることを示唆する．

癌腫（上皮性悪性腫瘍）

- 癌腫（上皮性悪性腫瘍）であった場合，その次に組織型を診断する．その理由は，組織型により生物学的態度（発生部位，悪性度）が異なるためである． ☞第3章 「管状腺腫，管状絨毛腺腫，絨毛腺腫，鋸歯状腺腫，無茎性鋸歯状腺腫/ポリープを中心とした良性腫瘍の鑑別診断」「管状腺癌，乳頭腺癌」「印環細胞癌，髄様癌，低分化腺癌」「粘液癌」「カルチノイド腫瘍，内分泌細胞癌」
- 腫瘍の組織型は，組織学的な形態のみならず，粘液産生，蛋白質発現などを特殊染色，免疫組織化学を用いて鑑別診断する． ☞第3章 「管状腺癌，乳頭腺癌」「印環細胞癌，髄様癌，低分化腺癌」「粘液癌」「カルチノイド腫瘍，内分泌細胞癌」
- 日常診療で取り扱う下部消化管癌の大部分は癌腫であり，まず，取扱い規約，TNM分類に準じて，壁深達度，リンパ節転移，遠隔転移に関して評価する．
- 内視鏡的切除検体では，粘膜下浸潤，切除断端が評価の注目点になる． ☞第3章 「内視鏡治療検体におけるSM浸潤度，切除断端の評価とその臨床的意義」
- 外科的切除例では，壁深達度の鑑別時に漿膜浸潤の評価に難渋することがある． ☞第3章 「漿膜浸潤の評価法とその臨床的意義」
- 脈管侵襲，簇出，神経浸潤などの予後予測因子も，内視鏡的切除検体，外科的切除検体で評価し，追加切除や術後療法，経過観察の期間や方法などの判断根拠とされる． ☞第3章 「予後予測因子となりうる病理所見の評価法と悪性度との関連」

カルチノイド腫瘍，内分泌細胞癌 ☞第3章 「カルチノイド腫瘍，内分泌細胞癌」

- 小腸，虫垂，大腸（特に直腸）は，カルチノイド腫瘍の好発臓器であるので，病理診断の際には常に鑑別すべき疾患としてあげる．
- カルチノイド腫瘍，内分泌細胞癌の病理診断に，クロモグラニンA，シナプトフィジン，CD56，Ki-67の免疫組織化学的検討は有用である．

悪性リンパ腫 ☞第3章 「悪性リンパ腫」

- 消化管特有の悪性リンパ腫が存在するので，その特徴を認識して鑑別を進める．
- 一方，リンパ節原発の悪性リンパ腫の下部消化管への波及の可能性についての鑑

別も必要である.

●悪性リンパ腫の確定診断，亜型の鑑別診断には，免疫組織化学が有用である．遺伝子検査，染色体検査も確定診断に必要となる場合がある．

●術前に病理診断されていない場合，切除検体の肉眼像から悪性リンパ腫を疑い，フローサイトメトリー，FISH法，染色体検査，遺伝子検査などの検体を採取することが適正な病理診断のためにきわめて重要である．

GIST 📖第3章 「GIST」

●GISTは，胃（40～60％）に最も高頻度にみられるが，次いで小腸（30～40％）に認められ，大腸（5％）では比較的まれである．

●下部消化管に発生するGISTも，基本的な形態，遺伝子変異は胃と同様であり，肉眼的観察と免疫組織化学を併用して病理診断する．

●治療法の選択にあたっては，適正な病理診断とリスク評価が必須である．

●神経線維腫症1型（NF1）患者の一部にGISTの合併がみられ，主に小腸に多発する．

遺伝性腫瘍 📖第3章 「遺伝性大腸・小腸腫瘍」

●家族性大腸腺腫症（familial adenomatous polyposis：FAP），Lynch症候群がよく知られた遺伝性腫瘍である．

●家族性大腸腺腫症では，家族歴とともに大腸内視鏡所見からも疑うことができる．

●Lynch症候群では，家族歴，既往歴（胃癌，子宮内膜癌，腎盂癌，前立腺癌などの重複癌の有無）にも注意を払い，アムステルダム基準を用いてスクリーニングをする．疑い例ではミスマッチ修復蛋白質を免疫組織化学的に検討するか，遺伝子検査を行う．

●遺伝性腫瘍の診療に際しては，遺伝専門医，遺伝カウンセラーなど，専門のスタッフとの協力のもと対応する．

●遺伝子プロファイル検査の二次的所見として，遺伝性腫瘍が示唆されることがある．

colitic cancer 📖第3章 「炎症性腸疾患にみられるdysplasia，colitic cancerの鑑別診断」

●潰瘍性大腸炎，Crohn病は，増加傾向にある炎症性腸疾患である．潰瘍性大腸炎の診断からの罹病期間により，10年で0.02％，20年で4.81％，30年で13.91％の癌の累積発生数が報告されている．このように，長期間罹患した患者にはcolitic cancerの発生リスクが高まる．

●定期的な経過観察中の内視鏡検査において，腫瘍の同定が困難な腫瘍が存在する．

●前癌病変ともいえるdysplasiaの病理診断は，病理医間の一致率が低く，存在診断，範囲診断ともに難しい．

●dysplasiaと再生上皮との鑑別が困難な病変が存在する．これはdysplasiaと診断できるか否かの問題である．

●dysplasiaの場合，low-gradeおよびhigh-gradeを評価する．high-grade dysplasiaが検出されると外科的切除を考慮することになるので慎重に対応する．

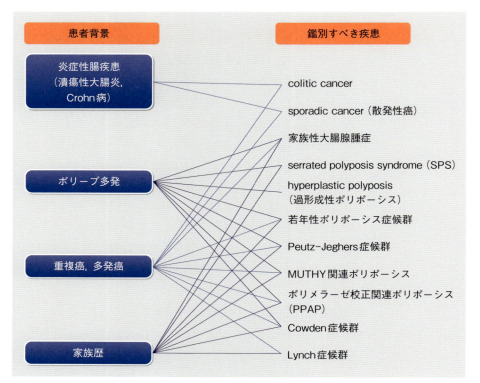

図12 炎症性腸疾患，ポリープ多発，重複癌，多発癌，家族歴などの背景をもつ症例の鑑別すべき疾患

炎症性腸疾患，ポリープ多発，重複癌，多発癌，家族歴など，特異な患者背景を有する場合に鑑別すべき疾患をあげた．ここに記載した疾患は代表的なもののみであるので，実際の鑑別にあたっては，より詳細な記載のある成書を参照されたい．炎症性腸疾患では，通常の大腸癌が併発することもあるので，鑑別疾患としてあげた．

- dysplasia の評価には，p53 の免疫組織化学が参考になる．
- colitic cancer の切除検体では，背景粘膜と腫瘍の両者の評価が必要となる．colitic cancer は，概して肉眼的に認識することが困難な病変が多く，疑った部位を詳細に検討する以外に方法はない．

炎症性腸疾患，ポリープ多発，重複癌，多発癌，家族歴などの背景をもつ症例の鑑別

- 炎症性腸疾患，ポリープ多発，重複癌，多発癌，家族歴などの背景をもつ症例は，腫瘍本体の診断とともに，その背景疾患についても配慮する必要がある（図12）．
- また，病理医のみならず臨床医や他の医療スタッフと情報を共有し，診療にあたるべきである．

本稿では，下部消化管癌の診断の流れを治療との関連性を示しつつ解説した．具体的な病理組織診断や鑑別すべき疾患については，後述される項目を参照していただきたい．

（新井冨生）

●文献

- がんの統計編集委員会編. がんの統計2024. がん研究振興財団；2024.
https://ganjoho.jp/public/qa_links/report/statistics/2024_jp.html
- 大腸癌研究会編. 大腸癌取扱い規約. 第9版. 東京：金原出版；2018.
- 大腸癌研究会編. 大腸癌治療ガイドライン医師用. 2024年版. 東京：金原出版；2024.
- Brierley JD, et al. editors. Union for International Cancer Control (UICC). TNM Classification of Malignant Tumours. 8th edition. Oxford：Wiley Blackwell；2017.
- UICC日本委員会TNM委員会訳. TNM悪性腫瘍の分類. 第8版. 日本語版. 東京：金原出版；2017.
- WHO Classification of Tumours Editorial Board. WHO Classification of Tumours. 5th edition. Digestive System Tumours. Lyon：IARC；2019.
- 日本臨床腫瘍学会編. 大腸がん診療における遺伝子関連検査等のガイダンス. 第4版. 2019年12月. 東京：金原出版；2019.
- Matsui S, et al. Analysis of clinicopathological characteristics of appendiceal tumors in Japan：a multicenter collaborative retrospective clinical study—a Japanese nationwide survey. Dis Colon Rectum 2020；63：1403-10.
- Kunduz E, et al. Analysis of appendiceal neoplasms on 3544 appendectomy specimens for acute appendicitis：retrospective cohort study of a single institution. Med Sci Monit 2018；24：4421-6.
- Yamada K, et al. Characteristics of anal canal cancer in Japan. Cancer Med 2022；11：2735-43.
- Saiki Y, et al. Prognosis of anal canal adenocarcinoma versus lower rectal adenocarcinoma in Japan：a propensity score matching study. Surg Today 2022；52：420-30.
- 医薬品医療機器総合機構. 医薬品の適応判定を目的として承認された体外診断用医薬品又は医療機器の情報.
https://www.pmda.go.jp/files/000239775.pdf
- Bopanna S, et al. Risk of colorectal cancer in Asian patients with ulcerative colitis：a systematic review and meta-analysis. Lancet Gastroenterol Hepatol 2017；2：269-76.

第2章

診断のための基本知識

第2章 診断のための基本知識

病理検体の取り扱い

POINT

▶新鮮切除検体は，努めて速やかにホルマリンに浸漬する．

▶ホルマリン固定後の切除検体の肉眼写真は，解像度を上げて美しく撮影する．

▶病理診断に必要な組織切片を過不足なく切り出す．

▶リンパ腫の疑診例では，なるべく新鮮組織を採取する．

　病理検体の取り扱いは，検体の展開，ホルマリンを用いた固定，マクロ写真撮影，切り出し，組織切片の包埋，薄切，染色までの全工程を指す．各工程は質の高い病理診断を保証するために必要な作業であり，また，近年はコンパニオン診断に対応可能であることも求められている．

　本稿では，小腸，大腸，虫垂の切除検体について，外科的切除検体と内視鏡的切除検体の標準的な取り扱い（ホルマリン固定から切り出しまでの工程）とその注意点を解説する．

総論的事項と注意点

　外科的切除検体も内視鏡的切除検体も，なるべく速やかにホルマリンに浸漬することが重要である．長時間の室温放置は自家融解が進むため厳禁である．やむをえない場合は，検体を生理食塩水で湿らせたガーゼで包み，冷蔵庫（4℃）に保管してもよいが，摘出後3時間以内に処理する．虫垂病変は，内腔にホルマリンを注入すると良好に固定される．

　ゲノム研究用凍結組織検体の採取は，ホルマリンに浸漬する前に手際よく行う．組織採取の可否，採取量は，適切なマクロ診断のもとに病理専門医（あるいは当該診療科の上級臨床医）が判断することが望ましく，また，病理診断に支障をきたさないよう十分に配慮する．肉眼的に明らかな進行癌で，周堤状隆起を有する潰瘍性病変の場合，滲出物や壊死物の多い潰瘍底部ではなく，周堤状隆起から採取することが望ましい．なお，術前化学療法により癌巣部が著明に縮小し，肉眼的に癌巣を指摘することが困難な場合や10 mm未満の小さな癌巣では，凍結組織検体採取は特別な理由がない限り見送ったほうがよい．

　切除検体の固定液は，10％中性緩衝ホルマリンを用いる．腸間膜脂肪組織や合併切除臓器（前立腺，膀胱，子宮など）へのホルマリン浸透には時間を要するが，7日間を超えるホルマリン固定は避けるべきである．固定後3〜4日以内に切り出し

を行うことが理想的である．また，仙骨などの硬組織が合併切除されていても切除検体の過固定は避け，切り出し後に適宜脱灰処理を行うことが望ましい．通常，切除検体は室温で固定する．また，ホルマリンは再利用せず，常に新しいものを使う．

切除検体を固定板に張り付ける際は，ステンレス製のピンを使用する．釘はホルマリンで容易に腐食し，茶色に変色し，周囲組織も着色するので使用してはならない．また，術前画像所見をなるべく再現できるように，表面型0-Ⅱaは0-Ⅱaらしく，2型は2型らしく張り付ける．浅い陥凹性病変を強く張り広げると，固定後は陥凹が不明瞭になるので注意を要する．壁外に突出した大きな腫瘍（管外発育型腫瘍）は，粘膜面を上にして無理やり張り付けると変形することがある．これを避けるためには，ペーパータオルやガーゼを被せてそのままホルマリンに浸漬するとよい．

検体切り出し図に書き込む組織切片の薄切開始面の表記方法は，施設内で統一しておくことが望ましい．切り出し線（入割線）と組織切片の薄切開始面の関係の把握は，切離・摘除断端の評価や病変部の再構築のほか，実際の薄切作業でも重要である．したがって，その表記方法について自施設の病理技師と申し合わせておく必要がある．『大腸癌取扱い規約（第9版）』では，組織切片の薄切開始面は「矢の先端の反対面」になっている．

切り出しで得られた各組織切片を詰めるカセットを小型のものに限定している場合，癌浸潤の最深部をむやみに分断しないよう注意する．

固定検体のマクロ写真撮影には，コントラストの良さから黒色背景が推奨されるが，その印刷物の余白に文字を書き込めない．そのため，白色系の背景板を用いて撮影することもある．自施設の切り出し環境に応じて最適な背景板を使用すればよい．

外科的切除検体の取り扱い

新鮮検体の取り扱い

全周性の病変を除き，病変部をなるべく分断しないように腸管を切り開き（これを展開という），速やかに肉眼観察，所見記録を行う．これとほぼ同時にマクロ写真撮影を行い，台板に張り付けて速やかにホルマリンに浸漬する．以上の工程は，主として外科医が術場で主導的に行っているが，以下に病理医の立場からその概略を述べる．なお，前述のゲノム研究用凍結組織検体は，ホルマリン浸漬前に採取する．

肉眼観察の際，病変部の占居部位を明記する．なお，直腸S状部と上部直腸（Ra）の区別，空腸と回腸の区別などは術者にしかできないので，臨床医には病理診断依頼用紙に占居部位をなるべく正確に記載してもらう．

新鮮検体のマクロ写真撮影は，なるべく短時間で終わらせる．検体の展開前後で

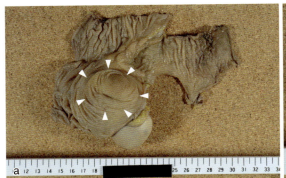
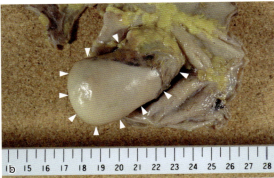
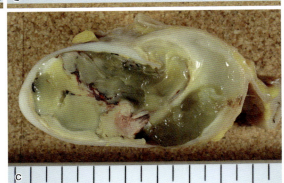

図1　外科的切除検体の固定方法
症例は虫垂粘液瘤（mucocele）．虫垂を展開せず，開口部から内腔にホルマリンを注入して固定した切除検体．開口部とその周囲粘膜は虫垂粘液瘤によって下方から押し上げられている（▷）（a）．漿膜面から俯瞰すると，虫垂壁の表面は平滑で，緊満感がある（▷）（b）．その断面を見ると，内腔は著しく拡張しゼラチン様物質によって満たされ，虫垂内腔は黄色みを帯びている（c）．

の全体像と病変部の近接像を撮れば十分である．通常，画面右側が近位側・口側となるように検体を配置する．なお，粘膜面に付着した粘液や血液は，乾燥ガーゼで乱暴に擦り取るのではなく，生理食塩水（なければ水道水）で湿らせたティッシュペーパーをそっと押し付けて吸い取ればよい．

　新鮮検体の張り付けの際，ピンを打つ間隔は15 mm前後が望ましく，固有筋層にしっかりと打つ．なお，小さな表面型病変は襞の間に埋もれやすいので，内視鏡画像を参考にして病変部の周囲粘膜も適度に伸展させる．全長50 cmを超える小腸切除検体や大腸全摘検体は，大きな台板にS字型または逆コの字型に張り付けてもよいし，適当な長さに分割して張り付けてもよい．また，拡張の有無にかかわらず，虫垂は無理に展開する必要はまったくない．盲腸側の開口部から虫垂内腔にホルマリンを注入したほうがむしろ粘膜面の異常をとらえやすく，以後の病理診断に適している．特に，過形成性上皮や腺腫からなる粘膜内病変が剝がれやすい粘液瘤（mucocele）の症例は，展開せず固定したほうがよい（**図1**）．

　領域リンパ節は，番号別にホルマリン入りの小びんに入れて提出することを原則とする．なお，進行癌症例で癌発育先端部近傍の触知可能な結節は，間膜脂肪組織内に残したままでも構わない．その旨を病理診断依頼用紙に明記すれば，切り出し担当医が適切に対応する．

固定検体の取り扱い

　マクロ写真撮影の前に，粘膜面に付着した粘液などを流水で洗い流す．水洗時間は，半日から数時間と施設により異なる．粘膜面に付着した液体をティッシュペーパーで適当に吸い取った後，検体を撮影台の中央に載せて，定規を検体の下方に添える．まず，粘膜面と漿膜面を俯瞰した全体像を撮影し，次に病変部の近接像，必要に応じてその割面・断面像も撮る（図2）．なお，切り出した組織切片の番号や腫瘍の広がり，壁深達度を写真上に書き込むためには，浅く割を入れた検体や腫瘍の割面・断面の写真が必要である．また，潰瘍性大腸炎やCrohn病に関連した腸腫瘍では，粘膜内腫瘍部の広がりを肉眼的にとらえがたいので，疑わしい粘膜領域の近接像は忘れずに撮影することが望ましい．要するに，気になるところはなるべく撮っておいたほうがよい．

　切り出しは，病理診断に支障をきたさないよう十分な配慮が必要である．『大腸癌取扱い規約（第9版）』では，「腸管長軸に沿う方向で腫瘍に割を入れる」ことを原則としているが（図3a），病変の形状や基礎疾患（Crohn病など）の種類によっては腸管短軸に平行に割を入れることもある（図3b）．また，大きな管外発育型腫

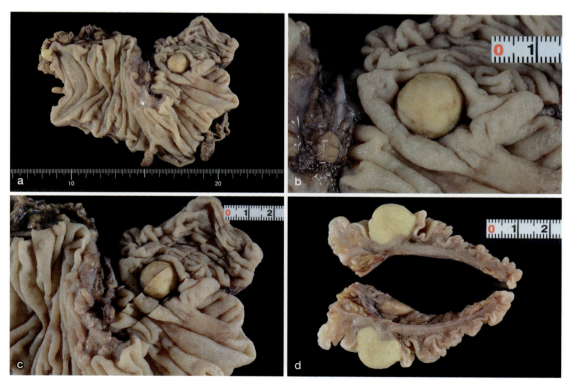

図2　外科的切除検体のマクロ写真撮影
症例は終末回腸原発カルチノイド腫瘍．まず，病変の部位が一目でわかるように切除検体の全体像を撮る（a）．次に，病変部の表面性状，色調，周囲粘膜との関係などを説明するために近接像を撮る（b）．どのように切り出したのか，一目でわかるように割線の入った写真を撮る（c）．病変部の立ち上がり方や割面の色調，壁内局在などが一目でわかる断面像も忘れずに撮る（d）．いずれの写真もサイズがわかるように定規を添えている．

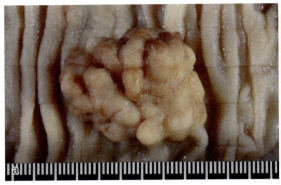 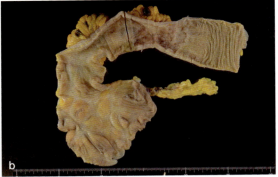

図3　外科的切除検体の割の入れ方
a：症例は多結節状の隆起型結腸癌．肉眼型は1型．腸管の長軸に平行に割を入れている．
b：症例はCrohn病関連回腸癌．縦走潰瘍と腸間膜付着部との位置関係を知るために，腸管の長軸に垂直に割を入れている．

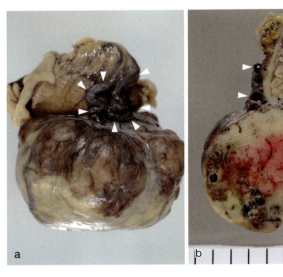

図4　管外発育型腫瘍の割の入れ方
症例は管外発育型の空腸GIST．腫瘍表面と腸壁付着部の血管（▷）は怒張している（a）．当該腫瘍の最大割面切片．壁外に大きく発育していることがよくわかる．また，怒張血管の断面（▷）も視認できる（b）．

　瘤は，最大割面切片を得ることを優先して入割する（図4）．割を入れる間隔は，早期癌では5 mm未満，進行癌では7 mm前後が望ましい．

　明らかな進行癌では，いわゆる十文字の入割が行われることも多い（図5）．これにより，腸管長軸に平行な組織切片（縦断面）と，短軸に平行な組織切片（輪状断面）が得られ，また，間膜脂肪組織の検索漏れを防ぐことができる．腫瘍が最も深く浸潤した部分（最深部）を含む切片および灰白色の結節状構造物（その多くはリンパ節転移巣や静脈内浸潤巣）が視認される間膜脂肪組織切片を，忘れずに標本化することが推奨される．

　一方，早期癌は病変部の組織切片をすべて標本化することを原則とする．また，潰瘍性大腸炎やCrohn病などの炎症性腸疾患を基盤にして発生したと目される腸腫瘍（腸炎関連腫瘍）は，切除腸管をほぼすべて切り出して標本化することが望ましい（図6）．特に，臨床的にinflammatory bowel disease unclassified（IBDU）

病理検体の取り扱い

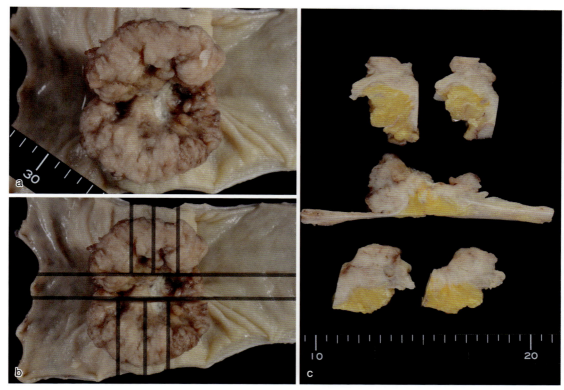

図5　十文字型の割の入れ方
症例は 4/5 周性の 2 型進行結腸癌（a）. まず，腸管長軸に平行に割を入れて腫瘍の最大割面切片を得る．次いで，これに直交するように割を入れる（b）. これにより，間膜脂肪組織内のリンパ節や血管を，より正確に検索できる（c）.

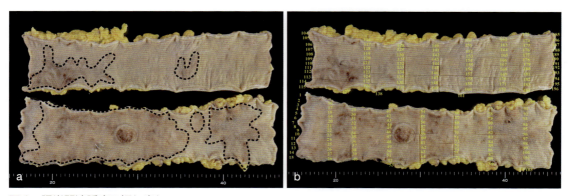

図6　腸炎関連腫瘍の切り出し
症例は病悩期間 23 年の潰瘍性大腸炎．半月襞がほとんど消失した結腸粘膜には，円形の隆起性病変のほか，表面粗雑な淡褐色調の領域（┈┈）が認められる（a）. 腸管長軸に平行に入割し，ほぼすべての組織切片を標本化している．これにより腸炎関連粘膜内腫瘍の分布状況や壁深達度を正確に検索できる（b）.

と診断されている症例に発生した腸腫瘍では，術後の治療方針決定のためにも非腫瘍部の丁寧かつ系統的な病理学的検索（たとえば，類上皮細胞肉芽腫の有無の検索）が必要となる．

29

虫垂腫瘍は，長軸に対して垂直に割を入れて，すべての輪状断面を標本化することが望ましい．虫垂内腔がゼラチン状物質で満たされている場合，これも必ず標本化する．なお，虫垂開口部〜盲腸粘膜発生腫瘍による虫垂内進展・浸潤疑診例は，虫垂の長軸に平行に割を入れてもよい．

諸般の事情で標本化する組織切片の数を制限している場合でも，正確な病理診断に必要な組織切片はためらわず標本化する姿勢を堅持したい．

内視鏡的切除検体の取り扱い

新鮮検体の取り扱い

摘除された小さなポリープは，そのままホルマリンに浸漬されることが多い．一方，周囲粘膜とともに切除された表在型（0型）腫瘍は，コルク板や発泡スチロール製の台板上で適当に張り広げ，粘膜切離断端に丁寧にピンを打つ．その際，内視鏡観察時における病変径と矛盾しないようにする．分割切除検体は，検体同士の位置関係がわかるように張り付ける．検体を張り付けたら，台板をそのまま，またはひっくり返してプラスチック容器に納めて，十分量のホルマリンを注ぎ固定する．検体は室温で固定し，固定時間は48時間あれば十分である．

新鮮検体のマクロ写真は臨床医が撮影するが，小さなものは省略されることが多い．

固定検体の取り扱い

固定検体のうち，内視鏡画像との対応や病変分布図の作成が必要な症例は，割入れの前後でマクロ写真を撮影する（**図7**）．なお，癌の併存や粘膜下組織浸潤が画像的に疑われている症例は，内視鏡所見を十分に把握している臨床医が割を入れることが望ましい．それがかなわない場合は，病理診断依頼用紙に癌の併存や浸潤が強く疑われる部を大まかにスケッチしておくとよい．

有茎性（0-Ip）ポリープは，茎の中心部から1mmほどずらして必ず縦に割を入れる（**図8**）．そうすればパラフィン包埋後の粗削りによって最大割面切片を得ることができる．また，茎の幅が極端に狭いポリープは無理に半割せず，粗削りによって最大割面切片を作製する．いずれの場合も病理技師に申し合わせておくことが大切である．

一方，無茎性（0-Is）または表面型（0-Ⅱ）病変は，2〜3mm幅で割を入れる（**図7**）．内側にめくれ込んだ，球状の無茎性ポリープの切離断端は，高周波電流によって白く変色した部分を目印にして探すとよい．

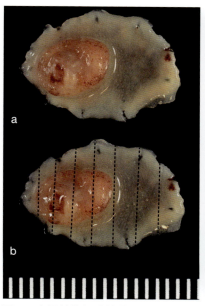 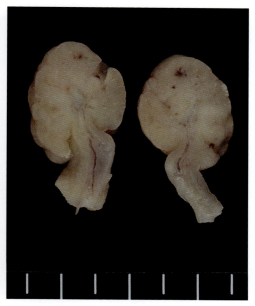

図7 内視鏡的切除検体のマクロ写真撮影

症例は腺腫併存早期結腸癌．肉眼型はO-Ⅱa＋Ⅱc．なるべく検体に近接して全体像を撮る（a）．内視鏡医の関心領域も検索できるように，割（……）を入れた後，もう一度全体像を撮る（b）．

図8 有茎性ポリープの割の入れ方

症例は結腸腺腫．肉眼型はO-Ⅰp．茎の中心部から少しずらして縦に割を入れて得られた組織切片（写真左）を，粗削りすると最大割面の標本となる．

リンパ腫疑診検体の取り扱い

　癌腫に比べると発生頻度はかなり低いが，小腸と大腸は節外リンパ腫の好発臓器の一つである．大腸では生検により術前診断がなされていることが多いが，小腸深部に発生したリンパ腫は腸重積や穿孔に対する緊急手術によってはじめて診断されるケースがほとんどである．治療方針が癌腫とはまったく異なるので，より正確な病理診断が求められる．病理診断をより盤石なものにするためにも，リンパ腫疑診例の切除検体では，新鮮組織を採取しておくことが強く推奨される．なかでも，フローサイトメトリー法による細胞表面免疫グロブリン軽鎖制限（light chain restriction）の有無の検索は，MALTリンパ腫などの細胞異型度の低い成熟B細胞腫瘍の診断にきわめて有用である．また，成人T細胞白血病/リンパ腫の確定診断にはサザンブロット法によるHTLV-1（human T-lymphotropic virus type 1）の腫瘍細胞へのクローナルな組み込みの証明が必須であり，現時点では，これが最も確実な診断方法である．

　切除検体は，生検検体と違って存分に新鮮組織を採取することができるという利点がある．このことをリンパ増殖性疾患の確定診断におおいに活かすべきである（図9）．なお，リンパ腫疑診例の新鮮組織の取り扱い方法は，やや特殊であること

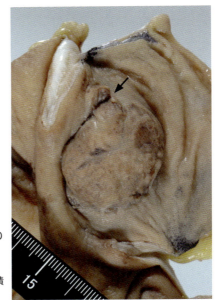

図9 リンパ腫疑診例の外科的切除検体の取り扱い
症例は腸重積で切除された回腸原発 MALT リンパ腫．リンパ腫疑診例のため，病変の一部がホルマリン浸漬前にサンプリングされている（→）．

からも自施設の臨床検査技師をはじめ血液腫瘍内科医や外科医と取り決めておくことが重要である．新鮮組織の有無によって患者の診療内容に格差が生じてしまう事態は避けなければならない．

　以上，小腸，大腸，虫垂の切除検体の取り扱いの要点を述べた．検体取り扱いの究極の要件は，①必要に応じて切除検体から新鮮組織を採取・凍結すること，②切除検体を速やかにホルマリンに浸漬すること，③解像度の高い（美しい）肉眼写真を撮り，病理診断に必要な組織切片を過不足なく切り出すことの3点である．

〈二村　聡〉

● 文献
・日本病理学会編．ゲノム研究用・診療用病理組織検体取扱い規程．東京：羊土社；2019．
・大腸癌研究会編．大腸癌取扱い規約．第9版．東京：金原出版；2018．
・二村　聡．もっと病理写真が好きになる　いちから知る病理写真撮影のお作法．京都：金芳堂；2024．

下部消化管疾患の分類
―疾患分類の歴史と現状

POINT
- ▶大腸腫瘍の組織分類は『大腸癌取扱い規約』と WHO 分類に基づいている.
- ▶わが国の治療方針が諸外国と異なることがあるため WHO 分類や TNM 分類では対応が不十分なことがある.

　わが国では，大腸腫瘍は『大腸癌取扱い規約』（以下，規約）に基づき，組織分類されるが，国際的には組織分類は WHO 分類に基づいている．規約は，もともとは癌の手術療法に関する臨床病理学的事項の「判定と記録のルール」であることを原理原則として作成された．しかし，第 7 版（2006 年）において予後因子を規約に導入することや，『胃癌取扱い規約』と TNM 分類との整合性を図ることを目的として大幅に改訂された．その後，2 回の改訂を経て第 9 版（2018 年）に至っている．なお，小腸に関しては，わが国では「小腸癌取扱い規約」はないので，現状では WHO 分類と TNM 分類を用いている．

　本稿では，下部消化管疾患の組織分類について，規約と WHO 分類との異同を，規約の時代的変遷を含め解説する．ただし，非上皮性腫瘍（リンパ腫や間質系腫瘍）に関しては，他臓器における分類と共通するので本稿では除外する．

大腸腫瘍の組織型分類―『大腸癌取扱い規約』と WHO 分類との相違

結腸・直腸腫瘍（表 1）

　規約・第 9 版（2018 年）と WHO 分類・第 5 版（2019 年）の組織分類の対比を**表 1** に示すが，規約・第 9 版における組織分類とその変遷について，WHO 分類との相違点を含め解説する．規約では，基本的に WHO 分類に準じた分類を用いてきたが，現行の規約・第 9 版の発刊は WHO 分類・第 5 版の 1 年前であることから，いくつかの用語や内容が異なっている．現在，WHO 分類との整合性も考慮しながら改訂に向けて準備・討論中である．

　規約・第 9 版において，良性では鋸歯状病変の追加が近年の変更点である．鋸歯状腺腫（1990 年に Longacre らが提唱）と，sessile serrated adenoma/polyp（SSA/P）（1996 年に Torlakovic らが提唱）は比較的新しい概念であり，鋸歯状腺腫は第 7 版から腺腫の一亜型として採用され，SSA/P は第 8 版から腫瘍様病変として採用された．これらの病変は内容的には WHO 分類と同様であるが，規約では非腫

表1 大腸癌取扱い規約（第9版）とWHO分類（第5版）の対比—結腸・直腸腫瘍

大腸癌取扱い規約 大腸（結腸・直腸）	WHO分類 Colon and rectum
1. 良性上皮性腫瘍	Benign epithelial tumours and presursors
1.1　腺腫	Adenomatous polyp（low-, high-grade）
管状腺腫	Tubular
管状絨毛腺腫	Tubulovillous
絨毛腺腫	Villous
（記載なし）	Glandular intraepithelial neoplasia, low-grade
（記載なし）	Glandular intraepithelial neoplasia, high-grade
	Serrated dysplasia（low-, high-grade）
（腫瘍様病変に記載）	Hyperplastic polyp
（腫瘍様病変に記載）	Sessile serrated lesion（SSL）
鋸歯状腺腫	Traditional serrated adenoma
2. 悪性上皮性腫瘍	Malignant epithelial tumours
2.1　腺癌	Adenocarcinoma, NOS
乳頭腺癌（pap）	Adenoma-like carcinoma が含まれる
管状腺癌・高分化（tub1）	low-grade
管状腺癌・中分化（tub2）	high-grade
低分化腺癌・充実型（por1）	（tubular, soild, poorly differentiated）
低分化腺癌・非充実型（por2）	Poorly cohesive carcinoma
粘液癌（muc）	Mucinous adenocarcinoma
印環細胞癌（sig）	Signet-ring cell carcinoma
髄様癌（med）	Medullary carcinoma
（記載なし）	Micropapillary carcinoma
（記載なし）	Serrated adenocarcinoma
2.2　腺扁平上皮癌	Adenosquamous carcinoma
2.3　扁平上皮癌	（記載なし）
2.4　カルチノイド腫瘍	Neuroendocrine tumour（NET）（G1, G2, G3）
2.5　内分泌細胞癌	Neuroendocrine carcinoma（NEC）
（注：腺内分泌細胞癌）	Mixed neuroendocrie-non-neuroendocrine neoplasm（MiNEN）

赤字は規約と用語または内容が異なる項目.

瘍と腫瘍という分類に基づいて記載しているのに対して，WHO分類では，過形成性ポリープとともに鋸歯状病変というカテゴリーとして包括している．病理総論的分類（非腫瘍と腫瘍）にこだわらず関連病変として包括するほうが，「取扱い」規約としては適当かと思われる．なお，WHO分類では，SSA/Pはsessile serrated lesion（SSL）と名称変更され，診断基準も規約とは異なっている点で注意が必要である．さらに，新たな鋸歯状病変として，tubulovillous serrated adenoma, mucin-rich serrated adenoma, superficially serrated adenomaが報告されており，これらの病変を含めた分類が今後の検討課題である．

　Cowden症候群関連ポリープ，若年性ポリープ，Peutz-JeghersポリープはWHO分類・第4版にはpremalignant lesionsとして記載されていたが，第5版ではGenetic tumor syndromeの項で記載され，規約・第9版ではポリポーシスや腫瘍様病変に記載され，腫瘍の分類とは別扱いとなっている．

悪性では，規約・第7版から乳頭腺癌，低分化腺癌・充実型，内分泌細胞癌が，第8版から髄様癌が，新たに採用されている．また，カルチノイド腫瘍は，第7版までは悪性上皮性腫瘍という項目から独立した項目として記載されていたが，第8版では悪性上皮性腫瘍のなかの内分泌細胞腫瘍（カルチノイド腫瘍と内分泌細胞癌）として記載され，第9版では悪性上皮性腫瘍のなかで，カルチノイド腫瘍と内分泌細胞癌が並列した項目として記載されている．

WHO分類・第5版では，規約・第9版に記載されていない組織型として，adenoma-like carcinoma，micropapillary carcinoma，serrated adenocarcinoma が記載されている．adenoma-like carcinoma は，かつて"villous adenocarcinoma"や"invasive papillary adenocarcinoma"という名称で報告されており，低異型度の絨毛腺腫様の浸潤癌である．そのような癌はまれながら存在し，わが国では超高分化腺癌という名称で呼ばれる腫瘍に相当する．micropapillary carcinoma は，規約での記載はないものの，他臓器でもみられる組織型である．serrated adenocarcinoma は，癌腺管の鋸歯状構造，粘液癌・低分化腺癌成分の混在，胃型形質発現など特徴的組織像を示すが，独立した組織型として採用するためには，その分類意義と診断基準の検討が必要である．

また，WHO分類・第4版では"neuroendocrine tumor（NET），G3"という記載がありながらも neuroendocrine carcinoma（NEC）に含まれていたが，第5版では NET，G3 が NEC から独立して明記されるようになった．そして，内分泌細胞性腫瘍と併存する非内分泌細胞性腫瘍には，癌だけではなく腺腫も存在することから"mixed neuroendocrine-non-neuroendocrine neoplasm（MiNEN）"という用語が登場した．

なお，規約では NET という用語を用いず，従来からの用語であるカルチノイド腫瘍を採用しているのは，NET と NEC はともに内分泌細胞性腫瘍であるが，NEC は de novo あるいは腺癌から発生し，NET から NEC への進展・連続性はないことから，NET と NEC を明確に区別するために，NEC ではなくカルチノイド腫瘍という用語を用いている．規約・第8版で内分泌細胞性腫瘍としてまとめられていたカルチノイド腫瘍と内分泌細胞癌が，第9版では並列した項目として記載されるようになったのはこの考えに基づいている．

炎症性腸疾患関連腫瘍/dysplasia に関して，WHO分類では組織分類表には"glandular intraepithelial neoplasia"として記載され，その組織学的特徴や low-grade と high-grade の組織像の詳細が独立した項目で記載されている．規約・第9版では，生検組織診断分類（Group分類）の項目で，注釈として生検診断においては Group分類ではなく潰瘍性大腸炎に出現する異型上皮の病理組織判定基準を用いることを推奨する記載があるのみである．dysplasia の診断においては，まずは腫瘍か非腫瘍かの鑑別，そして Grade の判定が重要であるが，治療方針決定において最も重要であるのは腸炎関連腫瘍か散発性かの判定である．この判定は，内視鏡像と病理像の総合的評価によりなされているのが現状であり，より客観的かつ

有意義な診断基準の確立が今後の課題である.

虫垂腫瘍（表2）

　規約・第7版までは，良性腫瘍は上皮性腫瘍として腺腫と粘液嚢胞腺腫，悪性は上皮性腫瘍として腺癌と粘液嚢胞腺癌，別項目としてのカルチノイド腫瘍が記載されているのみであった．第8版からは，新たに低異型度虫垂粘液性腫瘍（low-grade appendiceal mucinous neoplasm：LAMN）が良性と悪性の中間に別項目として追加され，悪性には杯細胞型カルチノイド（goblet cell carcinoid）が追加された．そして，良性上皮性腫瘍と腺癌は，結腸・直腸の分類に準じるという記載が追加された．第9版では，内容的な変更はなく，カルチノイド腫瘍が別項目から悪性上皮性腫瘍のなかに組み込まれた.

　WHO分類・第5版では，規約・第9版には記載のない高異型度虫垂粘液性腫瘍（high-grade appendiceal mucinous neoplasm：HAMN）が追加された点と，杯細

表2　大腸癌取扱い規約（第9版）とWHO分類（第5版）の対比―虫垂腫瘍

大腸癌取扱い規約 大腸（虫垂）	WHO分類 Appendix
1.　良性上皮性腫瘍	（削除）
1.1　腺腫	（削除）
管状腺腫	（削除）
管状絨毛腺腫	（削除）
絨毛腺腫	（削除）
（結腸・直腸に準じる）	Serrated lesions
	Hyperplastic polyp
	SSL without dysplasia
	Serrated dysplasia, low-grade
	Serrated dysplasia, high-grade
2.　低異型度虫垂粘液性腫瘍	Low-grade appendiceal mucinous neoplasm
（記載なし）	High-grade appendiceal mucinous neoplasm
3.　悪性上皮性腫瘍	
3.1　腺癌	Adenocarcinoma
	Mucinous adenocarcinoma
	Signet-ring cell carcinoma
（記載なし）	Carcinoma, undifferentiated
3.2　杯細胞型カルチノイド	Goble cell adenocarcinoma
	Neuroendocrine neoplasms
3.3　カルチノイド腫瘍	Neuroendocrine tumor（NET），G1/G2/G3
（記載なし）	Neuroendocrine carcinoma（NEC）
	large cell/small cell
（記載なし）	MiNEN

赤字は規約と用語または内容が異なる項目.

胞型カルチノイドは WHO 分類・第 4 版では腺癌として説明されながらも神経内分泌細胞性腫瘍に分類されていたのが，杯細胞腺癌（goblet cell adenocarcinoma）として癌の項目に記載された点が大きな変更点である．そして，その腫瘍の low-grade pattern（古典的杯細胞カルチノイドに相当）と high-grade pattern（高度核異型，低分化腺癌，印環細胞癌）の割合により，Grade 1 から 3 に分類されている．規約とは用語も分類も異なる部分が多いが，これは規約が WHO 分類の 1 年前に出版されたためである．

■ 肛門管腫瘍（表 3）

　　良性上皮性腫瘍は，規約・第 7 版までは結腸・直腸の分類に準じるとされていたが，第 8 版からは尖圭コンジローマ，扁平上皮乳頭腫，乳頭状汗腺腫が追加された．

表 3　大腸癌取扱い規約（第 9 版）と WHO 分類（第 5 版）の対比—肛門管腫瘍

大腸癌取扱い規約 肛門管	WHO 分類 Anal canal
1. 良性上皮性腫瘍	Benign epithelial tumours and precursors
1.1　腺腫	（記載なし）
1.2　鋸歯状病変	（記載なし）
1.3　尖圭コンジローマ	（説明での記載あり）
1.4　扁平上皮乳頭腫	（記載なし）
1.5　乳頭状汗腺腫	（記載なし）
2. 上皮内腫瘍	
2.1　低異型度上皮内腫瘍	Squamous intraepithelial neoplasia, low-grade
2.2　高異型度上皮内腫瘍	Squamous intraepithelial neoplasia, high-grade
2.3　上皮内癌	Squamous intraepithelial neoplasia, high-grade に相当
2.4　Bowen 病	（説明での記載あり）
3. 悪性上皮性腫瘍	
3.1　腺癌	Adenocarcinoma, NOS
直腸型	（説明での記載あり）
管外型（痔瘻癌，肛門腺癌）	
3.2　扁平上皮癌	Squamous cell carcinoma, NOS
（記載なし）	Verrucous carcinoma
（記載なし）	（記載なし）
（記載なし）	（説明での記載あり）
3.3　腺扁平上皮癌	
3.4　カルチノイド腫瘍	Neuroendocrine tumor (NET), NOS/G1/G2/G3
3.5　内分泌細胞癌	Neuroendocrine carcinoma (NEC), NOS/large/small cell
（記載なし）	MiNEN
4. 悪性黒色腫	（説明での記載あり）
5. 乳房外 Paget 病	（説明での記載あり）

赤字は規約と用語または内容が異なる項目．

悪性上皮性腫瘍は，規約・第7版では腺癌（直腸型，肛門腺由来，痔瘻合併）と扁平上皮癌に分類され，別項目として乳房外 Paget 病と悪性黒色腫が記載されていたが，第8版ではその他の癌（疣状癌，基底細胞癌，類基底細胞癌）と内分泌細胞腫瘍（カルチノイド腫瘍，内分泌細胞癌）の項目が追加された．第9版では分類の項目に微修正があるものの内容的には第8版と変更はない．また，第8版からは良性上皮性腫瘍とは別項目として上皮内腫瘍が設けられ，第9版にもそのまま引き継がれている．

WHO 分類・第5版では良性上皮性腫瘍は，組織分類の項目としては，squamous intraepithelial neoplasia（anal squamous dysplasia）のみが記載され，尖圭コンジローマや腫瘍ではないが，inflammatory cloacogenic polyp が掲載されている．悪性上皮性腫瘍はほぼ同様の内容が盛り込まれているが，WHO 分類では扁平上皮癌の特殊型として，verrucous carcinoma が記載されている．規約とは用語と記載項目の違いはあるものの，内容的にはほとんど同じである．

大腸腫瘍の組織型分類と病理組織学的記載法

規約・第9版では，癌の組織学的記載に関しては組織型のみならず，深達度，浸潤増殖様式，間質量，リンパ管侵襲，静脈侵襲，断端，リンパ節転移の記載もなされてきた．第9版で，予後因子として重要な簇出や神経周囲浸潤の記載が追加され，間質量は省かれている．

WHO 分類でも，第5版から規約と同様の因子の記載を推奨している．静脈侵襲に関しては，WHO 分類では壁内より壁外の静脈侵襲を認めるほうが予後不良であることを記載しているが，規約では「静脈侵襲の最深部の記載をする」としているのみである．今後，静脈侵襲の程度の分類において曖昧な基準である「軽度，中等度，高度」に変えて，客観的で再現性があり，そして意義のある脈管侵襲の程度分類を採用する必要があると思われる．

小腸腫瘍の組織型分類—WHO分類

十二指腸（非乳頭部）を含む小腸の良性腫瘍としては，腺腫（low-grade と high-grade に分類）が記載され，亜型として，intestinal-type, pyloric gland adenoma（PGA），serrated lesions and polyps がある．乳頭部では，non-invasive pancreatobiliary papillary neoplasm, intra-ampullary papillary-tubular neoplasm の記載がある．PGA に関しては，かつては，Brunner gland adenoma とも呼ばれていたが，PGA は胃や胆嚢にもみられること，十二指腸ではその発生に異所性胃粘膜が関連していると考えられることから PGA という用語に統一することを推奨している．

悪性上皮性腫瘍に関しては，大腸で記載されている serrated adenocarcinoma,

adenoma-like adenocarcinoma, micropapillary adenocarcinoma の記載はなく，大腸にはない pancreatobiliary-type carcinoma の記載がある．説明のなかでは，小腸癌は大腸癌と同様の組織を示すが，小腸癌のほうが低分化癌の割合が多いことが記載されている．

　WHO 分類では小腸腫瘍のなかに十二指腸腫瘍を含めているが，空腸・回腸と十二指腸に発生する腫瘍は粘液形質を含む組織学的特徴が多少異なるので，これらは別項目として扱う必要があると思われる．現在，大腸癌研究会のプロジェクトとして「小腸癌取扱い規約」の作成が進められているが，空腸・回腸のみを対象としている．

　わが国における医療体制や独自の経験やデータに基づく治療方針が，海外諸国とは異なることがあるため，国際分類である WHO 分類や TNM 分類では対応が不十分な事項がある．近年は，データの国際的比較の必要性もあり，わが国の規約は可能な限り国際分類を用いる方針で改訂され，少なくとも国際分類に変換可能な分類とされている．今後は，分類や用語の単なるすり合わせのみならず，病変の本質の解析により，より意義のある分類を確立する必要があると思われる．

（八尾隆史）

● 文献

・大腸癌研究会編．大腸癌取扱い規約．第 7 版．東京：金原出版；2006.
・大腸癌研究会編．大腸癌取扱い規約．第 9 版．東京：金原出版；2018.
・WHO Classification of Tumours Editorial Board. WHO Classification of Tumours. 5th edition. Digestive System Tumours. Lyon：IARC；2019. p.158-213.
・Longacre TA, Fenoglio-Preiser CM. Mixed hyperplastic adenomatous polyps/serrated adenomas. A distinct form of colorectal neoplasia. Am J Surg Pathol 1990；14：524-37.
・Torlakovic E, Snover DC. Serrated adenomatous polyposis in humans. Gastroenterology 1996；110：748-55.
・大腸癌研究会編．大腸癌取扱い規約．第 8 版．東京：金原出版；2013.
・Bettington M, et al. Serrated tubulovillous adenoma of the large intestine. Histopathology 2016；68：578-87.
・N Kalimuthu S, et al. Mucin-rich variant of traditional serrated adenoma：a distinct morphological variant. Histopathology 2017；71：208-16.
・Hashimoto T, et al. Superficially serrated adenoma：a proposal for a novel subtype of colorectal serrated lesion. Mod Pathol 2018；31：1588-98.
・大腸癌研究会編．大腸癌取扱い規約．第 6 版．東京：金原出版；1998.
・Yao T, et al. Multiple 'serrated adenocarcinomas' of the colon with a cell lineage common to metaplastic polyp and serrated adenoma. Case report of a new subtype of colonic adenocarcinoma with gastric differentiation J Pathol 2000；190：444-9.
・Mäkinen MJ. Colorectal serrated adenocarcinoma. Histopathology 2007；50：131-50.
・八尾隆史ほか．鋸歯状病変由来の大腸癌（"serrated carcinoma"）の頻度とその臨床病理学的特徴．胃と腸 2007；42：299-306.
・Bosman FT, et al. editors. WHO Classification of Tumours of the Digestive System. 4th edition. Lyon：IARC；2010. p.132-93.
・武藤徹一郎ほか．潰瘍性大腸炎に出現する異型上皮の病理組織学的判定基準—surveillance colonoscopy への応用を目的とした新判定基準の提案．日本大腸肛門病会誌 1994；47：547-51.
・味岡洋一．潰瘍性大腸炎における colitis-associated cancer（炎症性発癌）早期病変の病理診断—現状と問題点．日消誌 2020；117：957-64.
・Tun APP，味岡洋一．小腸腺癌の臨床病理学的および免疫組織学的検討．新潟医学会雑誌 2019；133：253-65.

下部消化管癌の画像診断
―内視鏡を中心に

- ▶下部消化管における内視鏡診断では，通常観察から拡大内視鏡観察，超拡大内視鏡観察が可能となっている．
- ▶内視鏡診断では腫瘍・非腫瘍，上皮性・非上皮性に分類して考える必要があるが，大腸鋸歯状病変は腫瘍・非腫瘍のボーダーラインにあると考える．
- ▶拡大内視鏡観察には色素法，光デジタル法，画像強調観察が用いられ，各々パターン分類が確立されているが，単純な当てはめ診断ではなく，所見から病理組織構築を想定することが重要である．
- ▶内視鏡診断と病理組織診断の一致には，適切な切除検体の処理が重要である．

　下部消化管癌に限らず，現在の消化管領域の臨床現場において内視鏡が担う役割は非常に大きい．そもそも大腸内視鏡診療では，スコープを盲腸まで挿入する技術がなければ画像診断も始まらない．次に，①病変を発見する存在診断，②発見した病変が腫瘍性・非腫瘍性あるいは良性・悪性を判断する質的診断，③癌であれば粘膜下層浅層まで浸潤を示す早期癌なのか，それ以深の早期癌ないし進行癌なのかを判断する量的診断，④治療の必要性，治療法の選択，⑤適応があれば内視鏡治療の実施，⑥遺残の評価と術後のフォローまで行うのが内視鏡診療である．

　本稿における画像診断とは，前述の②，③に相当する質的診断のパートであり，一連の内視鏡診療のプロセスのなかで最も重要な点であると筆者は考える．そして，質的診断の目指すところは病理組織診断との一致であり，この点において適切な切除標本の処理がなされなければ画像診断と病理組織診断との真のマッチングは困難であるし，病理医とのコラボレーションが必要不可欠である．

　以下に，内視鏡画像診断の基本的事項に関して述べる．

内視鏡観察法の分類

　近年における内視鏡機器の進歩は目覚ましい．内視鏡における観察法は，図1に示すように多岐にわたる．

　通常観察では照射光として白色光を用いた観察が行われるが，さまざまな画像強調観察（image enhanced endoscopy：IEE）も可能である．インジゴカルミンなどの色素を撒布して観察する色素法は従来から用いられてきたが，近年では光デジタル法に分類されるnarrow band imaging（NBI）が頻用されている．NBIは，照射

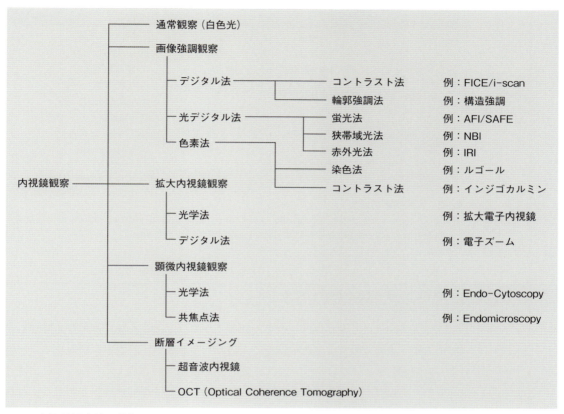

図1　内視鏡観察法の分類
FICE：flexible spectral imaging color enhancement, AFI：autofluorescence imaging, SAFE：simultaneous auto-fluorescence endoscopy, NBI：narrow band imaging, IRI：infrared imaging
（田尻久雄，丹羽寛文．内視鏡観察法の分類と定義．Gastroenterol Endosc 2009；51：1677-85 より引用）

光にヘモグロビン（Hb）に吸収される2つの短波長の狭帯域光を用いた観察である．これらの画像強調に，通常倍率（モニタ画面上で5倍程度）から約100倍程度まで連続的に拡大倍率を調整して観察が可能な拡大内視鏡による観察を加えることで，病変等の表面微細構造や微細血管構築を認識することが可能である．

さらに，現在では顕微鏡レベルに匹敵する約500倍までの拡大観察が可能な内視鏡による観察（顕微内視鏡観察，超拡大内視鏡〈Endocyto〉）も可能となっており，生体内で細胞核まで観察できる時代となっている．

また，超音波内視鏡に代表されるような垂直方向の観察も可能で，癌の深達度や消化管壁の断層を観察（断層イメージング）もできる．

消化管腫瘍に対する内視鏡診断は，これらの技術を駆使して展開されている．

	上皮性	非上皮性
腫瘍	大腸癌 大腸腺腫 神経内分泌腫瘍 大腸鋸歯状病変	悪性リンパ腫 GIST 顆粒細胞腫 脂肪腫　など
非腫瘍	若年性ポリープ Peutz-Jeghers 型ポリープ 炎症性ポリープ CMSEP　など	炎症性線維状ポリープ 炎症性筋腺管ポリープ 粘膜脱症候群（polypoid） Cap polyposis MLP 腸管気腫性囊胞症（PCI）　など

図2　大腸病変の区分

CMSEP：colonic muco-submucosal elongated polyp, GIST：gastrointestinal stromal tumor, MLP：multiple lymphomatous polyposis, PCI：pneumatosis cystoides intestinalis

内視鏡診断に必要な大腸病変の基本的区分

　内視鏡診断では，前述のさまざまな観察法を用いて病変の発見から質的診断を展開するが，単純に観察するのではなく，観察対象病変が，どこから発生して，どのように増殖しているのかの視点で考えることが重要である．

　そのためには，病理組織学的に腫瘍・非腫瘍の定義を理解すべきである．すなわち，腫瘍とは「細胞が生体内の制御に反して自律的に過剰に増殖することによってできる組織塊」であり，非腫瘍とは「細胞が生体内の制御下にあり過剰に増殖しない」となる．そして，その細胞の発生母地から「上皮性」と「非上皮性」に分けられる．さらに，腫瘍は周囲組織に浸潤や転移をきたす「悪性腫瘍」と，浸潤や転移をきたさず発生した場所でのみ増殖する「良性腫瘍」とに分類することで理解されている．これらの定義により大腸病変を区分すると図2に示すようになり，これらの特徴は画像にも反映されており，内視鏡診断においてはこれらを念頭において観察するべきである．

　なお，近年注目されている大腸鋸歯状病変に関しては，sessile serrated lesion（SSL）や traditional serrated adenoma（TSA）は腫瘍性とする見解が一般的になりつつあるが，過形成性ポリープ（hyperplastic polyp：HP）に関しては従来どおり非腫瘍性とする意見もあり，現状ではボーダーラインの位置づけと考える．

通常観察

　通常観察とは，白色光（white light imaging：WLI）による通常倍率（モニタ画面上5倍前後）による観察を指す．大腸腫瘍性病変では，肉眼形態，色調，粘膜からの連続性，領域性，大きさ，緊満感，ヒダの集中像，壁硬化像，潰瘍形成，陥凹の有無，形態的均一性の有無などから判断していく．これらの所見の成因には，発

下部消化管癌の画像診断

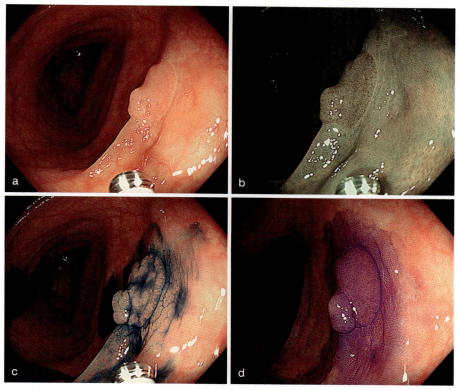

図3 各種内視鏡像（通常観察）
a：WLI（白色光） b：NBI（narrow band imaging）
c：インジゴカルミン撒布 d：クリスタルバイオレット染色

生部位，細胞増殖能およびその浸潤に伴う間質や粘膜下層の変化，線維化の形成，微小血管における血液循環の状態などがかかわっている．これらの所見は，通常，白色光のみの観察では把握困難なこともあり，色素法としてインジゴカルミン（indigo carmine：IC）やクリスタルバイオレット（crystal violet：CV）などの色素を撒布する方法，NBIなどの光デジタル法を用いて観察することで，図3に示すように病変を明瞭に把握することが可能となる．さらに正確な診断をするには，拡大内視鏡による観察が必要となってくる．

拡大内視鏡診断

　現在臨床で用いられている拡大内視鏡は，通常倍率から光学的に80～110倍程度（機種によって異なる）までの連続的な光学的拡大観察や，数段階の固定倍率である電子拡大観察が可能である．これらの観察では，一般的にはIC，CVなどの色素を用いて，生体内で病変の表面微細構造や腺管開口部の形態を示す pit pattern と，前出のNBIなど光デジタル法を用いることで微細血管構築およびそれらを介して腺管開口部の形態を認識することができる（図4）．

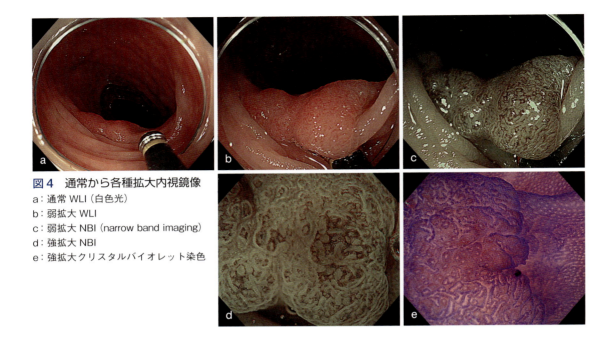

図4 通常から各種拡大内視鏡像
a：通常WLI（白色光）
b：弱拡大WLI
c：弱拡大NBI（narrow band imaging）
d：強拡大NBI
e：強拡大クリスタルバイオレット染色

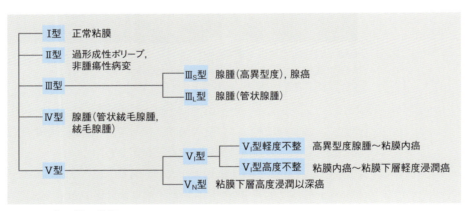

図5 工藤・鶴田分類

　拡大内視鏡診断の起源は，1970年代前半の固定標本に対する実体顕微鏡観察において病変により表面微細構造が異なり病理組織像との対応が示されたことが礎になっている．これらの表面微細構造を生体内で内視鏡を用いて観察する機器の開発が行われ，1993年にズーム式拡大内視鏡（CF-200Z；オリンパス）の登場で臨床における実用的な拡大観察が可能となった．工藤らは拡大内視鏡所見と病理組織診断との対比を精力的に行い，いわゆるpit pattern分類を提唱したが，多くの研究や議論を通じて，現在では工藤・鶴田分類（図5）として確立している．
　一方，1999年から研究開発がなされたNBIを用いて，2004年に佐野らが分類を報告したことを皮切りに複数の分類が提唱されたが，2014年にsurface patternと

表1 JNET 大腸拡大 NBI 分類（JNET 分類）

	Type 1	Type 2A	Type 2B	Type 3
vessel pattern	●認識不可[*1]	●口径整 ●均一な分布（網目/らせん状）[*2]	●口径不同 ●不均一な分布	●疎血管領域 ●太い血管の途絶
surface pattern	●規則的な黒色点または白色点 ●周囲の正常粘膜と類似	●整（管状/樹枝状/乳頭状）	●不整または不明瞭	●無構造領域
典型的組織型	過形成性ポリープ/Sessile serrated polyp	低異型度粘膜内腫瘍	高異型度粘膜内腫瘍/粘膜下層軽度浸潤癌[*3]	粘膜下層深部浸潤癌

[*1]：認識可能な場合，周囲正常粘膜と同一径.
[*2]：陥凹型においては，微細血管が点状に分布することが多く，整った網目・らせん状血管が観察されないこともある.
[*3]：粘膜下層深部浸潤癌が含まれることもある.
JNET：The Japan NBI Expert Team, NBI：narrow band imaging

vessel pattern からなる The Japan NBI Expert Team（JNET）大腸拡大 NBI 分類（通称：JNET 分類，**表1**）としてまとめられ，現在用いられている.

実際的には，得られた拡大観察所見を両分類に照らし合わせることで，腫瘍・非腫瘍，良性・悪性などの診断が行えるようになった.

超拡大内視鏡診断

前述の拡大内視鏡よりもさらに高倍率の拡大観察を目指して，2005 年から研究開発が進められた超拡大内視鏡は，2017 年に超拡大内視鏡 Endocyto（CF-H290ECI；オリンパス）として発表された．Endocyto は，通常倍率から最大 520 倍までの観察が可能となっており，照射光を白色光としてメチレンブルー染色下で上皮細胞の核の形状，腫大，細胞異型の程度が観察でき，また，照射光として NBI を用いることで拡張や狭小などの微細血管構造を観察でき，生体内で生きた細胞を顕微鏡レベルでの観察と，病理レベルでの観察が可能となっている（**図6**）．

現在，メチレンブルー染色での EC（endocytoscopy）分類と，NBI での EC-V（endocytoscopic vascular pattern）分類が提唱されており，これらの分類に対応することで腫瘍・非腫瘍はもちろん，粘膜内癌から SM 深部浸潤癌までが診断可能となっているが，ルーチンに用いている施設は少なく，詳細は成書に譲ることにする.

第2章 診断のための基本知識

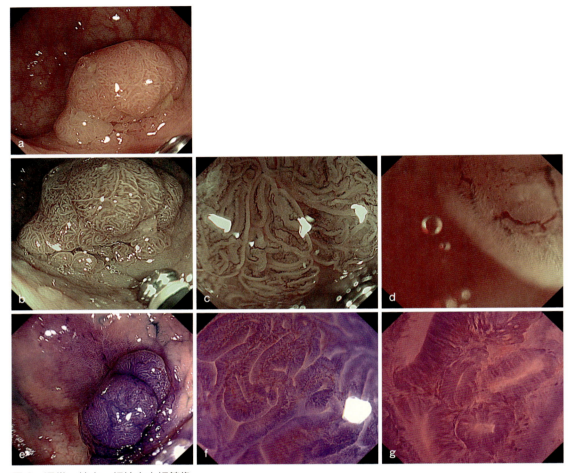

図6　通常，拡大，超拡大内視鏡像
a：通常 WLI　　b：通常 NBI　　c：拡大 NBI　　d：超拡大 NBI
e：通常クリスタルバイオレット染色　　f：拡大クリスタルバイオレット染色　　g：超拡大クリスタルバイオレット染色

適切な切除標本の処理

　　　　前述までの内視鏡診断の後に切除された標本を適切に処理することが，内視鏡診断と病理組織診断を一致させるうえで最も重要な作業となる．
　内視鏡で得られたさまざまな所見がどのような病理組織構築を反映していたかを検証するには，はじめに内視鏡医が切除した直後に標本を生体内での状況を再現するように固定する必要がある．適度な張力で標本を伸ばし，ピンで展翅板に固定してからホルマリン溶液に浸漬する．次に，実際に標本を処理する病理医ないし技師がわかるように標本の切り出し位置を図示する．可能であれば，内視鏡医自らホルマリン固定した標本を実体顕微鏡下で観察し，内視鏡で指摘した所見を標本上でも見出して，その部位で内視鏡医自身が切り出しを行ってプレパラートの作製方向を指示できればベストである．

これらの作業は大変手間がかかるため，筆者らもすべての標本に対して行うことは困難であるが，重要な症例だけでも手がけることを心がけている．

　内視鏡診断，特に拡大内視鏡診断においてはパターン化した分類が確立しているが，これらの分類に当てはめることで内視鏡診断が誰でもできるようになったわけではない．病変は生きた細胞が集合して増殖しながら構造体をつくっている．腺腫内癌のように，部分的な変化を伴う病変も存在する．さらに，悪性腫瘍ならばさまざまな分化や無秩序な増殖が生じており，粘膜筋板の有無，炎症細胞浸潤などでも所見は大きく変化し，単純にパターンに当てはめるだけでは理解ができない病変が存在する．内視鏡診断では，本稿で述べたような分類を基本としつつも，眼前に広がる内視鏡所見が物語る細胞増殖能や構造異型などからなる病理組織構築を読み解くことが肝要であり，新たな病態の解明につながるものと筆者は考えている．

（山野泰穂）

● 文献

・田尻久雄，丹羽寛文．内視鏡観察法の分類と定義．Gastroenterol Endosc 2009；51：1677-85.
・小坂知一郎．大腸微小隆起性病変に関する臨床病理学的研究．大腸肛門誌 1975；28：218-28.
・Kudo S, et al. Colorectal tumours and pit pattern. J Clin Pathol 1994；47：880-5.
・工藤進英ほか．大腸腫瘍に対する拡大内視鏡観察と深達度診断―箱根シンポジウムにおける V 型亜分類の合意．胃と腸 2004；39：747-52.
・Sano Y, et al. Narrow-band imaging (NBI) magnifying endoscopic classification of colorectal tumors proposed by the Japan NBI Expert Team. Dig Endosc 2016；28：526-33.
・Kudo S, et al. Diagnosis of colorectal lesions with a novel endocytoscopic classification―a pilot study. Endoscopy 2011；43：869-75.

画像診断，その他の検査
―CT，MRI，PETなど

- ▶大腸癌の局所の深達度診断，全身検索に造影CTは有用である．
- ▶直腸癌の局所浸潤の評価にはMRIを推奨する．
- ▶PETはリンパ節転移，肝転移など限定的な使用を考慮する．

画像検査の概要

　下部消化管領域の画像検査には，消化管造影検査（注腸造影），CT，MRI，PETなど，さまざまなものがある．

消化管造影検査

　腸管内に造影剤や空気などを注入することで，消化管の内腔側，粘膜面から腫瘍を形態的に評価する（図1）．内視鏡検査と比べて，局所の色調の観察ができない，生検ができないなどの欠点がある一方で，病変の大きさや位置を正確に把握できる

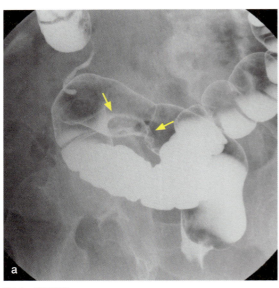
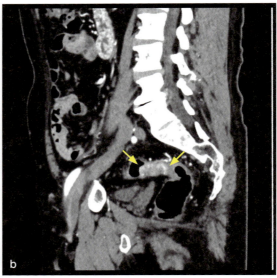

図1　直腸癌
a：消化管造影　　b：造影CT矢状断像
直腸S状部（Rs）の下壁より辺縁にやや不整な隆起性の腫瘤を認める（→）．CTでは不均一に造影される腫瘤を認める．腸管周囲脂肪組織の濃度上昇を伴っておらず，壁深達度はT2と診断し，病理組織診断でも中分化管状腺癌，T2であった．

という利点がある.

わが国では,大腸癌の術前検査として注腸造影が行われていたが,近年ではCT撮像データから三次元的に画像を構築し,仮想内視鏡画像や注腸類似画像を作成できるCT コロノグラフィ(CTC)を行う施設が増えている.これらの画像は,任意の角度から繰り返し観察可能で,病変の位置や形態などの粘膜面の異常の把握が容易である(図2).

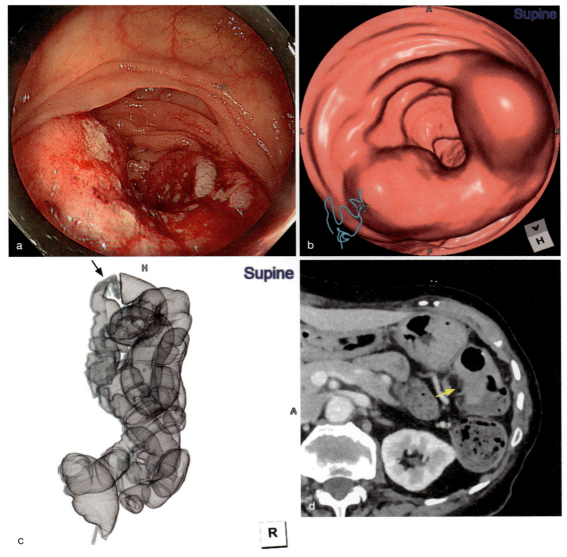

図2　下行結腸癌
a：大腸内視鏡像.下行結腸脾彎曲部に亜全周性の2型の腫瘍を認める.
b：CT コロノグラフィ(CTC)仮想内視鏡画像.仮想内視鏡でも同様の所見を呈している.
c：CTC 注腸類似画像.腫瘍による全周性狭窄を認める(→).
d：造影 CT 水平断像.下行結腸に内側壁優位の壁肥厚を認め(→),内腔の狭窄を伴っている.周囲脂肪組織の濃度上昇を認め,壁深達度は T3 と診断し,病理組織診断でも中分化管状腺癌,T3 であった.

CT，MRI

CTとMRIは，腸管壁構造として主に粘膜層，粘膜下層，筋層などの腸管の断面を観察でき，腫瘍の壁外浸潤や他臓器浸潤を評価するのに有用である．

CTでは浮腫や炎症により粘膜下層がやや低吸収に描出されるが，拡張の程度により腸管壁の厚みは異なり，これらの構造が描出されないことも多い．また，造影剤を急速静注して多時相での撮像を行うダイナミックCTは，局所の評価や転移検索に加え，術前のナビゲーションとして動脈や静脈の血管構築の役割も担っている．

PET

^{18}F–FDGを用いたPET検査は，組織のブドウ糖代謝の多寡を反映しており，悪性腫瘍の糖代謝異常が描出され，病変の局在，転移の評価，治療効果判定などに用いられる．消化管は蠕動運動に伴い生理的集積がみられることが多く，腸管の走行に沿った長い範囲の淡い集積が特徴的である．限局的な高集積は病変を疑い精査を考慮する．

大腸癌の画像診断

大腸癌（結腸癌，直腸癌）の病期分類において，わが国では『大腸癌取扱い規約』が広く用いられている．大腸癌では，局所の病期診断，リンパ節転移，遠隔転移の検索を目的に造影CTが汎用されているが，直腸癌の局所の浸潤評価に関しては，治療選択を考慮するうえでより詳細な局所の評価が求められ，組織のコントラストが良好なMRIが推奨されている．

原発腫瘍の深達度診断

『大腸癌取扱い規約』における壁深達度を**表1**に示す．
早期癌は，粘膜内もしくは粘膜下層にとどまる病変であり，有茎性の病変は早期癌であることが多い．注腸造影やCTCでは腫瘍性病変，結腸襞の不整像として描

表1　大腸癌取扱い規約における壁深達度（T）

Tis	癌が粘膜内にとどまり，粘膜下層に及んでいない
T1	癌が粘膜下層までにとどまり，固有筋層に及んでいない
T2	癌が固有筋層まで浸潤し，これを越えていない
T3	癌が固有筋層を越えて浸潤している 漿膜を有する部位では，癌が漿膜下層までにとどまる 漿膜を有しない部位では，癌が外膜までにとどまる
T4a	癌が漿膜表面に接しているか，またはこれを破って腹腔に露出している
T4b	癌が直接他臓器に浸潤している

（大腸癌研究会編．大腸癌取扱い規約．第9版．東京：金原出版；2018より引用）

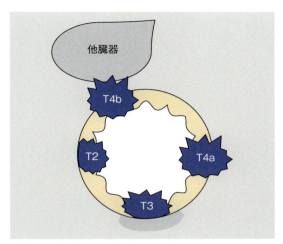

図3 結腸癌（漿膜を有する部位）の壁深達度（T）診断
T2：固有筋層にとどまる．
T3：漿膜下層または外膜までにとどまる．
T4a：漿膜を越える．
T4b：他臓器に浸潤している．
CT では，腸管周囲脂肪組織の濃度上昇域を伴うものを T3 とする．

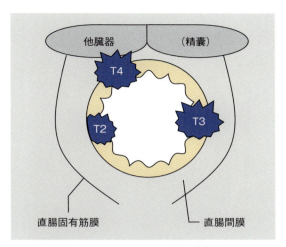

図4 下部直腸レベルでの壁深達度（T）診断
T2：固有筋層にとどまる．
T3：外膜までにとどまる．
T4：直接他臓器に浸潤している．
漿膜を有する部位での壁外脂肪への結節状の突出は T4 であるが，下部直腸は漿膜を有しておらず，外膜に相当する直腸固有筋膜に達しない筋層外への結節状の突出は T3 となる．

出されるが，腸管を拡張させていない通常の CT で早期癌を同定することは困難である．

進行癌は，CT にて結腸壁の限局的な肥厚や全周性の肥厚，腫瘤影として描出される．深達度診断を行う際は，腸管周囲脂肪組織に着目する．腸管周囲脂肪組織の変化を伴わないものを T2，腸管周囲脂肪組織に索状の濃度上昇域を伴うものを T3，壁外脂肪への結節状の突出がみられるものを T4a とする（**図3**）．

直腸癌では，MRI にて肛門挙筋，内・外肛門括約筋を描出することで，肛門機能を温存した術式の選択が可能であるかを判断する．また，漿膜を有しない下部直腸において，直腸固有筋膜と直腸間膜の把握は重要である．下部直腸の深達度診断では，固有筋層を越えているが，直腸間膜内にとどまるものを T3，癌が直接他臓器へ浸潤するものを T4（T4b）と診断する（**図4**，**5**）．

粘液癌は，全大腸癌の 4% 程度を占めるまれな腫瘍であるが，MRI では病理像を反映した特徴的な画像所見を示す．粘液癌は細胞外に多量の粘液を産生し，粘液湖を形成するが，この粘液湖を反映して，壁外発育を示す T2 強調画像にて高信号を示す腫瘤として描出される（**図6**）．

鑑別診断として，大腸ポリープや粘膜下腫瘍，悪性リンパ腫，転移性腫瘍などがあがるが，腸管子宮内膜症や粘膜脱症候群などの非腫瘍性病変も腫瘤を形成するため，癌との鑑別を要する．

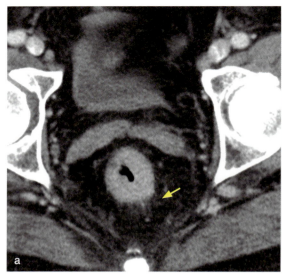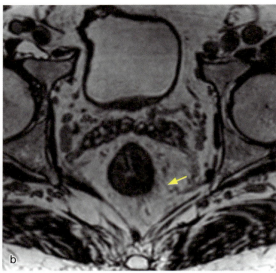

図5　直腸癌
a：造影 CT　　b：MRI T2 強調画像
直腸壁の全周性の不整な壁肥厚を認める．背側の腸管周囲脂肪組織の索状構造を認め（→），壁深達度は T3 と診断した．

リンパ節転移の画像診断

　領域リンパ節を，腸管傍リンパ節，中間リンパ節，主リンパ節の3群に分類し，下部直腸では側方リンパ節が加わる．『大腸癌取扱い規約』では，腸管傍リンパ節と中間リンパ節の転移総数が3個以下を N1，4個以上を N2 とし，主リンパ節または側方リンパ節に転移があれば N3，領域リンパ節以外のリンパ節転移は遠隔転移 M として扱う．
　CT や MRI でのサイズを用いた診断精度は高くなく，評価基準は確立されていないが，10 mm 以上に腫大したリンパ節や，サイズが小さくても，円形，辺縁不整，中心壊死などの不均一性，粘液の含有を疑うリンパ節，集簇するリンパ節などの所見を認めた場合には転移を疑う．
　一方，PET はリンパ節転移診断において，特異度は高いが，感度は低く，リンパ節転移診断において限定的な使用が考慮される．

遠隔転移の画像診断

　大腸癌の血行性転移として，最も頻度が高いものは肝転移で，次いで肺転移がある．
　肝転移は，造影 CT や腹部超音波検査で発見されることが多い．造影 CT にて造影効果の乏しい腫瘤で，動脈相で辺縁にリング状濃染を認める．腫瘍内部に石灰化を認めることもある．
　肝転移は，治癒切除可能な場合，切除が推奨されており，肝転移の有無と個数を

画像診断，その他の検査

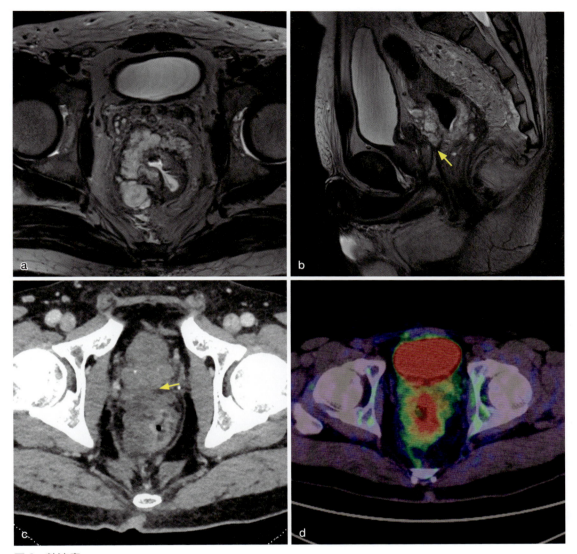

図6 粘液癌
a, b：MRI T2強調画像　　c：造影CT　　d：PET-CT
直腸壁は不整に肥厚し，粘液成分と思われるCTにて低吸収，MRIのT2強調画像にて高信号を示す領域が広がっている．PET-CTでは直腸の壁肥厚部に一致して集積を認める．腹側では精嚢や前立腺へ直接浸潤しており（→），壁深達度はT4と診断した．

把握することは画像診断において重要である．肝細胞に取り込まれるGd-EOB-DTPA（gadolinium ethoxybenzyl diethylenetriamine pentaacetic acid）を用いたダイナミックMRIは，CTでは検出できない，もしくは質的診断が困難なサイズの小さい病変の検出能が優れており，肝切除を検討する際に有用である（図7）．

53

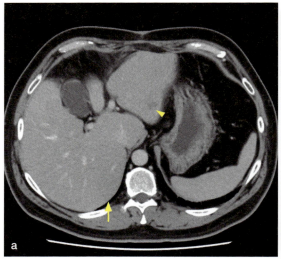
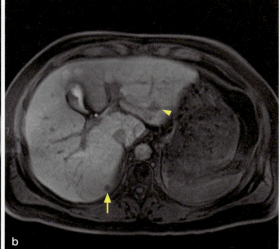
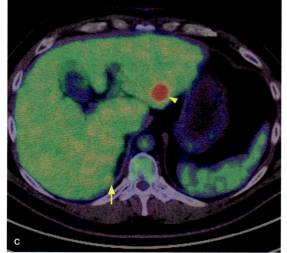

図7 肝転移
a：造影 CT　　b：EOB 造影 MRI，肝細胞相　　c：PET-CT
肝 S2 の肝転移（▷）はいずれのモダリティでも描出されているが，S7 の肝転移（⇒）は CT では検出できず，MRI の肝細胞相にて低信号として描出されている．PET-CT でも淡く集積を疑うが，周囲の肝実質と同程度であり，PET-CT 単独での検出は困難であった．

その他の疾患の画像診断

小腸癌

　原発性小腸癌は，全消化管癌の 1〜2% とまれな疾患で，空腸癌は Treitz 靱帯より 60 cm 以内，回腸癌では回盲弁より 40 cm 以内に好発する．CT では大腸癌と類似の所見を呈し，腸管壁の肥厚，造影効果を有する腫瘤影として認められる（図8）．

カルチノイド腫瘍

　神経内分泌腫瘍（neuroendocrine tumor：NET）と同義の腫瘍で，内分泌細胞に

画像診断，その他の検査

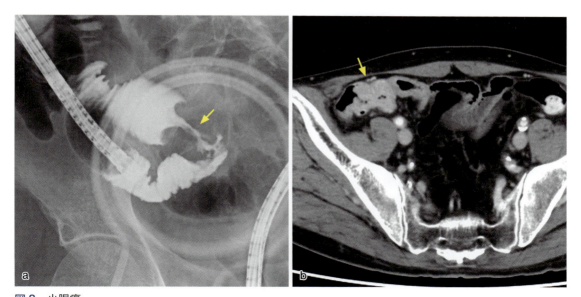

図8　小腸癌
a：消化管造影検査　　b：造影CT
回腸末端レベルにて全周性の壁肥厚を認め，消化管造影検査では内腔の狭窄を反映して，apple core signを示している．

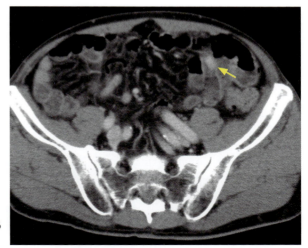

図9　カルチノイド腫瘍（小腸）
造影CT．小腸壁に強く造影される楕円形腫瘤を認める（→）．

分化した低異型度細胞から構成される腫瘍である．カルチノイド腫瘍（NET）は，ほぼすべての臓器に発生しうるが，消化管では直腸に好発する．カルチノイド腫瘍は上皮性腫瘍で，粘膜深層に存在する内分泌細胞から発生するが，早期に粘膜筋板を越えて粘膜下層を中心に増殖し，粘膜下腫瘍の形態を呈するため，GIST，悪性リンパ腫などが鑑別にあがる．CTでは，動脈相で早期濃染を認めるのが特徴である（図9）．

GIST（gastrointestinal stromal tumor：消化管間質腫瘍）

消化管の粘膜下に発生する比較的まれな間葉系腫瘍で，発生部位は胃，小腸が大部分を占め，大腸はややまれである．CT では，消化管壁内もしくは壁外に突出する境界明瞭で平滑な腫瘤で，サイズの小さいものは内部均一であるが，サイズの大きいものは壊死，出血などにより内部不均一となる（図10）．鑑別には，神経鞘腫，平滑筋腫などの他の間葉系腫瘍があがる．

悪性リンパ腫

消化管の悪性リンパ腫は，消化管原発性腫瘍のなかでは比較的まれな疾患で，胃に次いで，小腸，大腸の順に好発する．

消化管の悪性リンパ腫の画像所見は多彩である．多くは限局性の腫瘤形成を特徴としているが，aneurysmal dilatation（動脈瘤様拡張）を伴う小腸壁肥厚，多発する小結節（multiple lymphomatous polyposis：多発性リンパ腫性ポリポーシス）を示すこともある．aneurysmal dilatation は病変部の小腸内腔が嚢状に拡張するもので，小腸の悪性リンパ腫の約 30％ に描出される（図11）．

悪性リンパ腫は軟らかい腫瘍のため，腫瘍のサイズの割に通過障害を生じることは少ない．

わが国での CT の普及率は高く，大腸癌における局所の深達度診断や転移の検索など，病期分類に CT 検査は有用なモダリティである．下部消化管腫瘍の局所の診断には内視鏡検査が用いられるが，粘膜下病変など内視鏡では評価が困難な病変に

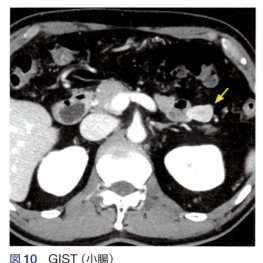

図10　GIST（小腸）
造影 CT．小腸に外方に突出する境界明瞭で平滑な腫瘤を認め（→），粘膜下腫瘍の所見である．

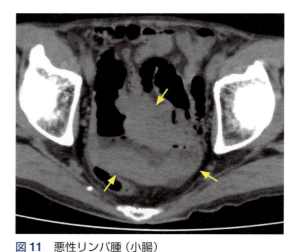

図11　悪性リンパ腫（小腸）
単純 CT．骨盤内を占居する小腸壁の肥厚を認め，限局的な内腔の拡張を伴っている．aneurysmal dilatation の所見である．

画像診断，その他の検査

対し，CTやMRIでは消化管を横断的に評価が可能で，相補的な役割を担うと考える．疾患の画像所見の特徴を理解し，必要に応じて画像検査を追加し，総合的な評価をすることが望まれる．

（石垣聡子）

● 文献

・日本医学放射線学会編．画像診断ガイドライン．2021年版．第3版．東京：金原出版；2021.
・大腸癌研究会編．大腸癌取扱い規約．第9版．東京：金原出版；2018.
・Dighe S, et al. CT staging of colon cancer. Clin Radiol 2008；63：1372-9.
・Tong T, et al. Extramural depth of tumor invasion at thin-section MR in rectal cancer：associating with prognostic factors and ADC value. J Magn Reson Imaging 2014；40：738-44.
・Tirumani SH, et al. Update on the role of imaging in management of metastatic colorectal cancer. Radiographics 2014；34：1908-28.
・Abdel-Nabi H, et al. Staging of primary colorectal carcinomas with fluorine-18 fluorodeoxyglucose whole-body PET：correlation with histopathologic and CT findings. Radiology 1998；206：755-60.
・Asato N, et al. Comparison of gadoxetic acid-enhanced dynamic MR imaging and contrast-enhanced computed tomography for preoperative evaluation of colorectal liver metastases. Jpn J Radiol 2017；35：197-205.
・錦織直人ほか．原発性小腸癌5例と本邦報告178例の検討．日本大腸肛門病会誌 2014；67：35-44.
・日本癌治療学会編．GIST診療ガイドライン．2022年4月改訂．第4版．東京：金原出版；2022.
・Lo Re G, et al. Radiological features of gastrointestinal lymphoma. Gastroenterol Res Pract 2016；2016：2498143.

個別化医療時代の大腸癌
免疫染色によるコンパニオン診断

- ▶ミスマッチ修復蛋白質に対する免疫染色はミスマッチ修復異常の検出に用いられ，マイクロサテライト不安定性検査と高い一致率を示す．
- ▶ミスマッチ修復蛋白質に対する免疫染色では，ミスマッチ修復異常の原因となる遺伝子の異常が推定可能である．
- ▶HER2 陽性大腸癌の診断では，胃癌と同様に免疫染色と FISH が用いられるが，胃癌とは異なる判定基準が用いられる．

現在，大腸癌において認可されている免疫染色によるコンパニオン診断は，以下の2つである．

①ヒト化抗ヒト PD-1 モノクローナル抗体（ペムブロリズマブ）使用におけるミスマッチ修復蛋白質発現検査．

②抗 HER2 ヒト化モノクローナル抗体（ペルツズマブ，トラスツズマブ）使用における HER2 蛋白質発現検査．

本稿では，これら2つの免疫染色の判定方法と注意点を概説する．

ミスマッチ修復蛋白質に対する免疫染色

ミスマッチ修復は，細胞分裂の DNA 複製時に生じる塩基の複製エラーによって生じるミスマッチを認識・修復する，DNA 修復システムの一つである．この過程において，MLH1，PMS2，MSH2，MSH6 の4つの蛋白質が重要な役割を果たしていることが知られており，これらのうち，いずれか1つでも遺伝子変異などにより異常が起きると，DNA 複製時のエラー修復が正しく行われなくなり，分裂を繰り返すうちに遺伝子変異が蓄積していくこととなる．この状態をミスマッチ修復機能欠損（deficient mismatch repair：dMMR）と呼ぶが，dMMR を示す腫瘍細胞は蓄積した遺伝子変異のため，より多くのネオアンチゲンを発現していることが予想され，高い免疫原性を示し，免疫チェックポイント阻害薬に対して良好な治療反応性を示すことが期待される．

わが国の報告では，dMMR は大腸癌の 6~7% に認められ，その多くが MLH1 プロモーターメチル化による発現消失を原因としており，特に高齢者の右側結腸に発生する腫瘍で頻度が高い．一方，ミスマッチ修復遺伝子の生殖細胞系列変異を原因とする Lynch 症候群に伴うものは，大腸癌の1% 程度である．Lynch 症候群では，

4つのミスマッチ修復蛋白質の発現消失がいずれもほぼ同程度の頻度で認められるのに対し，散発例の多くが MLH1 の発現消失を原因とする．したがって，免疫染色の結果から *MLH1* 以外の遺伝子変異が疑われる場合は，より Lynch 症候群に伴う腫瘍の可能性が高いと考えられる．ただし，4つのミスマッチ修復遺伝子の変異を原因とする散発性 dMMR 大腸癌も存在するため，Lynch 症候群の診断には生殖細胞系列変異検査が必要である．

ミスマッチ修復蛋白質に対する免疫染色の判定

まず，免疫染色の妥当性を確認するため，内部陽性コントロールの発現を確認する．正常の細胞はこれら4つのミスマッチ修復蛋白質をすべて発現しており，特に増殖細胞でより強い発現が認められるため，染色の判定を行うにあたっては間質細胞や免疫細胞が内部陽性コントロールとなる．

染色の妥当性が確認できたら，MLH1，PMS2，MSH2，MSH6 それぞれの蛋白質の腫瘍細胞における発現状態を判定する．一般に，免疫染色の判定において「陽性/陰性」という用語が用いられるが，ミスマッチ修復蛋白質発現の判定においては，それぞれの蛋白質の発現状態に「陽性/陰性」という用語を用いると，「dMMR

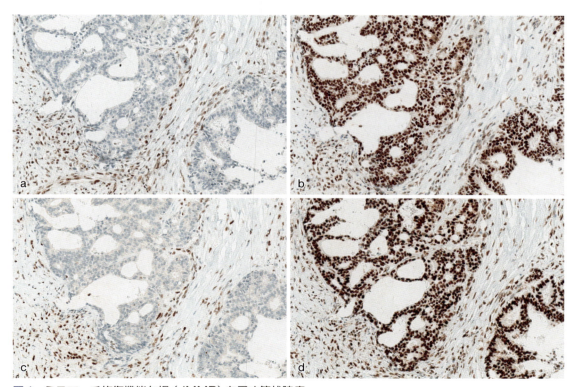

図1　ミスマッチ修復機能欠損（dMMR）を示す管状腺癌
a：MLH1　　b：MSH2　　c：PMS2　　d：MSH6
MLH1，PMS2 の発現消失，MSH2，MSH6 の発現保持を示す．dMMR と判定され，*MLH1* プロモーターメチル化または *MLH1* 変異が示唆される．

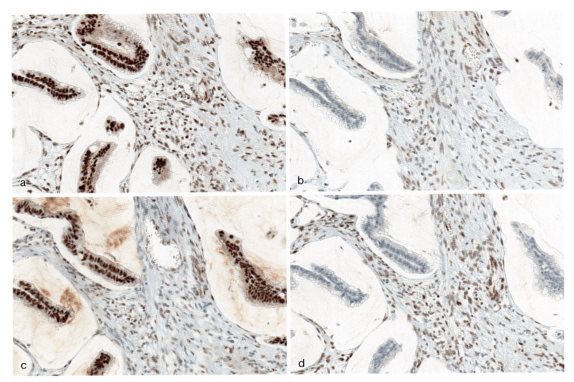

図2 ミスマッチ修復機能欠損（dMMR）を示す粘液癌
a：MLH1　b：MSH2　c：PMS2　d：MSH6
MSH2，MSH6の発現消失，MLH1，PMS2の発現保持を示す．dMMRと判定され，*MSH2*変異が示唆される．

表1 ミスマッチ修復蛋白質に対する免疫染色結果と変異遺伝子の相関

		免疫染色での発現			
		MLH1	MSH2	PMS2	MSH6
変異遺伝子	*MLH1*	−	+	−	+
	MSH2	+	−	+	−
	PMS2	+	+	−	+
	MSH6	+	+	+	−

陽性/陰性」と誤解されるおそれがあるため，「保持（retained）/消失（lost）」という用語を用いる．

　4つの蛋白質すべての発現が保持されていれば，その腫瘍はミスマッチ修復機能正常（proficient mismatch repair：pMMR），1つでも蛋白質発現の欠損があればdMMRと判定する（**図1，2**）．さらに，dMMR腫瘍では，蛋白質発現消失のパターンから，dMMRの原因となっている遺伝子を推定することが可能である（**表1**）．ただし，原因となっている遺伝子と蛋白質消失は一対一の関係になっておらず，*MLH1*の変異もしくは発現消失を原因とする腫瘍では，MLH1に加えてPMS2が，*MSH2*の変異を原因とする腫瘍ではMSH2に加えてMSH6の発現が消失する．一

方，*PMS2*，*MSH6* の変異がある場合，それぞれ対応する蛋白質の発現消失のみが認められる．

大腸癌においては，原則としてミスマッチ修復蛋白質の消失は腫瘍全体に均一に認められる．したがって，生検標本を用いて判定することも可能である．

判定上のピットフォール

ミスマッチ修復蛋白質発現判定のピットフォールとして，いくつかの非定型的な染色パターンがみられることが知られている．以下，比較的よく知られている3つの非定型的染色パターンをあげる．

MLH1 の非特異的ドット状染色

ベンタナ OptiView MLH1（M1）（ミスマッチ修復機能欠損検出キット）に含まれる MLH1 に対する抗体，モノクローナル抗体（M1）のみで経験される非特異的染色で，MLH1 発現消失を示す腫瘍において，核にドット状の染色がみられることがある（図3）．この非特異的ドット状染色は，弱拡大での観察では通常の陽性所見と区別がつかないほど強くみられることがある．MLH1 発現消失を示す腫瘍では PMS2 の発現消失を伴うが，MLH1 の非特異的ドット状染色のため，PMS2 単独消失と判定しないよう，注意が必要である．

MSH2 発現消失に伴う MSH6 の弱い陽性所見

MSH2 の発現消失を示す腫瘍では MSH6 の発現消失を伴うが，これは MSH6 が MSH2 と結合できないことで不安定となり分解されることによる．ただし，MSH6 を検出する抗体の感度が高いため，弱い不均一な MSH6 の発現が認められることがある（図4）．MSH2 の発現消失を示す腫瘍では，MSH6 の染色がみられる場合でも，一般に腫瘍細胞での発現は背景の陽性対照と比較すると低く，不均一である．このような場合は，MSH6 発現は消失と判定する．

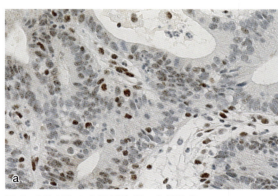 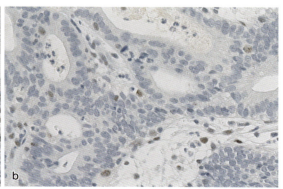

図3 MLH1 の非特異的ドット状染色
a：MLH1　　b：PMS2
MLH1 に対する免疫染色で腫瘍細胞に弱いドット状の染色が認められるが，発現消失と判定すべき症例．染色は間質細胞と比較して弱い．PMS2 は発現消失を示す．

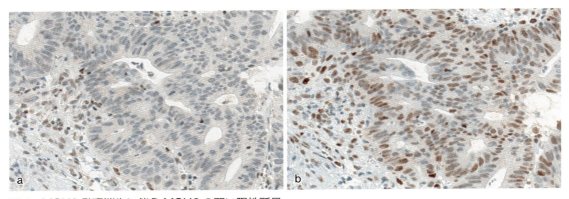

図4 MSH2発現消失に伴うMSH6の弱い陽性所見
a：MSH2　b：MSH6
MSH6の不均一な染色を認めるが，発現消失と判定すべき症例．MSH2は発現消失を示す．

ミスマッチ修復遺伝子の二次的変異による発現消失

　dMMRを有する腫瘍は遺伝子変異が起きやすいため，もとのdMMRの原因となる遺伝子に加えて，それ以外のミスマッチ修復遺伝子に二次的な変異が加わり，非定型的な染色パターンを示すことがある．最も多く経験されるのは，*MLH1*の変異もしくは発現抑制を原因とするdMMR腫瘍に，*MSH6*の二次的変異が加わることで，MLH1，PMS2，MSH6の3つの蛋白質の発現消失がみられるパターンで，この場合，MSH6の発現消失はしばしば腫瘍の一部の領域に限局する．*MLH1*プロモーターメチル化を伴う腫瘍に*MSH2*の二次的変異が加わり，4つのミスマッチ修復蛋白質すべての発現が消失した腫瘍も報告されている．

マイクロサテライト不安定性検査（MSI検査）との関係

　dMMRの検出には，ミスマッチ修復蛋白質に対する免疫染色とともにマイクロサテライト不安定性（microsatellite instability：MSI）検査を利用することもできる．MSI検査は，dMMRの結果起きるマイクロサテライト領域の変異を検出する検査であるが，これら2つの検査は高い相関を示す．特に大腸癌ではきわめて一致率が高く，近年の報告では97％の一致率が示されている．したがって，免疫チェックポイント阻害薬の効果予測を目的とする場合，いずれの検査を用いても一致する結果が得られるが，免疫染色には原因遺伝子の推定が可能であるほか，検体の腫瘍細胞率が低くても検査可能であるという利点がある．特に，原因遺伝子の推定が可能であるという点は，Lynch症候群を診断するうえで大きな利点となる．

HER2に対する免疫染色

　HER2（ERBB2）は受容体型チロシンキナーゼの一つで，他のERBBファミリー蛋白質へのリガンド結合によりヘテロ二量体を形成し，RAS-RAF経路およびPI3K経路を活性化する．多くの大腸癌ではHER2蛋白の発現はみられないか低レ

ベルであるが，2～4％の大腸癌はHER2陽性で，これらは*HER2*遺伝子増幅を伴っている．HER2陽性大腸癌は，抗HER2ヒト化モノクローナル抗体（ペルツズマブ，トラスツズマブ）による治療の有効性が示されている．

HER2陽性大腸癌診断の流れ

HER2陽性大腸癌の診断は，免疫組織化学（IHC）およびFISH（fluorescence *in situ* hybridization）によって行われる．IHC法でIHC 3+もしくはFISHでHER2/CEP17比が2.0以上となる腫瘍をHER2陽性とする（図5）．

診断にあたっては，まず，HER2に対する免疫染色によるスコアリングを行う（図6）．免疫染色でHER2 3+とされた場合，陽性と判定する．HER2 2+とされた症例は，さらにFISHにより*HER2*増幅の有無を確認する．一方，HER2 1+，HER2 0の腫瘍には*HER2*増幅がみられないことが知られており，免疫染色のみでHER2陰性と判定することができる．

免疫染色およびFISHの判定は，コンパニオン診断薬承認検査キットの添付文書に基づいて行われるが，この診断基準は臨床試験に先立ち，国際協調診断基準として確立されたものである．

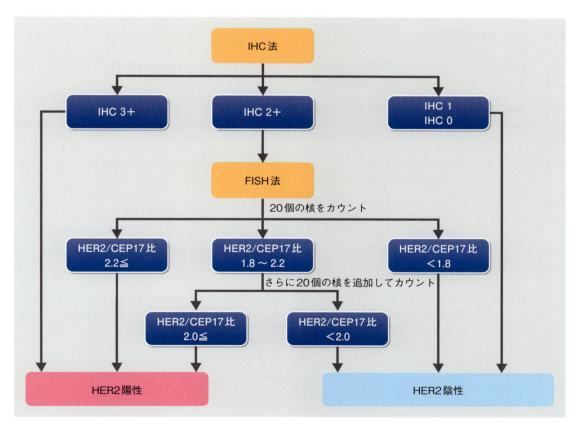

図5　HER2陽性大腸癌診断の流れ
IHC：immunohistochemistry（免疫組織化学），FISH：fluorescence *in situ* hybridization

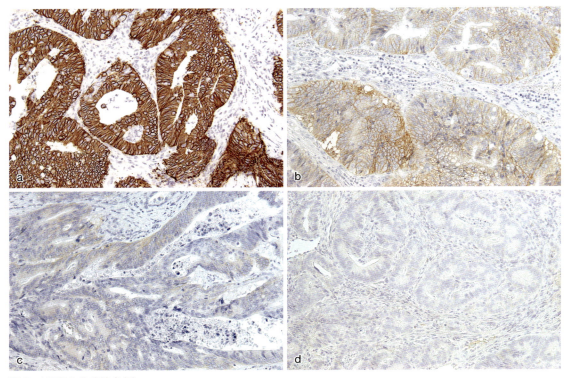

図6 HER2 免疫染色例
a：HER2 3+　　b：HER2 2+　　c：HER2 1+　　d：HER2 0
それぞれの免疫染色スコアを示す症例の代表的な染色像を示す．手術標本の判定にあたっては陽性細胞比率を考慮して判定する．

表2 大腸癌 HER2 免疫染色のスコアリングアルゴリズム

免疫染色スコア	手術材料	生検材料
3+	>10％の腫瘍細胞について，側方の完全な細胞膜または全周の細胞膜において，強い染色強度で染色陽性像が認められる	染色陽性腫瘍細胞の割合にかかわらず，側方の完全な細胞膜または全周の細胞膜において，強い染色強度で染色陽性像が認められる
2+	>10％の腫瘍細胞について，側方の不完全な細胞膜または全周の細胞膜において，弱から中等度の染色強度で染色陽性像が認められるまたは≦10％の腫瘍細胞について，側方の完全な細胞膜または全周の細胞膜において，強い染色強度で染色陽性像が認められる	染色陽性腫瘍細胞の割合にかかわらず，側方の不完全な細胞膜または全周の細胞膜において，弱から中等度の染色強度で染色陽性像が認められる
1+	>10％の腫瘍細胞について，側方の不完全な細胞膜または全周の細胞膜において，かすかな/かろうじて認識できる染色強度で染色陽性像が認められる	染色陽性腫瘍細胞の割合にかかわらず，細胞膜において，かすかな/かろうじて認識できる染色強度で染色陽性像が認められる
0	染色陽性像を認めないまたは≦10％の腫瘍細胞について，側方の不完全な細胞膜または全周の細胞膜において，かすかな/かろうじて認識できる染色強度で染色陽性像が認められる	細胞膜における陽性像を示す細胞を認めない

（ベンタナ ultraView パスウェー HER2（4B5）添付文書．第11版．ロシュ・ダイアグノスティックス；2023 より引用）

HER2 免疫染色の判定

　HER2 は受容体型チロシンキナーゼであり，その発現は細胞膜に局在して認められる．まれに細胞質への染色が認められるが，これは非特異的染色と考えられ，染色判定の対象とはしない．大腸癌において，HER2 発現はびまん性，あるいは不均一に認められるが，手術標本の評価において発現が不均一に認められる場合は，それぞれの染色強度を示す腫瘍細胞の割合を推定し，スコアリングを行う（**表2**）．前述したように，免疫染色スコア3＋の場合は HER2 陽性，HER2 1＋または HER2 0 の場合は陰性と判定し，HER2 2＋の場合はさらに FISH を行い，*HER2* コピー数を確認する．FISH の判定についてはここでは詳述しないが，20個の核を計測し，HER2 と CEP17 のシグナル比が 2.2 以上の場合，HER2 増幅陽性と判定する．HER2/CEP17 比がカットオフ値付近（1.8〜2.2）の場合は，さらに追加して20個の核を計測し，40個の核の計測値をもとにシグナル比を算出する．

（関根茂樹）

● 文献

- Asaka S, et al. Microsatellite instability-low colorectal cancer acquires a *KRAS* mutation during the progression from Dukes' A to Dukes' B. Carcinogenesis 2009 ; 30 : 494-9.
- Fujita M, et al. Population-based screening for hereditary colorectal cancer variants in Japan. Clin Gastroenterol Hepatol 2022 ; 20 : 2132-41.
- Loughrey MB, et al. Punctate MLH1 mismatch repair immunostaining in colorectal cancer. Histopathology 2019 ; 74 : 795-7.
- Pearlman R, et al. Two-stain immunohistochemical screening for Lynch syndrome in colorectal cancer may fail to detect mismatch repair deficiency. Mod Pathol 2018 ; 31 : 1891-900.
- Shia J, et al. Secondary mutation in a coding mononucleotide tract in *MSH6* causes loss of immunoexpression of MSH6 in colorectal carcinomas with MLH1/PMS2 deficiency. Mod Pathol 2013 ; 26 : 131-8.
- Loughrey MB, et al. Identifying mismatch repair-deficient colon cancer : near-perfect concordance between immunohistochemistry and microsatellite instability testing in a large, population-based series. Histopathology 2021 ; 78 : 401-13.
- Nakamura Y, et al. Circulating tumor DNA-guided treatment with pertuzumab plus trastuzumab for *HER2*-amplified metastatic colorectal cancer : a phase 2 trial. Nat Med 2021 ; 27 : 1899-903.
- 固形癌 HER2 検査ガイダンス策定ワーキンググループ．大腸癌における抗 HER2 抗体療法（ペルツズマブ及びトラスツズマブ併用療法）のコンパニオン診断（HER2 病理診断）の実施に関する見解．日本病理学会 ; 2022.
　https://www.pathology.or.jp/news/kenkai20220922.pdf
- Fujii S, et al. International harmonization of provisional diagnostic criteria for *ERBB2*-amplified metastatic colorectal cancer allowing for screening by next-generation sequencing panel. JCO Precis Oncol 2020 ; 4 : 6-19.
- ベンタナ ultraView パスウェー HER2（4B5）添付文書．第11版．ロシュ・ダイアグノスティックス ; 2023.

個別化医療時代の大腸癌
大腸癌の遺伝子変化概論と病理検体を用いた診断法

- 大腸癌の発癌経路として，adenoma-carcinoma sequenceとserrated pathwayがよく知られている．
- それぞれの経路によって，発癌に至る分子メカニズムが異なる．
- 遺伝子発現の違いによる分類として，コンセンサス分子サブタイプ（CMS）が提唱されている．

　大腸癌は，正常上皮から腺腫を経て癌へと進展するadenoma-carcinoma sequenceの概念がよく知られ，さまざまな分子異常が段階的に蓄積するという多段階発癌説が広く受け入れられている．

　本稿では，大腸の発癌過程において重要な役割を担う主な遺伝子の機能および変異と，染色体不安定性（chromosomal instability：CIN）とマイクロサテライト不安定性（microsatellite instability：MSI）という2つのゲノム不安定性，さらにCpGアイランドメチル化形質（CpG island methylator phenotype：CIMP）に代表されるエピゲノム異常について概説する．また，近年提唱された遺伝子発現プロファイルに基づく大腸癌のコンセンサス分子サブタイプについて解説する．本稿が大腸癌の発癌機構の理解，診断および治療の一助になると幸いである．

遺伝子異常に基づく大腸癌の発癌経路

古典的なadenoma-carcinoma sequenceによる発癌経路

　大腸癌の多くは，古典的な大腸癌の発癌経路であるadenoma-carcinoma sequenceを経て発生するとされ，前癌病変から遺伝子変異の蓄積により腺腫，癌へと進展する（図1）．また，このタイプの大腸癌は，染色体不安定性（CIN）と呼ばれるゲノム異常を伴うことが知られている．以下，adenoma-carcinoma sequenceに関与する分子異常と代表的な遺伝子について解説する．

染色体不安定性（CIN）

　癌細胞は，しばしばゲノム不安定性を示す．染色体の分離異常，テロメア機能異常，DNA修復経路の異常などにより発生する染色体数のインバランスは染色体不安定性（CIN）と呼ばれ，大腸癌の80〜85％にみられる．その結果として生じるヘテロ接合性の喪失（loss of heterozygosity：LOH）は，癌抑制遺伝子の機能喪失の

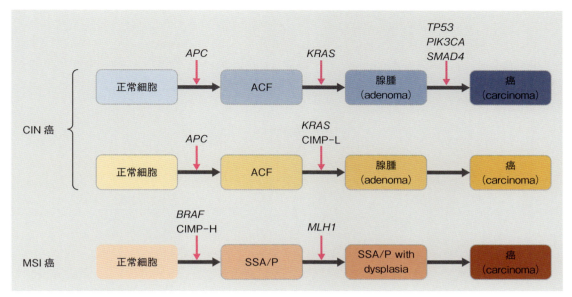

図1 大腸癌の発癌経路
分子異常に基づく代表的な大腸癌の発癌経路を示す．この図ではゲノム不安定性に基づいて，染色体不安定性（CIN）癌とマイクロサテライト不安定性（MSI）癌に大別している．最上段が古典的な adenoma-carcinoma sequence，最下段が典型的な serrated pathway に該当する．それ以外にも，CpG アイランドが中程度にメチル化される CIMP-L が関与する経路（中段）があると考えられている．
SSA/P：sessile serrated adenoma/polyp, ACF：abberant crypt foci

主要な原因となる．CIN 陽性の大腸癌は，*APC*, *KRAS*, *PIK3CA*, *TP53* などの癌関連遺伝子の変異を高頻度に示す．*APC* の変異による不活性化は腫瘍発生の早期に起こり，それに続いて *KRAS* の活性化変異，さらに *PIK3CA* や *TP53* の変異が蓄積することで癌化が進展する．

APC 遺伝子

APC は Wnt シグナルの制御，マイクロチューブの安定性，細胞周期調節，アポトーシス，DNA 修復などに関与する多機能な蛋白質である．*APC* 遺伝子は染色体 5q22 に存在しており，家族性大腸腺腫症（familial adenomatous polyposis：FAP）の原因遺伝子として発見された．また，散発性大腸癌の約 80％ にも *APC* の変異がみられる．FAP における APC の生殖細胞変異は，遺伝子上の広い領域においてみられ，多くはコドン 200〜1600 に認められる．散発性大腸癌の *APC* 変異の 60％ 以上は，mutation cluster region（MCR）と呼ばれるコドン 1286〜1513 に集中している．いずれの腫瘍においても欠失や挿入によるフレームシフト変異が多く，ストップコドンに置換されるナンセンス変異がそれに次ぐ．Wnt シグナルは，Wnt リガンドが Frizzled と LRP5/6 の共役受容体に結合することで活性化される．また Wnt シグナルを活性化する機構として，R-スポンジンとその受容体である LGR による Frizzled の分解阻害が知られている．APC はアキシンや GSK3β などと複合体を形成し，β-カテニンの分解を促すことで，Wnt シグナルを抑制する（図2）．変異により APC の機能が喪失すると，β-カテニンが蓄積して

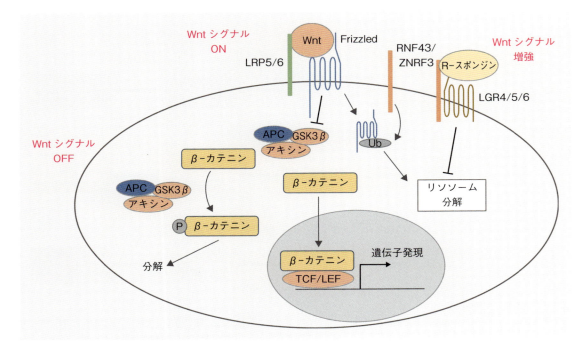

図2 Wntシグナルとその関連分子
WntリガンドがFrizzledとLRP5/6との共役受容体に結合すると，APC/GSK3β/アキシン複合体が阻害され，β-カテニンが蓄積し，核内へ移行して転写因子TCF/LEFと複合体を形成し，標的遺伝子を活性化する．R-スポンジンはLGR4/5/6のリガンドとして作用し，細胞膜に存在するユビキチンリガーゼであるRNF43/ZNRF3がFrizzledをユビキチン化し分解されるのを阻害することにより，Wntシグナル活性を増強する．
Ub：ユビキチン，TCF/LEF：T cell factor/lymphoid enhancer factor

核内に移行し，転写因子TCF/LEF（T cell factor/lymphoid enhancer factor）と複合体を形成して標的遺伝子を活性化する．また，APCの変異は腫瘍発生の早期に生じることから，*APC*は大腸癌の発癌抑制に重要なゲートキーパー遺伝子と考えられている．

*TP53*遺伝子

*TP53*遺伝子は染色体17番上に存在し，p53蛋白をコードする．p53は転写活性化ドメイン，DNA結合ドメイン，四量体形成ドメインなどを有し，細胞周期停止やDNA修復，アポトーシス誘導などにかかわる多機能な蛋白である．放射線や紫外線曝露などによってDNA傷害が起きると，p53はリン酸化されて四量体を形成し，ゲノム上のp53応答配列に結合して標的遺伝子群の転写を活性化する（図3）．p53はゲノムの守護神とも呼ばれ，その変異によりゲノムの安定性が破綻することが癌化を促進する．フレームシフトによるミスセンス変異が多く，変異p53がドミナントネガティブとして正常p53の機能を阻害することや，R175HやR273H変異のように機能獲得型変異によって癌促進的に作用することも知られている．p53の変異は大腸癌の約60％に認められるが，腺腫よりも進行癌や転移性癌において高頻度であり，発癌後期における悪性化に寄与すると考えられている．

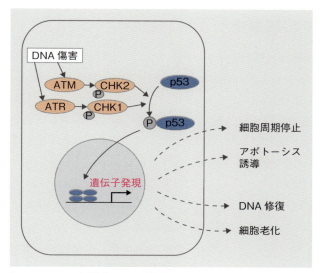

図3 p53の活性化とその機能
DNA傷害が起きるとp53が活性化し，さまざまな標的遺伝子を転写活性化することで，癌抑制に働く．

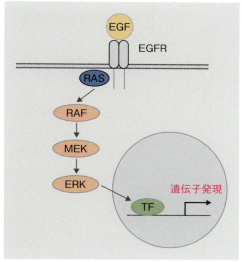

図4 RAS/MAPKシグナル伝達経路
増殖因子が受容体に結合すると，受容体のチロシンキナーゼが活性化し，シグナルが細胞内に伝わる．図では上皮増殖因子（EGF）とその受容体（EGFR）の例を示す．
TF：転写因子

KRAS遺伝子

　RASは低分子量G蛋白質であり，細胞増殖や分化に関与する上皮増殖因子受容体（EGFR），インスリン様増殖因子受容体（IGFR），血小板由来増殖因子受容体（PDGFR）など，さまざまな受容体からのシグナルを下流に伝達する分子スイッチとして機能する．活性化したRASは，下流のRAFやPI3Kカスケードを活性化することで細胞増殖，遊走，アポトーシスなどに関与する（図4）．

　RASファミリーは，*KRAS*，*HRAS*，*NRAS*の3種類が知られているが，そのなかでも*KRAS*変異は散発性大腸癌の35〜45％に認められ，コドン12，13，61に変異のホットスポットが存在する．*NRAS*および*HRAS*の変異はそれぞれ約4％，1％と報告されている．いずれのRAS蛋白もN末端側にはGTPと結合するGドメインを有し，C末端側にはRAS蛋白ごとに多様性をもつHVR（hyper variable region）と細胞膜との結合に関与するCAAXモチーフが存在する．*RAS*変異の大半はGドメインに生じ，GAPによる不活性化を受けなくなることで常時活性化型のRASへと変異する．大腸癌における*KRAS*変異は，異形成上皮あるいは早期腺腫からの進展に関与すると考えられている．

serrated pathway による発癌経路

　大腸鋸歯状病変は，腺管が鋸歯状構造を呈する病変であり，2019 年の WHO 分類では hyperplastic polyp，sessile serrated lesion（SSL），traditional serrated adenoma（TSA），serrated adenoma，unclassified に分類されている．近年明らかとなったもう一つの大腸癌の発癌経路として，大腸鋸歯状病変から始まる serrated pathway があり，*BRAF* 変異や MSI，そして CpG アイランドメチル化形質（CIMP）と呼ばれる DNA メチル化異常を高頻度に示すことが知られている．

マイクロサテライト不安定性（MSI）

　大腸癌にみられるもう一つのゲノム不安定性として，MSI が知られており，DNA ミスマッチ修復（mismatch repair：MMR）の機能喪失（deficient MMR：dMMR）によって発生する．MMR は DNA 複製エラーにより生じた誤った塩基を認識し，切断・再合成を行う機構であり，MSH2，MSH6，MLH1，PMS2 などからなる蛋白質複合体が，その役割を担っている．*MLH1* や *MSH2* などの変異により MMR 機能が失われると，1～6 塩基からなる短い塩基の繰り返し（マイクロサテライト配列）に高頻度に変異が生じることで，MSI が引き起こされる．MSI によって変異する遺伝子として *TGFBR2* が知られ，TGF-β_1（transforming growth factor-β_1）による腫瘍抑制の逃避に働く．また，BCL2 ファミリーに属する *BAX* の変異は，アポトーシス抑制による癌促進につながる．*MLH1* や *MSH2* の生殖細胞変異は，Lynch 症候群（遺伝性非ポリポーシス大腸癌：HNPCC）の原因として有名であるが，散発性大腸癌では *MLH1* のメチル化による転写抑制が MSI の引き金になることが知られている．

CpG アイランドメチル化形質（CIMP）

　大腸癌の発癌においては，遺伝子変異やゲノム不安定性などの DNA 異常のほかに，DNA メチル化に代表されるエピジェネティックな異常も深くかかわっている．ヒトゲノムでは，DNA メチル化は主に CpG ジヌクレオチドのシトシン残基に生じる．多くの遺伝子プロモーターには，CpG アイランドと呼ばれる CpG 配列が高密度な領域が存在する．正常細胞では通常，CpG アイランドはメチル化されていないが，癌細胞ではしばしば CpG アイランドの高メチル化により癌抑制遺伝子の転写が抑制される（**図 5**）．前述の *MLH1* のほかにも，*p16*（*CDKN2A*）や *SFRP1* など，さまざまな癌関連遺伝子がメチル化により転写抑制されている．また，一部の大腸癌は CpG アイランドのメチル化を高頻度に示すことが知られ，CpG アイランドメチル化形質（CIMP）と呼ばれている．CIMP は，特に多くの CpG アイランドが高メチル化される CIMP-H と，中程度の CIMP-L にさらに分けられるが，CIMP-H 陽性の大腸癌は右側結腸に多く，*MLH1* のメチル化や *BRAF* 変異が高頻度であるなど，その多くが MSI 陽性大腸癌の特徴とオーバーラップする．

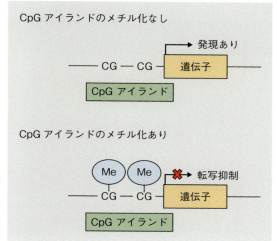

図5 CpG アイランドのメチル化による遺伝子の転写抑制
プロモーター領域の CpG アイランドがメチル化（Me）すると，クロマチンの構造が変化し，遺伝子の転写が抑制される．

BRAF 遺伝子

RAF 蛋白はセリン・スレオニンキナーゼファミリーに属し，MAP キナーゼカスケードの RAS の下流に位置し，その下流の MEK，ERK を活性化することで細胞増殖，分化，遊走，血管新生などに関与している（**図4**）．*BRAF* 遺伝子変異は大腸癌の約 10% にみられる．大腸癌にみられる *BRAF* 変異のほとんどは V600E 変異であり，MAP キナーゼカスケードを活性化することで癌化に寄与する．sessile serrated lesion（SSL）は高頻度に *BRAF* 変異と CpG アイランドの高メチル化を示すことから，CIMP-H 陽性/MSI 陽性大腸癌の前駆病変と考えられている．

遺伝子発現に基づく分子サブタイプ

Guinney らは，4,000 例以上の大腸癌の遺伝子発現データをもとに，4 つのコンセンサス分子サブタイプ（consensus molecular subtype：CMS）に分類することを提唱した（**表1**）．CMS による分類は，臨床像や予後といった臨床病理学的因子のみならず，分子異常との相関も認められ，サブタイプごとの治療標的の開発などにも有用と考えられている．

CMS1 は女性，右側結腸に多く，再発後の予後不良と関連する．分子異常としては遺伝子変異が多く，DNA コピー数変化は少ない．また，MSI，CIMP-H，*BRAF* 変異が多い．組織学的には豊富な免疫細胞の浸潤と活性化が認められる．

CMS2 は左側結腸に多く，上皮の分化傾向を示す予後良好な群であり，DNA コピー数変化が多く，癌遺伝子のコピー数増加や癌抑制遺伝子の欠失が高頻度に認められる．また，Wnt シグナル，MYC シグナルの活性化が認められ，古典的な大腸癌の発癌機構が関与すると考えられる．

CMS3 は代謝経路の異常を示し，CIMP-L と関連し，受容体型チロシンキナーゼ，MAP キナーゼカスケードの活性化がみられる．

第2章　診断のための基本知識

表1　コンセンサス分子サブタイプ（CMS）に基づく大腸癌の分類

CMS1 MSI immune	CMS2 canonical	CMS3 metabolic	CMS4 mesenchymal
14%	37%	13%	23%
MSI/CIMP-H 高頻度変異型	コピー数変化多	コピー数変化少 CIMP-L	コピー数変化多
BRAF 変異		*KRAS* 変異	
免疫細胞浸潤・活性化	Wnt/MYC 活性化	代謝異常	間質浸潤 TGF-β 活性化 血管新生
再発後の予後不良			予後不良

MSI：microsatellite instability, CIMP-H：CpG island methylator phenotype-high, CIMP-L：CpG island methylator phenotype-low, TGF-β：transforming growth factor-β

　CMS4 は進行癌が多く，予後不良である．上皮間葉転換（epithelial-mesenchymal transition：EMT）に関連する遺伝子の発現上昇と，TGF-β シグナル，血管新生，間質リモデリング経路の活性化が認められる．

　CMS 分類は癌細胞と間質細胞が混在した検体の遺伝子発現データをもとに作られたが，ごく最近，一細胞レベルの遺伝子発現解析から大腸癌細胞が 2 つのサブタイプに大別できることが示された（intrinsic CMS：iCMS）．iCMS と MSI，そして組織の線維化を組み合わせることで，CMS 分類よりも臨床像に即した分類が可能になるとされており，今後の展開が期待される．

病理検体を用いた遺伝子診断

　現在，大腸癌において保険診療で行われる代表的な遺伝子診断として，*KRAS* 遺伝子変異解析があげられる．切除不能進行再発大腸癌においては化学療法が行われるが，組み合わせる分子標的治療薬として抗 EGFR 抗体が薬事承認されている．EGFR は膜貫通型受容体チロシンキナーゼであり，約 80% の大腸癌に高発現が認められる．EGFR は癌において増殖，浸潤，転移などに関与しており，一般的には下流のエフェクターである KRAS に自立活性化変異があると抗 EGFR 抗体の効果は低いとされる．

　RAS 遺伝子変異の解析は体外診断用医薬品として薬事承認，流通している検査薬を用いることが推奨されており，さまざまな測定原理に基づくものが存在している．ホルマリン固定パラフィン包埋（FFPE）標本や生検組織から DNA を抽出し PCR 増幅と変異配列特異性をもつプローブにより検出する MEBGEN RAS-KET™-B キット，血中循環 DNA（cell free DNA：cfDNA）を高感度デジタル PCR 法により解析する OncoBEAM™ RAS CRC キット，次世代シークエンサーを用いて複数の遺伝子変異を同時に解析することが可能な遺伝子パネル検査である FoundationOne® CDx などがある．また近年，高頻度 MSI（MSI-high）を有する

大腸癌に有効なペムブロリズマブ，ニボルマブなどの抗PD-1抗体薬の適応を判定する目的で，PCR法や次世代シークエンサーを用いたMSI検査も保険収載され，臨床で用いられるようになっている．

（新沼　猛，鈴木　拓）

●文献

- Grady WM, Carethers JM. Genomic and epigenetic instability in colorectal cancer pathogenesis. Gastroenterology 2008；135：1079-99.
- Fodde R, et al. APC, signal transduction and genetic instability in colorectal cancer. Nat Rev Cancer 2001；1：55-67.
- Muller PAJ, Vousden KH. Mutant p53 in cancer：new functions and therapeutic opportunities. Cancer Cell 2014；25：304-17.
- Malki A, et al. Molecular mechanisms of colon cancer progression and metastasis：recent insights and advancements. Int J Mol Sci 2020；22：130.
- Prior IA, et al. The frequency of Ras mutations in cancer. Cancer Res 2020；80：2969-74.
- Markowitz S, et al. Inactivation of the type Ⅱ TGF-β receptor in colon cancer cells with microsatellite instability. Science 1995；268：1336-8.
- Rampino N, et al. Somatic frameshift mutations in the *BAX* gene in colon cancers of the microsatellite mutator phenotype. Science 1997；275：967-9.
- Toyota M, et al. CpG island methylator phenotype in colorectal cancer. Proc Natl Acad Sci U S A 1999；96：8681-6.
- Yamauchi M, et al. Assessment of colorectal cancer molecular features along bowel subsites challenges the conception of distinct dichotomy of proximal versus distal colorectum. Gut 2012；61：847-54.
- Leggett B, Whitehall V. Role of the serrated pathway in colorectal cancer pathogenesis. Gastroenterology 2010；138：2088-100.
- Guinney J, et al. The consensus molecular subtypes of colorectal cancer. Nat Med 2015；21：1350-6.
- Joanito I, et al. Single-cell and bulk transcriptome sequencing identifies two epithelial tumor cell states and refines the consensus molecular classification of colorectal cancer. Nat Genet 2022；54：963-75.

第2章 診断のための基本知識

個別化医療時代の大腸癌
大腸癌のバイオマーカー

POINT

▶大腸癌の薬物療法においてバイオマーカーの担う役割は大きく，特に *RAS* 変異，*BRAF* 変異，マイクロサテライト不安定性/ミスマッチ修復（MSI/MMR），HER2 は薬物療法導入時点で必要な情報である．

▶包括的癌ゲノムプロファイリング検査を行うことで，TMB や *NTRK*，*ALK*，*ROS1* 融合遺伝子といった稀少な治療標的を指摘できる可能性がある．

▶微小残存病変（MRD）検出用アッセイやメチレーションアッセイなど，新たなバイオマーカーの開発が進められている．

バイオマーカーとは

バイオマーカーとは「正常の生物学的過程や発病過程，および治療介入に対する病理学的奏効を客観的に測定・評価するための指標」と定義されている．バイオマーカーは prognostic biomarker（予後予測）と predictive biomarker（効果予測）に分けられる．prognostic biomarker は，治療にかかわらず予後や再発リスクを予測し，術後化学療法など治療介入の必要性の判断などに用いる．一方，predictive biomarker は，特定の治療に対する有効性や副作用を予測するために用いる．

大腸癌における治療戦略

早期大腸癌の一部は内視鏡治療の適応となる．外科的切除可能例は根治的外科切除術（＋再発抑制を目的とした術後補助化学療法）が標準であり，再発リスクの高い例では術後にフッ化ピリミジン（＋オキサリプラチン）による術後補助化学療法が実施される．切除不能例（再発含む）は，延命や症状緩和を目的とした全身薬物療法が標準治療である．殺細胞性抗癌剤であるフッ化ピリミジン，オキサリプラチン，イリノテカンや，血管新生阻害薬，抗 EGFR 抗体薬などが用いられる．

大腸癌におけるバイオマーカー

2025 年 2 月時点で保険償還されている遺伝子関連検査とタイミングを**図1**に示す．その多くが，predictive biomarker となるコンパニオン診断薬として各薬剤の適応判定に用いられる．マイクロサテライト不安定性（microsatellite instabili-

	発症	周術期 （術前・術後補助療法）	一次治療	二次治療以降
腫瘍組織を用いた検査				
MSI/MMR 検査		Lynch 症候群の診断補助		
		術後補助療法の選択の補助	免疫チェックポイント阻害薬の適応判断	
RAS 変異		術後補助療法の選択の補助	抗 EGFR 抗体薬の適応判断	
BRAF^V600E 変異		Lynch 症候群の診断補助		
		術後補助療法の選択の補助	治療法の選択の補助	BRAF 阻害薬の適応判断
HER2				HER＋PER の適応判断
包括的癌ゲノムプロファイリング　NTRK				NTRK 阻害薬の適応判断
TMB-H				ペムブロリズマブの適応判断
RET				セルペルカチニブの適応判断
血液検体を用いた検査				
RAS 変異			抗 EGFR 抗体薬の適応判断	

図1　大腸癌における遺伝子検査とタイミング

MSI/MMR：マイクロサテライト不安定性/ミスマッチ修復，TMB-H：tumor mutation burden-high，HER＋PER：トラスツズマブ（ハーセプチン®）＋ペルツズマブ（パージェタ®）

ty：MSI）/ミスマッチ修復（mismatch repair：MMR）機能欠損検査，*RAS* 変異検査，*BRAF*^V600E 変異検査は，周術期でも，prognostic biomarker としての側面から，術後補助療法の選択の補助にも用いられる．

RAS 変異

- RAS 蛋白質は GTP（guanosine triphosphate）結合蛋白質であり，KRAS，NRAS，HRAS の 3 種類のアイソフォームが存在する．
- EGFR（上皮成長因子受容体）など，上流からの刺激により，下流のシグナルカスケードを活性化する（**図2**）．
- 大腸癌における *RAS* 変異の頻度は，その病期によらずおおむね一定であり，COSMIC（Catalogue of Somatic Mutations in Cancer）ver98 によると，*KRAS* 32%，*NRAS* 4%，*HRAS* 1% と報告されている．

検査の方法

- 腫瘍組織を用いた検査として MEBGEN RASKET™-B キット，Idylla™ RAS-BRAF Mutation Test「ニチレイバイオ」があり，*KRAS*，*NRAS*，それぞれエクソン 2（codon 12，13），エクソン 3（codon 59，61），エクソン 4（codon 117，146）と *BRAF*^V600E 変異の有無を同時に検査できる．
- 血液検体（血漿）を用いた検査として，血中循環 DNA（cell free DNA：cfDNA）を解析する OncoBEAM™ RAS CRC キットが使用可能である．
- 腫瘍組織と OncoBEAM™ RAS CRC キットを用いた *RAS* 変異検査は，比較的高い一致率が報告され，腫瘍組織採取困難例では OncoBEAM™ RAS CRC キットによる *RAS* 変異の検索も考慮される．

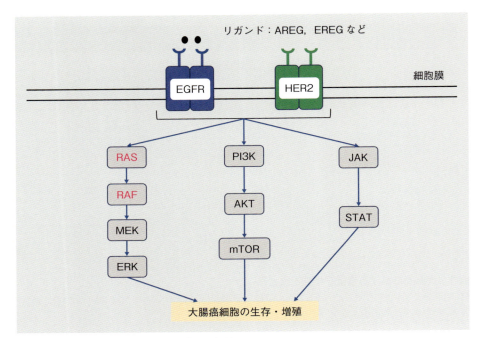

図2　大腸癌におけるEGFRシグナル伝達
EGFR：上皮成長因子受容体，AREG：アンフィレグリン，EREG：エピレグリン

切除可能例における RAS 変異検査の意義
- 切除可能大腸癌において RAS 変異が予後不良因子であるという報告もあるが，コンセンサスは十分には得られていない．
- 再発リスクに応じた術後補助療法の実施が推奨されていることから，治療方針決定の参考となるため，RAS 変異検査が考慮される．

切除不能例における RAS 変異検査の意義
- RAS 変異陽性例では抗 EGFR 抗体薬は無効であり，適応とならない．抗 EGFR 抗体薬適応判定のため，一次治療開始前には RAS 変異の有無が判明していることが望ましい．

BRAF 変異

- RAF 蛋白は MAPK（mitogen-activated protein kinase）経路において RAS の下流に位置し，ARAF，BRAF，CRAF の3つのアイソフォームから構成される．
- 活性型 RAS 蛋白質と直接結合し，BRAF 蛋白質や CRAF 蛋白質と二量体を形成することで活性化され，下流の MEK-ERK（mitogen-activated protein kinase kinase/extracellular signal-regulated kinase）経路を活性化することで腫瘍の増殖につながる（図2）．
- 大腸癌では V600E 変異が多く，COSMIC ver98 によるとその頻度は12％とされ，わが国では切除不能例の約5％と報告されており，RAS 変異とは原則とし

個別化医療時代の大腸癌　大腸癌のバイオマーカー

て相互排他的である.

- $BRAF^{V600E}$ 変異は切除可能例, 切除不能例において独立した予後不良因子である.

検査の方法

- 腫瘍組織由来のDNAを用いた検査として, MEBGEN RASKET™-Bキットと, $BRAF$ 単独の変異診断薬である therascreen BRAF V600E 変異検出キット RGQ「キアゲン」, および Idylla™ RAS-BRAF Mutation Test「ニチレイバイオ」があり, 後述するエンコラフェニブのコンパニオン診断薬となっている.
- BRAF 変異蛋白 (VE1) に対する免疫組織化学 (immunohistochemistory：IHC) では, $BRAF^{V600E}$ 変異検査との一致率は 0.94 (95%CI 0.87〜0.98), 感度 0.94 (0.91〜0.96), 特異度 0.96 (0.95〜0.98) と報告されている.

Lynch 症候群の除外診断としての *BRAF* 変異検査の意義

- $BRAF^{V600E}$ 変異を認める場合, Lynch 症候群の頻度は低いことが報告されていることから, MSI-H や MMR 蛋白の発現消失 (特に MLH1, PMS2 蛋白の発現消失) を認めた場合は, Lynch 症候群の除外診断として, $BRAF^{V600E}$ 変異検査を実施することが考慮される.

切除可能例における *BRAF* 変異検査の意義

- 根治切除例において, $BRAF^{V600E}$ 変異型かつマイクロサテライト安定 (microsatellite stable：MSS) 症例は再発リスクが 1.5〜2 倍程度となることから, 強力な術後補助化学療法が推奨される.
- そのため, 術後補助化学療法の選択の補助として手術症例に対して $BRAF$ 検査を行うことが望ましい.

切除不能例における *BRAF* 変異検査の意義

- $BRAF^{V600E}$ 変異例は野生型と比較して, 期待される生存期間が半分程度である. また, 抗 EGFR 抗体薬単独での治療効果は期待できない.
- 治療レジメンの選択に必須であることから, 一次治療開始前には $BRAF^{V600E}$ 変異の有無が判明していることが望ましい.
- 二次治療としては, エンコラフェニブ (BRAF 阻害薬) ＋ビニメチニブ (MEK 阻害薬) ＋セツキシマブ (抗 EGFR 抗体薬) の 3 剤併用, およびエンコラフェニブ＋セツキシマブの 2 剤併用が推奨されている.

マイクロサテライト不安定性/ミスマッチ修復 (MSI/MMR)

- DNA 複製の際に一定の頻度で誤った塩基対合 (DNA ミスマッチ) が生じることがあり, それを修復する機構を MMR 機構という.
- MMR にかかわる MMR 蛋白 (MLH1, MSH2, MSH6, PMS2) に異常があり, 正常な修復が行われなくなった状態を MMR 機能欠損 (deficient MMR：dMMR) という.
- DNA ミスマッチは, 1 から数塩基の繰り返し配列 (マイクロサテライト領域) で

起こりやすく，マイクロサテライト領域の反復回数の異常が生じた状態が MSI である．

- MSI が高頻度に認められる場合を MSI-high（MSI-H）といい，dMMR による結果として MSI-H がある．
- MSI-H/dMMR 大腸癌は，わが国では約 5% と報告され，若いステージで頻度が高い．そのうち，Lynch 症候群は約 20% とされている．

検査の方法

- dMMR を判定する検査としては，免疫組織化学（IHC）と，PCR 法による MSI 検査，次世代シークエンス（next generation sequence：NGS）を用いた検査がある．

Lynch 症候群と MSI/MMR の関係

- Lynch 症候群は *MMR* 遺伝子の生殖細胞系列の異常を有する常染色体顕性（優性）遺伝疾患で，子宮内膜癌や大腸癌をはじめとするさまざまな悪性腫瘍が家系内発生し，予防医学的観点からもその診断は重要である．
- わが国でも MSI/MMR 検査は，Lynch 症候群のスクリーニングとしていかなる病期の大腸癌においても実施可能となっており，『遺伝性大腸癌診療ガイドライン（2024 年版）』でも，ユニバーサルスクリーニングが推奨されている．

切除可能例における MSI/MMR 検査の意義

- MSI-H/dMMR 大腸癌は，pStage Ⅱ，pStage Ⅲ ともに再発リスクが MSS/pMMR と比較して半分程度とされており，MSI/MMR の status は術後補助化学療法の選択に影響を与えるため，手術症例に対しても MSI/MMR 検査を行うことが推奨される．
- MSI-H/dMMR 大腸癌は，フッ化ピリミジン系薬剤単剤の効果が乏しいとされており，術後補助化学療法を行う場合はオキサリプラチン併用療法を選択する．

切除不能例における MSI/MMR 検査の意義

- MSI-H/dMMR 切除不能大腸癌では，ペムブロリズマブ（抗 PD-1 抗体薬）が一次治療の標準治療であり，治療開始前には MSI/MMR 検査の結果が判明していることが望ましい．
- 二次治療以降では，ニボルマブ（抗 PD-1 抗体薬）単剤，イピリムマブ（抗 CTLA-4 抗体薬）とニボルマブの併用療法が薬事承認されている．

HER2

- HER2 蛋白は，*ERBB2* 遺伝子によってコードされる細胞表面に存在する糖蛋白で，細胞内シグナル伝達を活性化する（**図 2**）．
- 大腸癌における HER2 増幅の頻度は 2〜4% であり，*RAS* 遺伝子変異との相互排他性はない．

切除不能例における HER2 検査の意義

- *RAS* 野生型の HER2 陽性大腸癌の後方治療として，トラスツズマブ＋ペルツズ

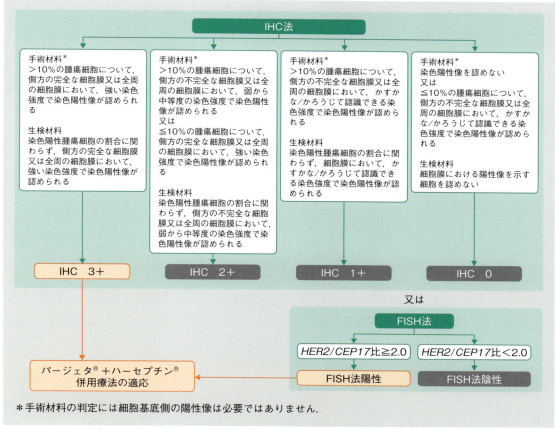

図3 パージェタ®＋ハーセプチン®併用療法の対象患者選択のための腫瘍組織を用いたHER2検査（IHC/FISH法）

（加藤健志ほか監．がん化学療法後に増悪したHER2陽性の治癒切除不能な進行・再発の結腸・直腸癌に用いる際に—パージェタ＋ハーセプチン併用療法適正使用ガイド．中外製薬；2022 より引用）

マブが推奨される．
- トラスツズマブ＋ペルツズマブのコンパニオン診断薬は，IHC法としてパスビジョン® HER-2 DNAプローブキット，ISH法としてベンタナ ultraView パスウェー HER2（4B5），ヒストラ HER2 FISHキットである．また，血液検体を用いた Guardant 360® CDx がん遺伝子パネルも利用可能である．
- 大腸癌における組織検査でのHER2検査の判定には，IHC法における3＋，またはFISH陽性（HER2/CEP17比≧2.0）のどちらかを満たせば陽性と判定されるが，IHC法で2＋でもFISH陽性の症例が一定数存在するのでまずはIHC法を行い，2＋の場合のFISH法で遺伝子増幅を確認することが推奨される（図3）．
- 大腸癌のHER2 IHCスコアリングアルゴリズムは，胃癌や乳癌とは異なっていることに注意が必要である．
- HER2陽性大腸癌は，*RAS*野生型であっても抗EGFR抗体薬の効果が乏しい可能性がある．一次治療前にHER2検査を実施しておくことは治療選択に役立つ．

TMB（tumor mutation burden）

- TMB は，腫瘍組織中の遺伝子変異量を示す指標である．
- FoundationOne® CDx がんゲノムプロファイルによる TMB スコアは，5% 以上のアレル頻度で検出された同義変異および非同義変異から，生殖細胞系列の変異および既知または機能的意義があると考えられる変異を除いた 100 万塩基あたりの変異の数から算出する．
- FoundationOne® CDx がんゲノムプロファイルに基づく，わが国の大腸癌における TMB-H の頻度は 11.5% とされる．一方，MSI-H は多くが TMB-H であることから non MSI-H かつ TMB-H が約 6% 存在することとなる．
- MSS かつ TMB-H 大腸癌の一部に，*POLE/POLD1* 遺伝子変異例が含まれることが知られている．

TMB によるペムブロリズマブの適応判定

- FoundationOne® CDx がんゲノムプロファイルによる TMB スコア 10 mut/Mb 以上を TMB-H として，標準治療に不応となった TMB-H 固形癌に対してペムブロリズマブが薬事承認されているが，承認のもととなった臨床試験（KEYNOTE-158）には，大腸癌は含まれていなかった．
- 大腸癌において TMB スコア 9 mut/Mb 以上を対象とした免疫チェックポイント阻害薬の前向き試験（TAPUR 試験）では，抗腫瘍効果が限定的であったことも踏まえると，大腸癌においては 10 mut/Mb カットオフが免疫チェックポイント阻害薬の有効集団を絞り込むにあたり適切ではない可能性があり，今後の検討課題である．

包括的癌ゲノムプロファイリング（CGP）検査

　近年，次世代シークエンス（NGS）によって，超高速かつ大量のゲノム解読が可能となった．治療選択に利用する目的で，NGS を用いて患者試料の遺伝子解析を行うのが包括的癌ゲノムプロファイリング（comprehensive genome profiling：CGP）検査である．

　薬事承認されている CGP は，腫瘍組織を用いる FoundationOne® CDx がんゲノムプロファイルと OncoGuide™ NCC オンコパネルシステム，GenMine Top，血液検体を用いる FoundationOne® Liquid CDx がんゲノムプロファイル，Guardant360® CDx がん遺伝子パネルである．CGP が実臨床で実施できるようになり，他癌種で治療標的とされてきた遺伝子異常が大腸癌でも低頻度ながら同定され，治験などの治療機会を得られる可能性がある．CGP は標準治療終了時（もしくは終了が見込まれる）または標準治療がない癌患者が対象となるため，2025 年 2 月時点で大腸癌の一次治療開始前から実施することはできない．しかし，使用可能な薬剤の想定など，効率的な治療を考えるうえで，将来的には一次治療開始前から実施

されることが理想である.

NTRK，*ALK*，*ROS1* 融合遺伝子

CGP 検査によって同定可能な稀少な治療標的の代表が，*NTRK*，*ALK*，*ROS1*，*RET* 融合遺伝子である.

● *NTRK*，*ALK*，*ROS1*，*RET* は，融合遺伝子を形成することで，さまざまな癌種で癌の生存や増殖に関与しており，治療標的として注目されている.

● *NTRK*，*ALK*，*ROS1*，*RET* 融合遺伝子は，大腸癌では 1% 未満とされ非常にまれであるが，*NTRK* 融合遺伝子が陽性の場合はエヌトレクチニブ，ラロトレクチニブの適応となる.*RET* 融合遺伝子が陽性の場合はセルペルカチニブの適応となる.

● エヌトレクチニブは，*NTRK*，*ALK*，*ROS1* 融合遺伝子それぞれを治療標的として開発されており，2025 年 2 月時点で *NTRK* 融合遺伝子陽性の固形癌と *ROS1* 融合遺伝子陽性の肺癌に対して保険収載されている.

その他の開発中のバイオマーカー

MRD 検出用アッセイ

● 術後の微小残存病変（minimal residual disease：MRD）と再発の関連が注目されており，MRD 検出用の ctDNA（circulating tumor DNA）検出アッセイの開発が進められている.

● 術後 MRD 陽性であった場合は，術後再発のリスクが 5～10 倍程度高いことが報告されている.

Immunoscore

● 腫瘍内と腫瘍辺縁部の $CD3^+T$ 細胞と $CD8^+T$ 細胞の数に基づいて算出する指標であり，大腸癌の術後再発リスクとの強い相関が報告されている.

● まだ研究段階ではあるが，TNM 分類の新たな構成要素として注目されている.

メチレーションアッセイ

● 癌化にかかわる異常として，DNA 配列の変化を伴わないエピジェネティックな機構も注目されてきており，その 1 つに DNA のメチル化がある.

● 大腸癌においては，高頻度に高度メチル化が認められるとされており，高メチル化な症例においては，抗 EGFR 抗体薬の有効性が低メチル化な症例と比較して低いことが報告されている.

アンフィレグリン/エピレグリン（AREG/EREG）

● AREG，EREG はともに EGFR のリガンドであり，AREG，EREG 発現が亢進している癌では増殖が EGFR 経路に依存しており，抗 EGFR 抗体薬の有効性が高いと期待されている.

● 抗 EGFR 抗体薬を用いた臨床試験の後解析において，AREG，EREG の発現量が高い症例では，抗 EGFR 抗体薬の効果が高いことが報告されている.

実臨床において，大腸癌薬物療法に利用中または開発中のバイオマーカーに関して概説した．大腸癌の薬物療法は，今後も個別化が進み複雑化することが予想される．薬物療法の有効性を最大限に引き出せるように，バイオマーカーを適切に使い分けていく必要がある．

（松原裕樹，谷口浩也）

● 文献

・大腸癌研究会編．大腸癌治療ガイドライン医師用．2024 年版．東京：金原出版；2024.

・日本臨床腫瘍学会編．大腸がん診療における遺伝子関連検査等のガイダンス．第 5 版．東京：金原出版；2023.

・加藤健志ほか監．がん化学療法後に増悪した HER2 陽性の治癒切除不能な進行・再発の結腸・直腸癌に用いる際に—パージェタ＋ハーセプチン併用療法適正使用ガイド．中外製薬；2022.

第**3**章

病理鑑別診断の実際

管状腺腫，管状絨毛腺腫，絨毛腺腫，鋸歯状腺腫，無茎性鋸歯状腺腫/ポリープを中心とした良性腫瘍の鑑別診断

- 大腸腺腫ならびに関連病変の病理組織診断・鑑別診断のためには，それらの分類に至った経緯と背景となる基本的考え方を理解しておく必要がある．
- 現行の『大腸癌取扱い規約』と WHO 分類との間で，同じ諸病変に対する記載の枠組みが異なっているが，それぞれの観点を理解しておくことが重要である．
- 特に SSA/P（SSL）の提唱と遺伝子検索の進歩が，旧来の腫瘍性病変の概念を変えつつあることを認識しておく必要がある．
- そのうえで，それぞれの病変に対して，それらを特徴づける基本的な病理組織学的所見を理解して診断にあたることが重要である．

大腸良性上皮性腫瘍の分類と近年における経緯

　　　　日常的な大腸内視鏡検査では，粘膜組織に由来するポリープ病変が多数発見され，内視鏡治療の対象となっている．その多くは，病理総論的に良性上皮性腫瘍に位置づけられる腺腫であるが，近年，その概念に変遷がみられており，病理診断に際しては，それらの経緯を把握しておく必要がある．

　　　　大腸腺腫は旧来，管状腺腫（tubular adenoma：TA），管状絨毛腺腫（tubulovillous adenoma：TVA），絨毛腺腫（villous adenoma：VA）の 3 亜型に分類されてきたが，1990 年頃から鋸歯状腺腫（serrated adenoma）が再認識・定義され（同病変自体はそれ以前にも存在したが，腫瘍性病変としての位置づけや定義が必ずしも明確にされていなかった），亜型として追加された．なお，後述の無茎性鋸歯状腺腫/ポリープの用語・概念の登場を受けた後，上記の鋸歯状腺腫は特に古典的鋸歯状腺腫（traditional serrated adenoma：TSA）と呼称され，区別されている．その後，TA，TVA，VA の三者では *APC* 遺伝子ならびに *KRAS* 遺伝子の変異が高率に認められるのに対し，TSA は *APC* 遺伝子変異の認められる頻度が低く，*KRAS* 遺伝子変異もしくは *BRAF* 遺伝子変異を認め，前三者と TSA とでは遺伝子変異の背景が異なっていることが明らかにされている．

　　　　一方，2000 年代に入り，従来，大腸過形成性ポリープ（hyperplastic polyp：HP）と認識されていた病変のなかに，陰窩の特徴的な組織構築の不整を呈する一群の存在が認識されるようになった．これらは無茎性鋸歯状腺腫/ポリープ（sessile serrated adenoma/polyp：SSA/P）の名称で独立した概念としてとらえられるようになり，多くが *BRAF* 遺伝子の変異を有することが明らかにされてきた．そもそ

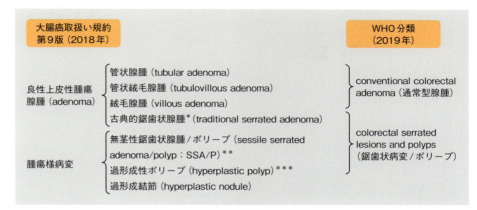

図1 大腸癌取扱い規約とWHO分類の記載の相違
* ：『大腸癌取扱い規約（第9版）』（2018年）では，「鋸歯状腺腫」と記載．
** ：WHO分類（2019年）では，"sessile serrated lesion（SSL）"の用語を使用．
*** ：『大腸癌取扱い規約（第9版）』（2018年）では，「過形成性（化生性）ポリープ（hyperplastic（metaplastic）polyp）」と記載．

　も，旧来からHPが単純な非腫瘍性過形成性病変であるかについて疑問を投げかける向きがあったが，HP自体も*BRAF*や*KRAS*の変異を高率に伴っていることが明らかにされるに至っている．これらをすべて真に腫瘍性病変として位置づけるかどうかに関しては議論のあるところであるが，基本的に臨床的意義に乏しい，まったくの非腫瘍性病変とされてきたこれらの病変に対する認識が大きく変化しつつあるとともに，大腸腺腫の診断，病態を考える際には，これらの病変も考慮する必要が生じている．なお，消化器腫瘍のWHO分類（2019年）では，SSA/Pに対してSSL（sessile serrated lesion）の用語を採用している（以下，両者を併記する）．

　現行の『大腸癌取扱い規約（第9版）』（2018年）においては，「良性上皮性腫瘍＝腺腫」としてTA，TVA，VA，TSAを記載し，HPおよびSSA/Pは腫瘍様病変の項目としており，良性腫瘍性病変を古典的な腺腫の概念の枠組みのなかで記載している（**図1**）．一方，WHO分類（2019年）では，分子病理学的な知見と発生機序を含めた上述の経緯を踏まえ，TA，TVA，VAをconventional colorectal adenoma（通常型腺腫）の項目として記載し，HP，SSL（SSA/P），TSAをcolorectal serrated lesions and polyps（鋸歯状病変/ポリープ）として，いずれも鋸歯状形態を伴い関連する一群の病変として記載している（**図1**）．遺伝子変化も含めた鋸歯状・非鋸歯状という観点からはWHO分類に記載されている枠組みが基本になるものと思われるが，一方で，古典的な腫瘍性変化とそれ以外の病変の所見とを病理組織学的に認識・鑑別するという観点からは，『大腸癌取扱い規約』の枠組みでとらえられることになる．また，VAの位置づけに関しては，後述のような問題点が依然として存在する．

　以上の病変ならびに関連病変の病理組織学的位置づけと鑑別診断のプロセスは，現時点では**図2**のようになる．これを参照しながら，後述の各病変に関する記載

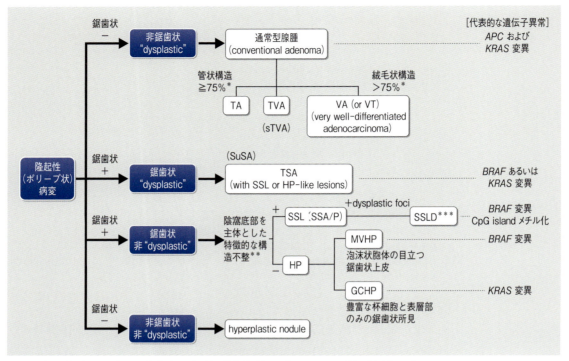

図2 大腸腺腫ならびに関連病変の病理組織学的位置づけからみた鑑別診断のプロセス
*   ：WHO分類（2019年）に記載されている基準．
** ：『大腸癌取扱い規約（第9版）』（2018年）およびWHO分類（2019年）の両者が診断的価値のある所見としているのは，陰窩底部における拡張と水平方向への変形．
***：わが国における粘膜内癌を含む．
TA：管状腺腫，TVA：管状絨毛腺腫，VA：絨毛腺腫，VT：villous tumor，SuSA：superficially serrated adenoma，sTVA：serrated tubulovillous adenoma，TSA：古典的鋸歯状腺腫，SSL：sessile serrated lesion，SSA/P：無茎性鋸歯状腺腫/ポリープ，SSLD：sessile serrated lesion with dysplasia，HP：過形成性ポリープ，MVHP：microvesicular hyperplastic polyp，GCHP：goblet cell-rich hyperplastic polyp

をみていただきたい．

大腸良性上皮性腫瘍の病理組織診断に際して理解しておくべき用語

dysplasia

● WHO分類（2019年）のconventional colorectal adenomaの定義は，"a benign, premalignant neoplasm composed of dysplastic epithelium"であるが，大腸良性上皮性腫瘍に関する場合，"dysplasia"は通常型腺腫（わが国においては，その一部は高分化腺癌と診断される）に認められるような，旧来から腫瘍性と認識されている上皮異型を意味する．その意味では，TSAも"dysplasia"を有する病変である（図3～6）．

管状腺腫，管状絨毛腺腫，絨毛腺腫，鋸歯状腺腫，無茎性鋸歯状腺腫/ポリープを中心とした良性腫瘍の鑑別診断

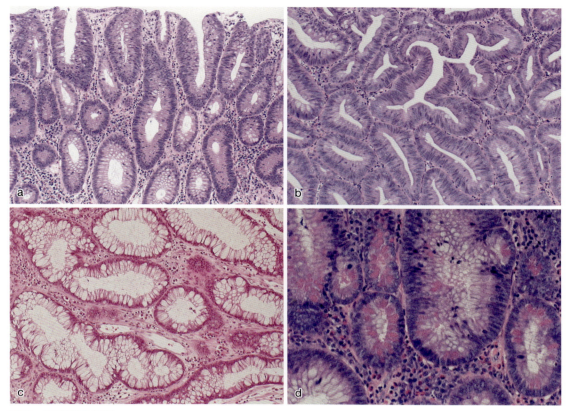

図3 管状腺腫（TA）
a：低異型度管状腺腫．表層側を主体に腫瘍腺管が増殖している．最深部にみられる腺管は，非腫瘍性陰窩の深部か腫瘍性腺管かの区別が難しい．対物×20．
b：高異型度管状腺腫．aと比較すると，腫瘍腺管の形態不整と腺管密度の上昇，腫瘍上皮のN/C比（核・細胞質比）の上昇，細胞質の粘液の減少や均質化などの所見がみられる．対物×20．
c：杯細胞型の粘液豊富な腫瘍細胞が目立つ低異型度管状腺腫．対物×20．
d：多数の腫瘍性Paneth細胞を伴う低異型度管状腺腫．対物×40．
a〜dの各病変ともに，増殖上皮は紡錘状核の偽重層がみられ，旧来から腫瘍性（dysplastic）と認識される組織形態を呈している．組織構築は，腫瘍腺管の基底側周囲を間質組織が埋めた管状構造のパターンである．cのように細胞内粘液が豊富な例は，N/C比が低く，細胞異型が非常に弱くみえる点に注意が必要である．

管状構造（tubular pattern），絨毛状構造（villous pattern）

- "管状（tubular）"および"絨毛状（villous）"は，上皮性細胞ならびに間質組織の関係性から区別される二次元的な組織構築の相違である．粘膜面に対して接線方向の横断面での組織標本上で両者の相違が認識しやすい．
- 管状構造は，閉じた管腔を形成するように配列した上皮性細胞の基底側周囲を間質組織が埋めている（図3）．
- 一方，絨毛状構造は，軸状の間質組織周囲に上皮性細胞が全周性に配列し，管腔面に相当する上皮性細胞表面が外側に認められる（図4a）．
- それぞれ，小腸粘膜の陰窩部と絨毛部の組織所見のイメージであるが，実際の絨

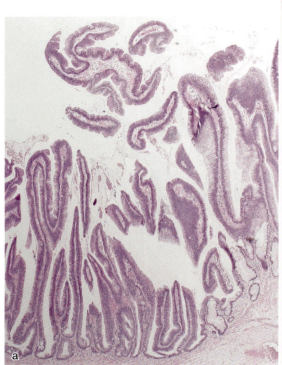
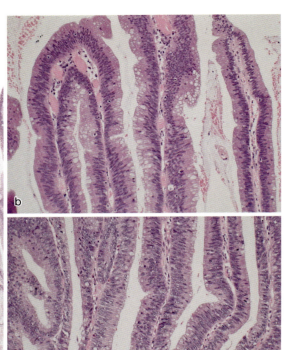

図4　絨毛腺腫（VA）（絨毛腫瘍）
a：軸状の間質組織周囲を，腫瘍上皮が全周性に囲んだ絨毛状構造のパターンを呈しているが，その断面の形態は種々，複雑である．絨毛状構造間・表面には粘液が目立つ．粘膜筋板に密着するように，粘膜全層性に増殖している．対物×4.
b：絨毛状構造表層側では，腫瘍上皮は分化がよく低異型度にみえる．対物×20.
c：粘膜筋板直上の深部側では，腫瘍上皮の増殖能が顕著であり，高異型度にみえる．対物×20.
a〜c例に浸潤像は認められなかったが，大きさが5cmを超えるIs型病変であった．

毛状病変の三次元構築をみると，細長い突起状小腸絨毛部の類円形断面とは異なり，複雑な迷路の壁のような不規則な形態を呈している（**図4a**）．
● また，両者はしばしば混在し，そのとらえ方は相対的となる（**図5**）．

鋸歯状所見（serrated pattern）

● 上皮性細胞配列の管腔面（あるいは，それに相当する細胞表面側）が先の尖ったジグザグ状，あるいは繰り返す波状の形態を呈している場合，その所見は"鋸歯状（serrated）"と呼ばれる（**図6**）．
● 腺腔構造の分岐に伴う所見ではなく，配列した上皮性細胞の基底側（間質側）は直線的であることが典型的である．

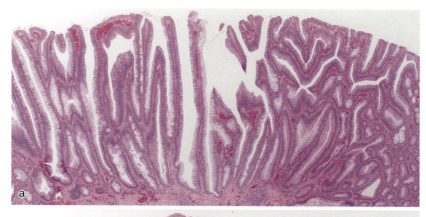
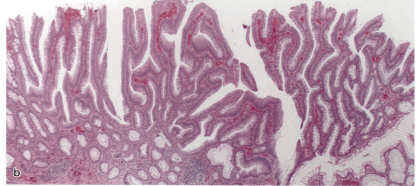

図5　管状絨毛腺腫（TVA）
a：絨毛状構造領域と管状構造領域が認められる．対物×4．
b：絨毛状構造と管状構造が混在した像を呈する．対物×4．
a，bともに同一の低異型度腫瘍の一部である．

通常型腺腫の病理組織診断

- 通常型腺腫（conventional colorectal adenoma）は，一様な紡錘状核を有する高円柱状細胞が密に配列した腫瘍性上皮が粘膜組織内に増殖する（図3）．
- 紡錘状核は，間質に接する基底側よりを主体に認められ，細胞の長軸方向の極性を保ちながら密に重なり合って存在するようにみえ，核の偽重層（pseudostratification）と表現される（図3）．
- 細胞質は，吸収上皮様の好酸性を呈するもの，種々の程度に粘液を有するものが混在し，杯細胞型の粘液が目立つ場合もある（図3）．
- 腫瘍上皮にPaneth細胞に分化した腫瘍細胞が混在することが，まれならず認められ，時に非常に目立つ場合もある（図3d）．その他のまれな所見としては，扁平上皮分化（moruleあるいは扁平上皮化生）や，腺腫細胞の淡明細胞化（clear cell change）が認められることがある．
- 通常型腺腫の多くは，大きさ1cm未満のポリープ病変として粘膜面にみられるTAであるが，管状構造を主体とした腫瘍腺管が比較的豊富な間質を伴って粘膜組織表面側を主体に増殖する（図3a）．粘膜組織深部側にみられる非腫瘍性陰窩は，しばしば過形成像を呈し，時として腫瘍性腺管との組織学的鑑別が困難な場

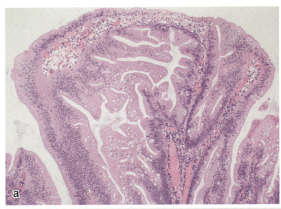
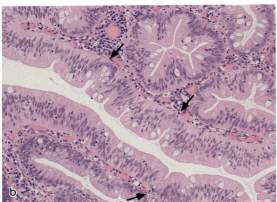
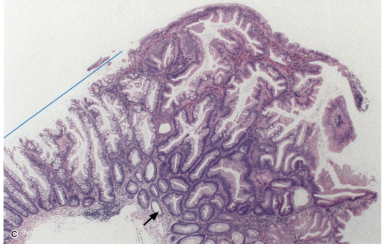

図6 古典的鋸歯状腺腫（TSA）

a：低異型度の好酸性高円柱状の腫瘍上皮が，tufty な管状絨毛状増殖を呈している．腫瘍上皮の癒合状所見（mucosal bridge）が中央部付近にみられる．対物×10．

b：a と同一病変．好酸性腫瘍上皮は紡錘状核が偽重層を呈し，それらはしばしば間質側の基底部から乖離している．杯細胞は小型で散在性に認められる．狭い切れ込み状を呈する鋸歯状所見（slit-like serration）がみられ，微小陰窩様形態（ectopic crypt formation，➡）を伴う．これらの所見は，腺管の分岐によるものではない．対物×20．

c：病変基部に SSL（SSA/P）相当の病変（──）を伴う低異型度古典的鋸歯状腺腫．古典的鋸歯状腺腫の深部は，管状腺腫様の像を呈している（➡）．対物×4．

合がある．大きい TA では，腫瘍腺管が粘膜全層を占める．
- 管状構造と絨毛状構造が混在する場合には TVA（図5），病変の多くを絨毛状構造が占める場合には VA と呼ばれる（図4）．WHO 分類（2019年）では，「≧75％ が管状構造を呈するものを TA」「＞75％ が絨毛状構造からなるものを VA」「管状構造に＞25％ の絨毛状構造が混在するものを TVA」としており，一般的な目安となる．TVA や VA は TA よりも大きいポリープ病変を形成し，腫瘍腺管は粘膜全層を占め，間質が狭く密な増殖を呈する（図4，5）．
- 通常型腺腫は，低異型度（low-grade）と高異型度（high-grade）に分類される（図3a, b）．WHO 分類（2019年）での高異型度腺腫（adenoma with high-grade

dysplasia）に関しては，癒合状・篩状構造の腫瘍腺管や浸潤癌で認められるような顕著な異型性を呈する腫瘍上皮の像が high-grade dysplasia（HGD）として提示されており，わが国で粘膜内腺癌とされる病変が含まれている点は認識しておく必要がある．以下では，わが国における異型度分類について記載する．

高異型度と認識する組織所見の要素

- 腫瘍上皮の核・細胞質の異型所見（細胞異型）の亢進ならびに，腫瘍腺管の形態の不整と腺管密度の上昇（構造異型）がある．前者の具体的所見としては，核の楕円形化（腫大），クロマチンの粗糙化や核小体の出現，核の偽重層化の亢進や一部の核の管腔側への迫り出しを伴う N/C 比（核・細胞質比）の増加，細胞質の粘液の減少と均質化（細胞質の幼若化）などの所見があげられる（図 3b）．後者の腺管形態の不整は，極端な大小不同や不規則な分岐・屈曲などの所見としてとらえられる（図 3b）．
- 構造異型が目立つ場合，細胞異型の亢進も認められる場合が多い．また，一般に絨毛状構造自体を高異型度とする組織所見の要素とはしていないが，絨毛状構造が目立つ腺腫では細胞異型の亢進所見を認めることが多い．
- 低異型度と高異型度の鑑別は，以上のような所見を総合的に評価して判断されるが，評価が恣意的にならざるをえない部分があることは否定できない．
- 1 つの病変のなかに，低異型度領域と高異型度領域が併存・混在する例も少なくない．

粘膜内高分化管状腺癌の鑑別

- 高分化管状腺癌のなかには，細胞異型や構造異型が弱くみえる例が存在し，均一ながら核クロマチンの増量が顕著な点や細胞内粘液に乏しく細胞質の均質化（幼若化）が顕著であるなどの点から腺腫と鑑別される（図 7a）．
- 一方で，杯細胞型の異型粘液細胞が目立つ高分化腺癌もみられ，異型度が低くとらえられる可能性があるため注意を要する（図 7b）．

腺腫の偽浸潤

- 粘膜全層性に増殖した腺腫の深部から，腺腫腺管の一群が粘膜下組織に脱失することがあり，偽浸潤（pseudocarcinomatous invasion, pseudoinvasion）と呼ばれている（図 8）.
- 脱失腺管が腺腫の所見であるとともに，脱失腺管群の周囲に粘膜固有層相当の繊細な間質組織を伴っており（いわゆる desmoplastic reaction は認めない），出血やヘモジデリン沈着をしばしば伴っている点から腺癌の浸潤と鑑別される．
- 粘液結節を伴う場合があるが，粘液湖内に腫瘍細胞は確認されない．
- 脱失腺管群や粘液結節周囲を囲むように粘膜筋板の平滑筋束が確認される（デスミンの免疫組織化学で，より明瞭となる）．

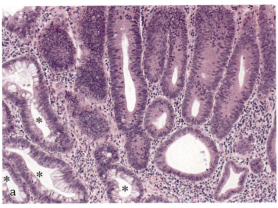
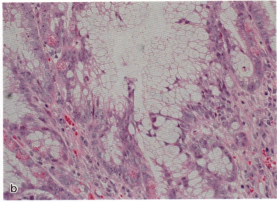

図7 粘膜内高分化管状腺癌
a：左下に認められる低異型度管状腺腫腺管（＊）と比較すると，核クロマチンの増量が顕著であり，粘液に乏しい細胞質の均質化（幼若化）が目立つ．対物×20．
b：杯細胞型の異型粘液細胞が目立つ管状腺癌．N/C比が低く，細胞異型が一見，弱くみえてしまう点に注意を要する．対物×40．

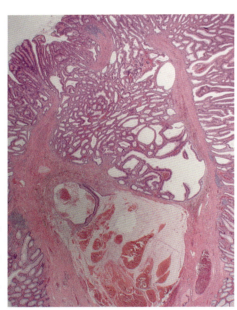

図8 腺腫の偽浸潤（pseudocarcinomatous invasion）
粘膜内と同様の間質を伴う腺腫腺管群が，粘液結節形成を伴いながら粘膜下組織に侵入している．周囲に断続状の粘膜筋板束がみられ，出血とヘモジデリン沈着を伴う．対物×2．

- ただし，高分化腺癌でも同様の所見を呈する場合があり，まず腫瘍自体の異型度を十分に評価する必要がある．

古典的鋸歯状腺腫（TSA）の病理組織診断

- TSAでは，紡錘状核が偽重層を呈する"dysplastic"な上皮が鋸歯状所見を伴うとともに，好酸性細胞質が目立ち杯細胞に乏しく，しばしば紡錘状核が間質側の基底部から乖離した所見を呈する．また，個々の鋸歯状突出間が狭い切れ込み状

を呈する slit-like serration と称される所見，ectopic crypt formation（ECF）と呼ばれる微小陰窩様形態を腫瘍上皮内に伴う所見を特徴とする（**図6b**）.

- 組織構築としては，複雑な管状絨毛状の増殖を呈し，表面側での tufty な増殖形態や mucosal bridge と称される腫瘍上皮の癒合状所見が特徴的である（**図6a**）. ただし，病変の深部は管状腺腫様を呈し，この部分の領域の広さは病変によって種々である.

- 通常型腺腫同様，低異型度・高異型度病変が認められる. また，一部，杯細胞の目立つ TSA に対して，mucin-rich variant of TSA との呼称も提唱されている.

- ポリープ病変の基部粘膜に，HP 様あるいは SSL（SSA/P）様の所見を伴うことが多く，組織発生的にそれらの病変との関連が示唆される（**図6c**）.

- 一方，最近，鋸歯状病変の新たな亜型として，低異型度管状腺腫様の腫瘍で表層部のみが鋸歯状変化を呈した superficially serrated adenoma（SuSA）が提唱されているが，*KRAS* 遺伝子変異を有する TSA と関連する病変と考えられている.

過形成性ポリープ（HP）と無茎性鋸歯状腺腫/ポリープ（SSA/P，SSL）の病理組織診断

- HP，SSL（SSA/P）は通常型腺腫や TSA と異なり，"dysplastic" でない上皮の増生からなり，鋸歯状所見を有する病変である.

microvesicular hyperplastic polyp（MVHP）

- 今日，HP として最も prototypic な病変は，microvesicular hyperplastic polyp（MVHP）と呼ばれているものである（**図9a，b**）.

- 基底側に位置する小型核と豊富な微細泡沫状細胞質からなり，鋸歯状所見を呈する上皮（種々の程度に杯細胞を混在）が延長した陰窩を形成し，それらが垂直方向に配列してポリープ病変を呈する. 延長した陰窩は比較的ストレートであるが，あまり複雑でない陰窩の分岐はしばしば認められると認識しておいたほうがよい.

- 増殖帯は陰窩底部に限局し，中層・表層部に核分裂像を認めることはない. また，陰窩底部の上皮に鋸歯状所見はみられない. 腺腔は拡張ぎみであるが，陰窩底部の拡張は目立たない.

- 後述の SSL（SSA/P）との鑑別として，SSL（SSA/P）を特徴づける所見を欠く病変ということになり，除外診断とならざるをえないところがある.

goblet cell-rich hyperplastic polyp（GCHP）

- HP のもう一つの亜型として，goblet cell-rich hyperplastic polyp（GCHP）が知られている（**図9c**）.

- 延長した陰窩の多くが杯細胞によって構成され，比較的軽度の鋸歯状変化が表層

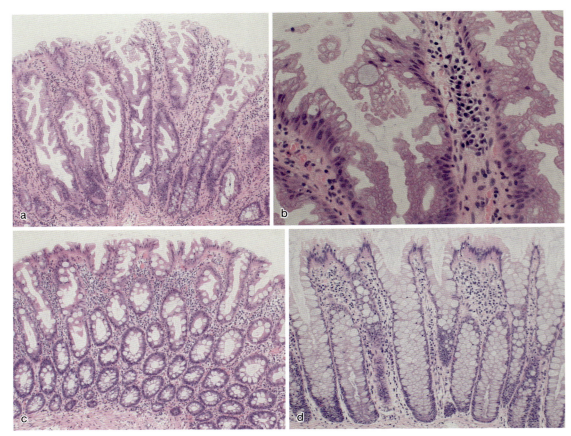

図9 過形成性ポリープ，過形成結節

a, b：microvesicular hyperplastic polyp（MVHP）．微細泡沫状細胞質と基底部の小型核からなる鋸歯状上皮が，延長したストレートな陰窩を形成している．複雑な分岐像には乏しい．陰窩底部の上皮の鋸歯状所見や陰窩底部の拡張・屈曲は認めない．a：対物×10，b：対物×40．

c：goblet cell-rich hyperplastic polyp（GCHP）．延長したストレートな陰窩の上皮に杯細胞が目立ち，表層側の上皮のみに軽度の鋸歯状所見を伴っている．対物×10．

d：過形成結節．GCHPに類似するが，鋸歯状変化は認めない．対物×20．

側のみに限局して認められることを特徴とする．MVHPは*BRAF*遺伝子変異の頻度が高いが，GCHPは*KRAS*遺伝子変異を有するものが多いとされる．

- なお，わが国においては，GCHPに類似するものの鋸歯状変化を欠くポリープ病変を，過形成結節（hyperplastic nodule）として区別している（図9d）．過形成結節は*KRAS*，*BRAF*を含む遺伝子変異を欠き，腫瘍性性格に乏しいとされる．

無茎性鋸歯状腺腫/ポリープ（SSA/P，SSL）

- SSL（SSA/P）は，その認識の経緯からもわかるとおりMVHPに類似した鋸歯状病変であることが前提であるが（典型的なMVHPよりも，やや細胞質の好酸性が目立つ場合もある），陰窩底部以外に不規則に増殖細胞が認められるとともに，陰窩の形態・構築の変形・歪曲を呈することが特徴である．

表1 SSL (SSA/P) にみられる組織学的所見

- 陰窩底部の水平化（inverted T- or anchor-shaped, L- or boot-shaped crypt base）
- 陰窩の不規則・非対称性の分岐
- 陰窩底部の拡張および内腔の粘液分泌亢進
- 陰窩底部での鋸歯状所見（exaggerated serration）
- 陰窩底部での成熟杯細胞の増加（inverted maturation）
- 陰窩底部の偽幽門腺構造
- dystrophic goblet cell（核が基底膜側に位置しない杯細胞）の出現
- 陰窩中層・表層での核分裂像の出現，陰窩片側性に認められる核分裂像（asymmetrical proliferation）
- 陰窩中層・表層での核腫大や核小体明瞭化，核偽重層化，細胞質好酸性化
- 陰窩底部の粘膜筋板直下粘膜下層への侵入（inverted crypts）

SSL：sessile serrated lesion, SSA/P：sessile serrated adenoma/polyp

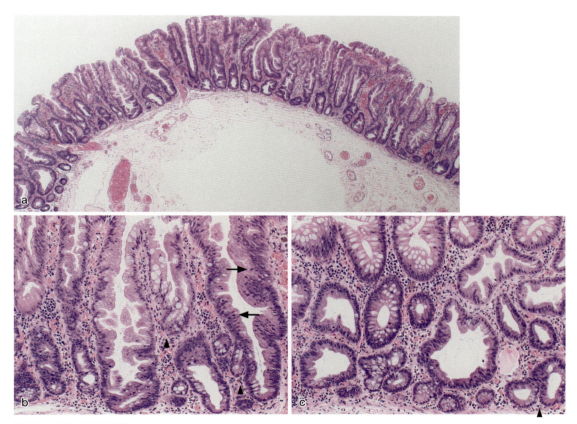

図10 SSL (SSA/P)
a：過形成性ポリープ（MVHP）様の鋸歯状病変であるが，不規則な陰窩の変形・歪曲が認められる．対物×4.
b, c：陰窩底部の水平方向への変形や拡張がみられ，陰窩底部まで鋸歯状変化が認められる．陰窩の複雑な分岐や非対称性分岐など不規則な分岐も認められ（▲），陰窩の中層部に非対称に核分裂像が出現している（→）．対物×20.

● これまでさまざまな具体的所見が記載されてきたが（表1），これらのうち，『大腸癌取扱い規約（第9版）』およびWHO分類（2019年）の両者がSSL（SSA/P）の組織学的診断根拠とすべき所見としているのが，陰窩底部の拡張と陰窩底部の

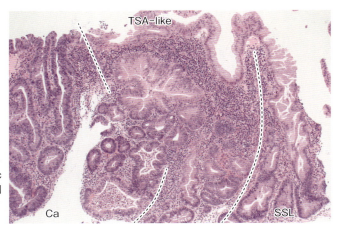

図11 SSL with dysplasia（SSLD）
右端に腺底部がL字型を呈するSSL腺管を認める（SSL）．中央部の古典的鋸歯状腺腫様dysplastic領域（TSA-like）を介して，その深部および左側の高分化管状腺癌（Ca）に連続している．対物×10．

水平方向への変形（逆T字型，L字型）である（図10）．これらは比較的客観的に評価できる所見とみなされる．

- 『大腸癌取扱い規約』では，もう一つ，陰窩の不規則分岐を診断根拠とすべき所見としてあげている．MVHPの陰窩でも少なからず分岐がみられるとしてWHO分類では重視されていないが，単純な二分岐ではなく複雑な分岐像を呈する陰窩が認められた場合には，SSL（SSA/P）を考慮すべきであろう（図10）．一方，WHO分類では，陰窩底部での鋸歯状所見や陰窩片側に認められる核分裂像（asymmetrical proliferation）を重要な所見として記載している（図10）．
- また，『大腸癌取扱い規約』では診断根拠とすべき上記3つの所見のうち2つ以上を病変の10％以上の領域に認めることを診断基準としているが，WHO分類では，そのなかであげられている上記のような所見を明確に有する陰窩が1つ以上あることを診断基準としている点にも相違がみられる．
- SSL（SSA/P）としての十分な量の所見を有する例は問題ないが，そうでない例については，どのような所見や診断基準に基づいて診断しているかを明確にしておく必要があるものと思われる．

SSL with dysplasia（SSLD）

- SSL（SSA/P）の病変内にdysplasia成分を伴う場合があり，WHO分類ではSSL with dysplasia（SSLD）と総称されている．dysplasia成分としては，通常型腺腫様，SSL（SSA/P）上皮様のdysplastic epitheliumからなる乳頭管状増殖巣，わが国でいうところの明らかな粘膜内腺癌など種々の病巣を含む[注]（図11）．
- SSL（SSA/P）に明らかなTSAとみなされる領域を認める場合はSSLDとせず，TSAにSSL（SSA/P）成分を伴う病変と診断することになっている（WHO分類2019年）．SSL（SSA/P）の一部で上皮の好酸性がやや目立ちTSA上皮様を呈する場合があるため，注意を要する．
- 一方，ある時点で臨床的に確認された病変は，その時点での状態をみているもの

であり，その発育・進展過程を追えているわけではない．TSA 様の上皮を伴う SSL（SSA/P）と基部粘膜に SSL 様病変を伴う TSA とは，本質的に同じ病変の異なるフェーズをみている可能性も考えられる．

注）SSL から生じる腺癌は，しばしば種々の程度の鋸歯状形態を呈する．一方，WHO 分類（2019 年）には，鋸歯状ポリープ病変に類似した形態を認める大腸腺癌の一亜型として，「鋸歯状腺癌（serrated adenocarcinoma）」の記載が短く認められる．しかし，鋸歯状腺癌の概念は，そもそも進行癌を対象とした検討から提唱されたものであり，すべての例に発生母地と考えられる随伴鋸歯状病変が明らかなわけではなく，組織学的診断基準も明確でないところがある．また，*KRAS* 遺伝子変異例の頻度が *BRAF* 遺伝子変異例の頻度よりも高く，MSI（microsatellite instability：マイクロサテライト不安定性）陽性癌の頻度が低いなど，SSLD として生じ進展した腺癌と必ずしも一致する腫瘍群ではない．複数の分子生物学的ルートによって発生した癌が含まれている可能性がある．

病理組織診断・鑑別診断上での問題点

異型度の低い病変

- 異型度の低い病変ほど，"dysplastic epithelium" であるのかどうかの認識が難しくなる場合があるが，前述した基本的な所見に立ち返って評価することが重要である．異型が軽度でも紡錘状核の偽重層を呈する腺管が粘膜表層側に認められた場合には，非腫瘍性反応性変化ではなく，管状腺腫腺管の可能性を考えたほうがよい．
- SSL（SSA/P）の一部に異型の弱い TSA 様好酸性上皮所見を認める場合があるが，TSA とするかどうかは，前述の TSA の基本的要件を考慮して判断する．

腺腫内に低異型度領域と高異型度領域が併存・混在する例

- こうした例は少なくないため，日常の実際の病理組織診断としては，"adenoma, low to high grade" や "adenoma, low grade and focal high grade" などの表現がしばしば使用されているものと思われる．

"villous adenoma（VA）" か "villous tumor（VT）" か

- 通常型腺腫は 1 cm 未満の大きさの病変が大部分であるが，その大きさで VA と診断される病変は，ほとんどないと思われる．VA とされるものの大部分は 2 cm を超える大きさのポリープ病変であり，5 cm 以上の大きさの病変も少なくない．
- また，VA を構成する絨毛状構造は，小腸絨毛のような単純なストレート構造ではなく，三次元的には種々の程度に管状構造を混在した "folia" というべき複雑な構築を呈している．粘膜全層性に密に増殖し，表層側では分化し異型が弱くみえる上皮を呈する部位がしばしば見受けられる一方，深部側では腫瘍上皮の増殖

能が顕著で高異型度にみえる（**図4b**，**c**）.

- 病変全体が真に低異型度とみなされる例は少なく，VAの形態をほぼ保ったまま深部側が粘膜下層以深に浸潤する場合もみられる．このように単純に良性腫瘍と呼べない側面があるため，これまで"villous tumor（VT）"という良性，悪性を確定しない呼称も使われてきた.

- VAあるいはVTは粘液産生が目立ち，浸潤部ではしばしば粘液癌化がみられる．これに関連して *GNAS* 遺伝子変異が高率に認められると報告されており，その点からも他の腺腫や関連病変と異なる.

分類が困難な鋸歯状病変

- TSA様の所見は，通常型腺腫，特に絨毛状所見を伴う通常型腺腫の一部にしばしば認められる．ごく限られた範囲に認められる例では，主体を占める病変を診断名とする（また，内視鏡所見との対応の必要などに応じて，TSA様成分の存在を所見として付記する）ことでよいと考えられる.

- 一方，TSA様成分が多い場合や混在している場合には，亜型が混在した，いわゆる mixed polyp の可能性も含めて診断名の確定に迷う例があり，所見的な診断にせざるをえない場合がある．なお，通常型腺腫の上皮所見でありながら，ECFや芽出状の分岐が目立つことで鋸歯状様の腫瘍上皮縁を呈し，それらの管状絨毛状増殖からなる腫瘍も認められる．serrated tubulovillous adenoma（sTVA）として報告されているが，*KRAS* 遺伝子変異の頻度が高く，鋸歯状病変というよりも，通常型腺腫の範疇としてとらえたほうがよいものと思われる.

各病変の病理組織診断およびその亜分類を鑑別することの意義と注意点

内視鏡的切除の適応との関連

- 以上の各病変は基本的にポリープ病変としてみられるが，それらの病理組織診断・亜分類は，癌を伴うかどうかという点を主な理由として内視鏡的切除の適応に関連する．消化管内視鏡技術の進歩により病変表面の微細構築や血管の状態を観察でき，病理組織学的所見との詳細な対応が可能となっている現在，病理組織診断・亜分類を念頭においた診断が重要になっていると考えられる.

- 過形成結節は腫瘍性性格に乏しいと考えられ，過形成結節であることが明確な病変は，内視鏡的切除の積極的な対象とはならない.

- 過形成性ポリープは遺伝子変異の認められる病変ではあるが，左側結腸や直腸に認められる5mm以下の病変は癌成分を有している可能性に乏しく，内視鏡的切除の積極的な対象とはならない（特にGCHPはそのようにみなされる）．一方，それよりも近位のMVHPやより大型のMVHPではSSL（SSA/P）との鑑別を要する可能性があり，内視鏡的切除が考慮される場合もある.

- SSL（SSA/P）は低頻度ながら腺癌成分（欧米でSSLDとされる病変の一部を含む）を伴う可能性があり，内視鏡的切除が考慮される病変である．そのような病変は大きさが1cm以上の場合が多いが，5mm程度の病変も認められる．腺癌成分を伴う場合，周囲のSSL（SSA/P）の陰窩の構築の顕著な乱れを伴う場合が多く，内視鏡所見の詳細な評価は重要と思われる．

- 通常型腺腫も，5mm以下の病変に関しては腺癌成分を伴うことが少ないことから内視鏡的切除の積極的な対象とはならないとされるが，5mm程度の大きさでも癌を伴う例は認められるため，内視鏡的に陥凹所見の有無や微細表面構築の評価が重要である．なお，TSAに関しても，日常の実際的な扱いとしては，上記の通常型腺腫と同様に考えてよいと思われる．

- WHO分類（2019年）では，それらを除去することで癌発生の頻度を抑える効果の高い通常型腺腫（advanced adenoma）の所見として，「大きさ>10mm, tubulovillous or villous architecture, HGD or intramucosal carcinoma」をあげている．一般に，絨毛状構造を呈する腺腫は管状腺腫よりも大きく，高異型度の領域を有する頻度が高い．積極的な内視鏡治療の対象になる病変である．ちなみに，VA（あるいはVT）は，過半数が腺癌（欧米でHGDとされる所見も含む）を伴う．この場合，VA（VT）の一部に高異型度成分が生じる場合のほか，前述のようにVA（VT）の形態のまま浸潤を呈する部位が認められる場合がある．内視鏡的切除に際して，特に深達度の評価に注意が必要と考えられる．

SSL（SSA/P）に関連する癌の特殊性

- 通常型腺腫やTSAに由来する腺癌はMSS（microsatellite stable：マイクロサテライト安定）型が多いのに対して，SSL（SSA/P）に由来する場合，MSI陽性型の腺癌に進展する場合が多いとされる．

- 大腸癌のこれらの相違は，進行癌の場合，薬物治療の選択に関連するが，その背景となる病変に関する理解は重要である．

生検組織診断の注意点

- 以上のような病変の内視鏡的切除の前に生検組織が採取され，病理診断に提出されることも少なくない．絨毛状構造を有することがうかがわれる腺腫の場合には，採られている組織が低異型度の場合でも，より高異型度の領域が存在する可能性を考慮する必要がある．VA（VT）が示唆される場合には，病変表面側から採られている生検組織上では確認できない深部に浸潤像が存在する可能性に注意する必要が出てくる．

- 生検組織上でのSSL（SSA/P）の診断は，特徴的な陰窩の所見の病変全体のなかでの量的評価は困難であるため，1個の陰窩でも特徴的な所見が認められた場合には，その可能性を考えるべきである．また，陰窩深部に特徴的な所見がみられるため，生検組織の標本が粘膜面に平行な方向に作製されている場合には，明確

な診断が困難となる．この場合でも，HP よりも陰窩の形態が不整にみえる場合が多い．

(伴　慎一)

● 文献

・大腸癌研究会編．大腸癌取扱い規約．第9版．東京：金原出版；2018．p.56，61，76-9，87-8.

・Pai RK (Rish), et al. Colorectal serrated lesions and polyps. In：The WHO Classification of Tumours Editorial Board. WHO Classification of Tumours. 5th edition. Digestive System Tumours. Lyon：IARC；2019. p.163-9.

・Hamilton SR, Sekine S. Conventional colorectal adenoma. In：The WHO Classification of Tumours Editorial Board. WHO Classification of Tumours. 5th edition. Digestive System Tumours. Lyon：IARC；2019. p.170-3.

・Nagtegaal ID, et al. Conventional adenocarcinoma. In：The WHO Classification of Tumours Editorial Board. WHO Classification of Tumours. 5th edition. Digestive System Tumours. Lyon：IARC；2019. p.177-87.

・小島基寛．管状腺腫・管状絨毛腺腫・絨毛腺腫．腫瘍病理鑑別診断アトラス刊行委員会監．八尾隆史，菅井　有編．腫瘍病理鑑別診断アトラス—大腸癌．第2版．東京：文光堂；2021．p.38-43.

・菅井　有．鋸歯状病変．腫瘍病理鑑別診断アトラス刊行委員会監．八尾隆史，菅井　有編．腫瘍病理鑑別診断アトラス—大腸癌．第2版．東京：文光堂；2021．p.44-52.

・Uesugi N, et al. Clinicopathological and molecular analyses of hyperplastic lesions including microvesicular variant and goblet cell rich variant hyperplastic polyps and hyperplastic nodules-Hyperplastic nodule is an independent histological entity. Pathol Int 2022；72：128-37.

・八尾隆史ほか．鋸歯状腺癌の定義と臨床病理学的特徴．胃と腸 2023；58：199-203.

・伴　慎一ほか．鋸歯状病変の病理．大腸疾患 NOW 2010 特別号．東京：日本メディカルセンター；2010．p.141-50.

・Ban S, et al. Adenocarcinoma arising in small sessile serrated adenoma/polyp (SSA/P) of the colon：clinicopathological study of eight lesions. Pathol Int 2014；64：123-32.

・伴　慎一．腺腫の偽浸潤 Adenoma with pseudocarcinomatous invasion．病理と臨床 2016；34：1065-71.

・伴　慎一．第98回マクロクイズ．病理と臨床 2017；35：555-9.

・Yamada M, et al. Frequent activating *GNAS* mutations in villous adenoma of the colorectum. J Pathol 2012；228：113-8.

・Sekine S, et al. Frequent *PTPRK-RSPO3* fusions and *RNF43* mutations in colorectal traditional serrated adenoma. J Pathol 2016；239：133-8.

・N Kalimuthu S, et al. Mucin-rich variant of traditional serrated adenoma：a distinct morphological variant. Histopathology 2017；71：208-16.

・Hashimoto T, et al. Superficially serrated adenoma：a proposal for a novel subtype of colorectal serrated lesion. Mod Pathol 2018；31：1588-98.

・Bettington M, et al. Serrated tubulovillous adenoma of the large intestine. Histopathology 2016；68：578-87.

・日本消化器病学会編．大腸ポリープ診療ガイドライン 2020．改訂第2版．東京：南江堂；2020．p.78-83.

管状腺癌，乳頭腺癌

POINT
- ▶高分化管状腺癌と中分化管状腺癌の差異に注目する．
- ▶特殊なタイプの管状腺癌に注意する．
- ▶乳頭管状や鋸歯状の乳頭腺癌に着目する．

　　　管状腺癌と乳頭腺癌は，大腸癌の約90％を占める代表的な組織型である．いずれも分化型腺癌に分類されるが，乳頭腺癌は比較的まれであり，大腸癌といえば通常，管状腺癌を想定することが多い．組織学的な形態から，管状腺癌は腫瘍細胞が管状構造を呈するのに対し，乳頭腺癌は乳頭状構造，絨毛構造，鋸歯状構造をとる（大腸癌取扱い規約〈第9版〉）．管状腺癌は管腔形成の程度，分化度により高分化管状腺癌（tub1）と中分化管状腺癌（tub2）に亜分類される．これは腫瘍の生物学的悪性度にも関連しており，この両者の鑑別も臨床的には重要である．

管状腺癌と乳頭腺癌の鑑別診断

- 組織学的観点から，上皮細胞と間質との関係により管状構造，乳頭状構造を鑑別する．しかし，実際の大腸癌，特に進行癌の手術検体では組織型が混在することが多い．
- **鑑別点1**：管状構造
  - 管状は筒状構造をとり，間質は筒の外側に存在する（**図1**）．腫瘍細胞の極性は，管腔内に分泌面が向かう．

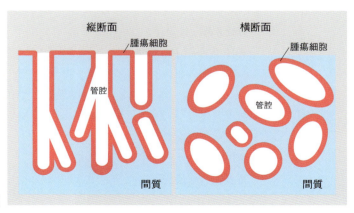

図1　管状構造の模式図

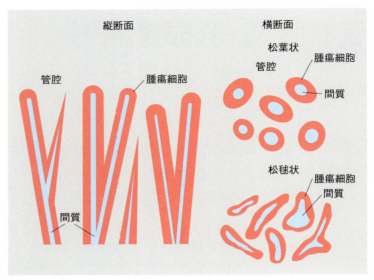

図2 乳頭状構造の模式図

- **鑑別点2**：乳頭状構造
  - 乳頭状は細い線維血管性間質を軸にその周囲に腫瘍細胞が配列する（図2）．腫瘍細胞の極性は線維血管性の間質側を基底側とし，外側に分泌面が向かう．乳頭状は線維血管性間質をもたない場合もある．また，乳頭状は管腔内へ突出する構造に対しても用いることがある．

管状腺癌の病理診断

疾患の概念

- 管状構造を呈する腺癌を管状腺癌（tubular adenocarcinoma）という．明瞭で大きな管状構造からなるものを高分化管状腺癌，篩状構造や中～小型の管状構造からなるものを中分化管状腺癌とする．

臨床所見

好発年齢，性
- 10代から100歳以上まで，広範囲で発生しうる．
- 発生率のピークは，結腸癌では男性65～74歳，女性75～79歳，直腸癌では男女とも65～74歳であり，結腸癌のほうがやや高齢発症の傾向にある．
- 男女比については，結腸癌は1.8，直腸癌は2.0であり，結腸癌は直腸癌に比べ男女差が小さい．

発生部位
- 大腸のどの部位にも発生するが，60～70％が結腸癌，30～40％が直腸発生である．

- 結腸癌のなかではＳ状結腸が好発部位である（大腸癌の 30〜40％ を占める）．
- 発生部位は加齢に伴い右側結腸が増加し，80 歳以上の高齢者では右側結腸発生が約 50％ に達する．

発生頻度

- 全大腸癌の約 90％ を占める．わが国では高分化管状腺癌と中分化管状腺癌はほぼ同じ頻度である．

悪性度，予後

- 高分化管状腺癌に比べ，中分化管状腺癌のほうが悪性度が高い．
- T1 癌の割合は，高分化管状腺癌が 17％，中分化管状腺癌が 7％ とされる．
- リンパ節転移は，高分化管状腺癌が約 35％，中分化管状腺癌が約 60％ である．
- 肺や肝臓への血行性転移の割合は，高分化管状腺癌が 8.6〜9.4％，中分化管状腺癌が 12.7〜21.1％ である．
- 腹膜播種は，高分化管状腺癌が 2.8〜3.8％，中分化管状腺癌が 5.6〜9.9％ である．
- 5 年生存率は，高分化管状腺癌が 82〜87％，中分化管状腺癌が 73〜80％ との報告がある．

治療法

- 進行度により方法は異なる．cTis 癌，cT1 癌に対しては内視鏡的切除が第一選択となり，状況により外科的切除の対象となる．それより進行した大腸癌では外科的切除が第一選択となる．
- Stage Ⅳの大腸癌，再発大腸癌の場合は，状況により外科的切除，全身薬物療法，放射線療法，局所療法，対症療法が種々の組み合わせで選択される．

構造の特徴

- 管状腺癌は大腸癌のなかで最も頻度の高い組織型で，肉眼型の 0 型から 5 型まですべての型を示しうる．
- 組織学的には管状構造を呈する腺癌とされているが，格段に進歩した内視鏡技術により明らかとなった粘膜表面の微細構造と病理組織像を対比してみると，興味深い三次元構造が見えてくる．薄切後にパラフィンブロックを融解させて取り出した検体を用いて構造を検討すると，縦穴構造だけでなく溝状構造の断面も，組織標本では腺管として認識されていることがわかる（図 3）．
- 『大腸癌取扱い規約（第 9 版）』には，明瞭で大きな管状構造からなるものを高分化管状腺癌（図 4，5），篩状構造や中〜小型の管状構造からなるものを中分化管状腺癌（図 6，7）とする，と記載されている．そして，種々の組織型が混在するときは，組織標本上で面積的に最も優勢な（predominant）組織型をもってその腫瘍と組織型とし，優勢像から列記することになっている．

欧米の grading

- 高分化腺癌と中分化腺癌に関して，両者の鑑別の再現性が低いことや予後に差が

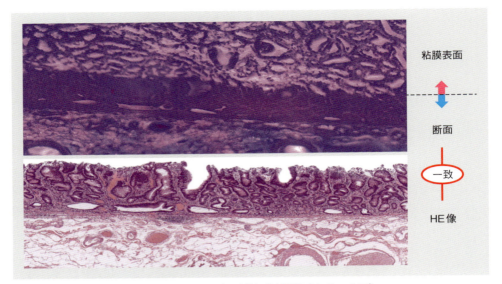

図3 粘膜表面の構造と病理組織像の正確な対比（KOTO Method Ⅱ）
HE染色標本（下段）用にパラフィンブロックを薄切した後，パラフィンを融解させて検体を取り出し，ピオクタニン染色を施して斜め方向から撮像したものである．拡大内視鏡像と対応する粘膜表面の構造と，HE染色標本に対応する断面を同時に観察でき，病変の三次元構築の理解が深まる．

出ないことを理由に，近年では区別せずに扱う考え方が主流となっている．しかし，低分化腺癌成分を含む癌のgrading方法については一定していない．

- WHO分類（第5版）では，高分化腺癌と中分化腺癌をまとめてlow-grade成分，低分化腺癌をhigh-grade成分とし，各構成成分の占居する面積に関係なく，最も分化の低い成分をもってgradingを行うとしている．
- Morson and Dawsonのテキスト（第5版）では，高分化，中分化，低分化の3段階に分けて，その優勢像で決定するとしていたが，第6版ではWHO分類に準じたgradingとなっている．
- AFIP Atlas Series 4では，low-grade成分が50％以上の場合にlow-grade腫瘍，50％未満の場合にhigh-grade腫瘍としている．
- Fenoglio-Preiserのテキスト（第4版）では，よく分化した腺管を形成する領域が腫瘍の95％を超える場合に高分化，50％から95％の場合に中分化，50％未満で低分化としている．

最近の知見

- このような流れのなかにあって，高分化管状腺癌と中分化管状腺癌の差異について，最近，わが国から興味深いデータが報告されている．
- 高分化管状腺癌のみからなる粘膜下層浸潤癌は，脈管侵襲像もリンパ節転移もないという報告で，浸潤距離に関係なく内視鏡的に完全治癒切除を期待できるとするものである．

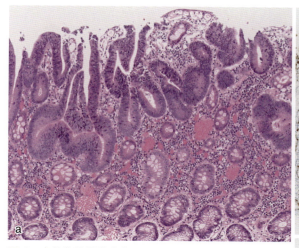
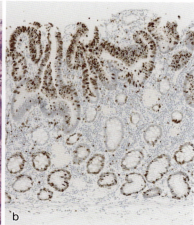
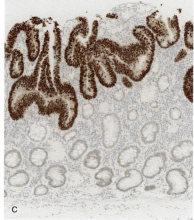

図4 高分化管状腺癌①

a：HE 染色　　b：Ki-67（MIB-1）免疫染色　　c：p53 免疫染色

a：粘膜の浅層を進展する高分化管状腺癌で，深層には非腫瘍性の陰窩がみられ，癌腺管の間を縫って粘膜表面に開口している．

b，c：癌腺管では，Ki-67（MIB-1）陽性の領域をあきらかに越えて p53 が強陽性を示しており，p53 の発現異常（過剰発現）ありと判定される．

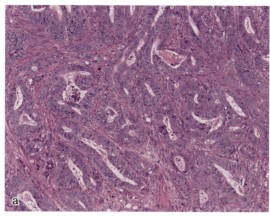
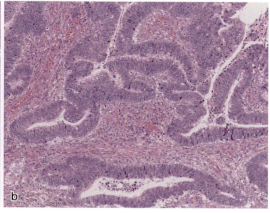

図5 高分化管状腺癌②

a：大型の異型円柱上皮細胞が，大小不同の腺管を密に形成しながら浸潤性に増殖している．所々で腺腔内に壊死物がみられる．

b：癌腺管の分岐は目立つが，ほぼ「一筆書きできる腺腔構造」であり，高分化と診断される．

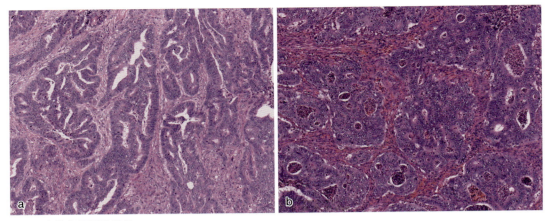

図6　中分化管状腺癌①
a：癒合腺管の目立つ中分化管状腺癌である．　　b：篩状構造を示す中分化管状腺癌である．

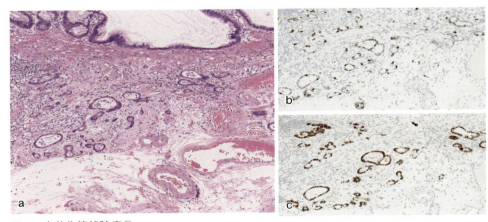

図7　中分化管状腺癌②
a：HE染色　　b：Ki-67（MIB-1）免疫染色　　c：p53免疫染色
a：粘膜筋板の直下で，小型の異型細胞が小型の腺管を形成しながら増殖している．構造異型が強くなくても，高分化管状腺癌ではなく中分化管状腺癌と診断する．
b，c：異型の強くない小型の癌腺管でも，Ki-67（MIB-1）陽性の領域を明らかに越えてp53が強陽性を示しており，p53の発現異常（過剰発現）ありと判定される．

- 篩状の癌腺管は，篩状を呈さない管状の癌腺管に比してゲノムコピー数変化の蓄積が多いという報告で，高分化管状腺癌よりも悪性度が高いと考えられる．
- この2つの報告を考え合わせると，分子異常の差異が組織学的構造の特徴として観察され，さらに癌の生長態度に反映されている可能性がある．高分化管状腺癌と中分化管状腺癌の差異の重要性に関して，さらなる探求の成果が期待される．

組織学的診断の実際

- 高分化管状腺癌と中分化管状腺癌の線引きについて，腺腔構造の不整さが大きく異なるような，典型的な像を示す場合は容易である．腺管の分岐が目立っても高

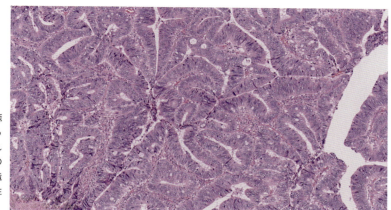

図8　管状腺癌
分岐の目立つ管状腺癌で，一部に癒合状の腺管もみられ，高分化とするか中分化とするか判断に迷う．「切れ方」の影響もあるので，あまり局所の所見にとらわれず，周囲の腺管構造も参考にしながら判断すると再現性が高まる．

分化管状腺癌とするが（図5b），癒合腺管や篩状腺管のように「管腔構造がみられるが一筆書きできない形態」であれば中分化管状腺癌とする（図6，7），という叙述（立石陽子ほか．乳頭腺癌・管状腺癌．八尾隆史，菅井 有編．腫瘍病理鑑別診断アトラス 大腸癌．第2版．東京：文光堂；2021．p.53-9）は，まさに言い得て妙である．しかし，実際には両者のいずれにするか，判断に迷う像に遭遇する（図8）．

- 管状腺癌細胞がリンパ管に侵襲すると，腺腔を形成せずに小集塊状になることが多いが，腺腔を形成することもある（図9）．線維芽細胞が容易に進入できる静脈内（図10）とは異なり，リンパ管内や腹水中に浮遊する癌細胞は基底膜をつくれないため，いわゆる足場がなくて管腔を形成するように配列しにくいのかもしれない．しかし，簇出（図11）と同様，この像をもって低分化腺癌成分としてはならない．ただし，低分化胞巣については議論の余地が残る．

特殊な管状腺癌

- 管腔面にCD10陽性を示す癌細胞からなる大腸癌，いわゆる小腸型の大腸癌（図12）は，高率に肝転移を伴う．
- 胃型の粘液形質（MUC5ACやMUC6）を示す大腸癌（図13）があり，浸潤性に発育しやすい．
- まれながら，手つなぎ型（横這い型）の胃腺癌に似た粘膜内進展像を示す大腸腺癌（図14）がある．

鑑別診断

- 高異型度管状腺腫と，構造異型も細胞異型も弱い高分化管状腺癌との鑑別は，しばしば困難である（図15）．異型の強さや細胞増殖帯の位置の観察で判断に窮するとき，免疫組織化学的にp53の発現異常があると，腺癌の診断を支持しやすい．
- 転移性大腸癌が原発巣の特徴的な組織像や免疫組織化学結果を呈する場合は，生

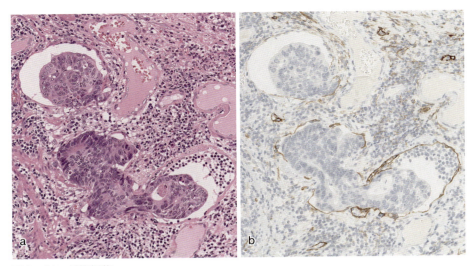

図9　リンパ管侵襲
a：管状腺癌がリンパ管に侵襲すると腺腔はしばしば不明瞭となり，いわゆる inside-out pattern を示すが，本病変部ではわずかに腺腔が確認される．
b：ポドプラニン（D2-40）免疫染色は，しばしばリンパ管侵襲を見出すのに威力を発揮する．しかし，癌の侵襲を伴うリンパ管の内皮細胞は，時に明瞭な陽性所見を呈さないことがあり，ポドプラニン（D2-40）発現の弱さをうかがわせる．

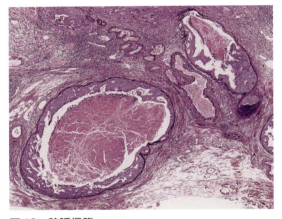

図10　静脈侵襲
レゾルシン・フクシンと HE の重染色．レゾルシン・フクシンにより弾性線維が黒紫色に染め出され，平滑筋と弾性線維からなる静脈壁が癌の侵襲により圧排されている状態を理解しやすい．管状腺癌による静脈腫瘍塞栓では明瞭な腺腔がみられ，しばしば内部に壊死物をいれる．

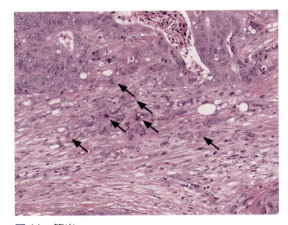

図11　簇出
管状腺癌の浸潤巣の先進部で簇出（→）をみても，低分化腺癌の成分とはしない．

検検体でも容易に診断できる．しかし，他臓器，特に胆道や膵臓などの腺癌の大腸転移かどうか，生検検体で原発性大腸腺癌との鑑別に迷うことがある．その際には，組織像のみでなく，臨床経過や画像所見（病巣周囲のリンパ節腫大の程度や有無など）を総合して判断するのがよい．

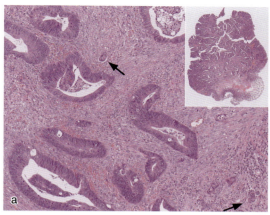
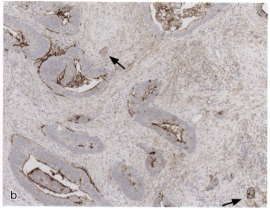

図12 小腸型の管状腺癌
a：有茎性ポリープ（挿入図）を形成する管状腺癌で，粘膜下層に浸潤するものの頭部浸潤（head invasion）にとどまる．しかし，リンパ管侵襲（→）を伴い，ポリープ発見と同時に多発肝転移も指摘されたケースである．
b：癌細胞は管腔面に沿って CD10 陽性を示し，小腸吸収上皮の形質を発現していることがわかる．リンパ管侵襲部（→）では，癌細胞の小集塊の外縁に CD10 陽性像をみる（inside-out pattern）．

- 管状を呈するカルチノイド腫瘍の場合，鑑別が必要となる．免疫組織化学のクロモグラニン A，シナプトフィジン，CD56 が確定診断に非常に有用であるが，HE 像では核の形状だけでなく，核が基底膜から離れて位置する所見に注目したい（図16）．傍基底顆粒を有する内分泌細胞との類似性を示していると思われる．
- 近年，腹膜や大腸の子宮内膜症は増加傾向にあり，これを背景に腺癌が発症することがある（図17）．大腸粘膜から発症した癌のような発育様式でないこと，癌巣の周りに子宮内膜症が観察されること，そして免疫組織化学（ER, PgR, PAX8）を併用すれば，診断は容易である．
- 粘膜脱症候群では，時に陰窩上皮の細胞異型が強まり，fibromuscular obliteration と相まって浸潤癌のようにみえることがある（図18）．一方で，ポリープ状の大腸腺癌もまれではないので，生検標本で鑑別が困難な場合は，内視鏡医にその旨をきちんと伝えるべきである．

乳頭腺癌の病理診断

疾患の概念

- 乳頭腺癌（papillary adenocarcinoma）は，立方〜円柱状の腫瘍細胞が幅の狭い血管線維性間質を軸として乳頭状に増殖する腺癌で，絨毛構造や鋸歯状構造をとる癌を含む．
- 絨毛構造をとる病変で，核が卵円形で核小体が目立ち，核の偽重層化が強く，時に核配列の極性がみられるなど，癌に相当する異型がみられれば乳頭腺癌と診断される．

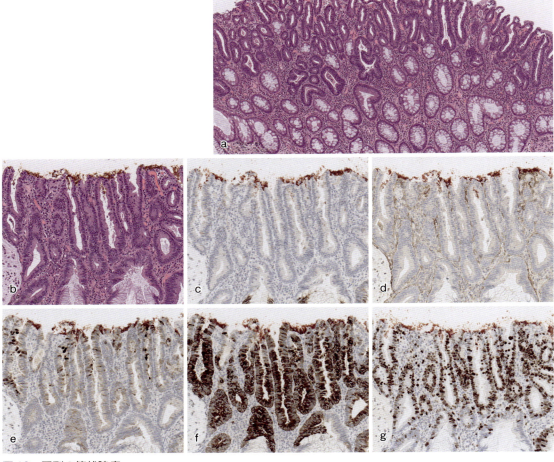

図13　胃型の管状腺癌
a, b：HE染色　　　c：MUC2免疫染色　　　d：CD10免疫染色　　　e：MUC5AC免疫染色　　　f：MUC6免疫染色
g：Ki-67（MIB-1）免疫染色
a：粘膜の浅層で異型細胞が中型の癌腺管を密に形成しながら増殖しており，胃の高分化管状腺癌を想起させるような細胞像を呈する．
b〜g：胃型の粘液形質を発現し，Ki-67（MIB-1）陽性細胞は全層性に分布する．

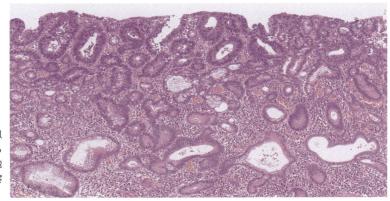

図14　手つなぎ型の大腸腺癌
手つなぎ型（横這い型）の胃腺癌に似た粘膜内進展像を示す大腸腺癌である．この領域に連続して，印環細胞癌や粘液癌（低分化型）の成分も観察された早期大腸癌である．

管状腺癌，乳頭腺癌

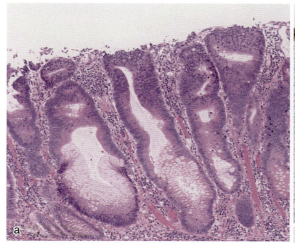
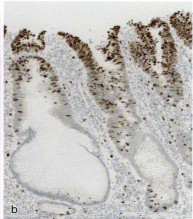
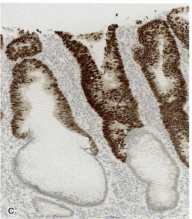

図15 高分化管状腺癌
a：HE 染色　　b：Ki-67（MIB-1）免疫染色　　c：p53 免疫染色
a：非腫瘍の陰窩を置換しながら増殖する腫瘍性病変で，細胞増殖帯は表層部に位置しており，管状腺腫か低異型度の高分化管状腺癌か鑑別の難しい腫瘍性病変である．
b：Ki-67（MIB-1）陽性細胞は表層部を主体に分布している．
c：p53 の発現異常（過剰発現）がみられ，腺癌の診断を支持しやすい．

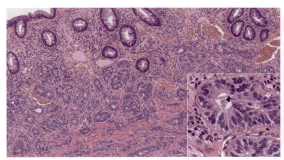

図16 カルチノイド腫瘍
腺腔を形成する直腸カルチノイド腫瘍である．粘膜内での増殖様式，および基底膜から離れた核の位置（挿入図）は，カルチノイドの特徴をよく表している．

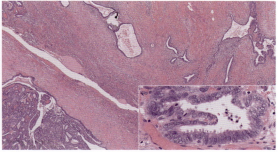

図17 大腸子宮内膜症由来の類内膜癌
S状結腸前壁の子宮内膜症（右上）から発生した類内膜癌（左下）である．断頭分泌像は類内膜癌で時折観察される（挿入図）が，大腸腺癌でもたまにみられるので注意が必要である．診断には増殖様式や周囲の異所性子宮内膜組織と免疫組織化学（ER，PgR，PAX8）が有用である．

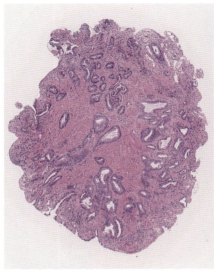
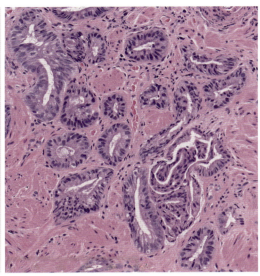

図18　粘膜脱症候群
粘膜脱症候群の陰窩は再生異型が目立つことがあり，線維筋成分の増生と相まって，生検標本で低異型度の腺癌の浸潤像と間違われることがある．迷ったときは臨床医とよく相談して，慎重に対応する．

臨床所見

- 乳頭腺癌に関する知見はほとんどなく，好発部位，性，発生部位，発生頻度，悪性度についてはさらなる検討が必要である．

構造の特徴

- 乳頭状を呈する腫瘍の表面を内視鏡で観察すると，松毬状（マイタケ状），あるいは松葉状（イソギンチャク状），そしてその中間のような形状を呈している．
- 『大腸癌取扱い規約（第9版）』には，癌が主として円柱上皮や立方上皮からなり，乳頭状構造をとるもの，絨毛構造や鋸歯状構造をとる癌などがこれに含まれる，と記載されている（図19～21）．粘膜表面では乳頭状を呈していても，しばしば深部で管状腺癌へ移行している．粘液癌の表層部に乳頭腺癌の成分が時に観察される．

鑑別診断

- 胃癌の乳頭腺癌の診断基準と異なるので，乳頭管状や鋸歯状を呈する大腸癌は乳頭腺癌とし，高分化管状腺癌としない（図21）．
- 絨毛腺腫とは細胞異型の程度で鑑別するが，判断の難しいケースもまれではない．

欧米の組織型分類

- 欧米には乳頭腺癌という分類はなく，鋸歯状腺癌や腺腫様腺癌（以前の絨毛状腺

管状腺癌，乳頭腺癌

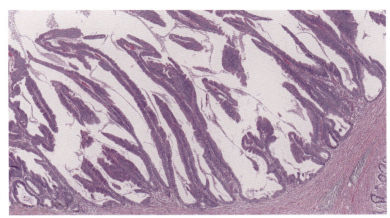

図19　乳頭腺癌①
細長く伸びた血管結合織芯を有しながら，癌細胞が浸潤性に増殖している．

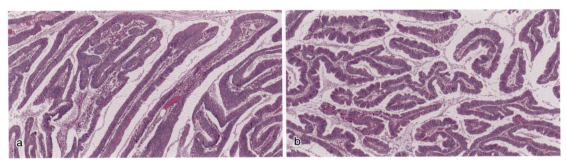

図20　乳頭腺癌②
a：先端部をみると乳頭状構造がしばしば連続性に観察され，立体的に松毬状構造を呈しているように思える．
b：しかし，深切り標本を作製して同じ領域を観察すると，乳頭状構造は断片状となり，少し松葉状を呈しているように思える．

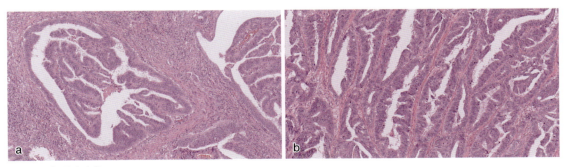

図21　乳頭腺癌③
a：拡張した癌腺管の内腔に向かって，癌が乳頭状に増殖し，乳頭腺管状の構造を呈する．胃癌では，乳頭状の増殖がこの長さくらいであれば管状腺癌に分類される．
b：鋸歯状の腺腔を形成する癌腺管が観察される．胃癌の場合，このような鋸歯状の腺管は管状腺癌に分類される．

癌，浸潤性乳頭腺癌と同義）などの亜型がある．
● 鋸歯状腺癌は serrated pathway を経て癌化したすべての腫瘍を指す立場と，鋸歯状病変の形態学的特徴を示す腺癌の一群を指す立場があり，注意が必要である．

（岸本光夫）

● 文献

- 小澤平太ほか. まれな大腸悪性腫瘍の臨床統計. 胃と腸 2016；51：325-30.
- Yokoyama S, et al. Moderately differentiated colorectal adenocarcinoma as a lymph node metastatic phenotype：comparison with well differentiated counterparts. BMC Surg 2010；10：8.
- 大腸癌研究会編. 大腸癌治療ガイドライン医師用 2024 年版. 東京：金原出版；2024.
- 藤原美奈子. 大腸：乳頭腺癌・管状腺癌（高分化・中分化）. 胃と腸 2021；56：304-7.
- 立石陽子ほか. 乳頭腺癌・管状腺癌. 八尾隆史ほか編. 腫瘍病理鑑別診断アトラス 大腸癌. 第 2 版. 東京：文光堂；2021. p.53-9.
- Majima A, et al. Complete one-to-one correspondence between magnifying endoscopic and histopathologic images：the KOTO method Ⅱ. Gastric Cancer 2021；24；1365-9.
- 大腸癌研究会編. 大腸癌取扱い規約. 第 9 版. 東京：金原出版；2018.
- Nagtegaal ID, et al. Colorectal adenocarcinoma. In：WHO Classification of Tumours Editorial Board. WHO Classification of Tumours. 5th edition. Digestive System Tumours. Lyon：IARC；2019. p.177-87.
- Walsh SV, et al. Malignant epithelial neoplasms of the large intestine. In：Bateman AC, et al. editors. Morson and Dawson's Gastrointestinal Pathology. 6th edition. Hoboken：Wiley-Blackwell；2025. p.925-67.
- Montgomery EA, et al. Carcinomas of the small and large intestines (excluding neuroendocrine neoplasms). In：Silverberg SG., editor. AFIP Atlas of Tumor Pathology Series 4. Tumors of the Intestines. Washington, DC：American Registry of Pathology；2017. p.99-192.
- Pai RK, et al. Epithelial neoplasms of the colon. In：Noffsinger AE, editor. Fenoglio-Preiser's Gastrointestinal Pathology. 4th edition. Philadelphia：Wolters Kluwer；2017. p.855-940.
- Yoshida N, et al. Pure well-differentiated adenocarcinoma is a safe factor for lymph node metastasis in T1 and T2 colorectal cancer：a pilot study. Gastroenterol Res Pract 2018；2018：8798405.
- Yamada S, et al. Cribriform-type adenocarcinoma of the colorectum：comprehensive molecular analyses of a distinctive histologic subtype of colorectal cancer. Carcinogenesis 2022；43：601-10.
- Kurosawa T, et al. Mucin phenotypes and clinicopathological features of colorectal adenocarcinomas：correlation with colorectal adenocarcinoma with enteroblastic differentiation. Pathol Res Pract 2022；232：153840.

印環細胞癌，髄様癌，低分化腺癌

▶ 大腸癌の大部分は管腔形成を示す高分化ないし中分化腺癌であり，管腔形成に乏しい腫瘍である低分化腺癌は10%にも満たない．
▶ その中に生物学的特徴や治療法の異なる印環細胞癌，髄様癌，内分泌細胞癌，低分化腺癌（狭義）が含まれるので，適正に鑑別する必要がある．
▶ 鑑別診断の際には，患者背景，発生部位，組織形態，免疫組織化学，遺伝子検査などから総合的に診断することが重要である．

　大腸癌の大部分は管腔形成を示す高分化ないし中分化腺癌であり，管腔形成に乏しい腫瘍である低分化腺癌は10%にも満たない．この低分化腺癌（広義）は形態的・分子病理学的特徴から印環細胞癌，髄様癌，内分泌細胞癌，低分化腺癌（狭義）に亜分類される．発生部位が通常の分化型腺癌と異なり，Lynch症候群や炎症性腸疾患との関連も指摘されている．また，従来の低分化腺癌（広義）の50～60%（その実態は髄様癌），印環細胞癌の20～30%はマイクロサテライト不安定性（microsatellite instability：MSI）を示し，通常の分化型癌とは発生様式，生物学的態度が異なる可能性が高い．一方，印環細胞癌，髄様癌，内分泌細胞癌，低分化腺癌（狭義）は，一見，類似した組織像を示すもののそれぞれ臨床的対応が異なるので，病理医は診断する際，病理組織像だけでなくそれらの生物学的態度，発生機序，患者背景，治療法の選択などについての知識も必要である．

　以下に鑑別診断の手順と，関連する臨床的事項について述べる．狭義の低分化腺癌は印環細胞癌，髄様癌，内分泌細胞癌を除外しないと診断できないため，最初に印環細胞癌，髄様癌について説明し，最後に低分化腺癌について述べる．内分泌細胞癌の詳細については別稿を参照されたい．

印環細胞癌，髄様癌，低分化腺癌，内分泌細胞癌の鑑別診断

　大腸の印環細胞癌（signet-ring cell carcinoma），髄様癌（medullary carcinoma），低分化腺癌（poorly differentiated adenocarcinoma），内分泌細胞癌（endocrine cell carcinoma）はいずれも管腔形成に乏しい．これらの腫瘍は詳細に観察すれば，病理組織形態が異なるうえ，好発部位，悪性度や生物学的特徴，治療法も異なるため的確に鑑別する必要があるが（表1），その鑑別の際に注目すべき所見は，管腔形成，印環細胞様形態，ミスマッチ修復機能欠損（deficient mismatch

表1 腺管形成に乏しい印環細胞癌，髄様癌，低分化腺癌（狭義）の臨床病理学的特徴のまとめ

	印環細胞癌	髄様癌	低分化腺癌（狭義）
頻度	0.2〜2.6%	2.3〜2.8%	1.5〜2.9%
年齢，性	6〜89 歳 （平均年齢 58 歳）	高齢者（60〜95 歳，特に女性） 30〜50 代（Lynch 症候群）	やや高齢（50〜95 歳） （平均年齢 76 歳）
初発症状	腹痛，下血	貧血，下血，腹痛，イレウス	下血，便秘，イレウス，腹痛
発生部位	直腸・右側結腸に好発するが， 大腸各部位に発生	右側結腸	全領域
病理所見	印環細胞様細胞形態 粘液産生＜50% 腺管形成に乏しい	比較的よく揃った類円形核 明瞭な核小体 豊富な好酸性胞体 幼若な間質 tumor-infiltrating lymphocyte（TIL） Crohn's-like lymphoid reaction	大小不同のみられる異型核 粗糙なクロマチンパターン 腺管形成に乏しい 線維性の間質
免疫組織化学	約 1/3 の症例に dMMR	MLH1/PMS2 発現消失（散発性） dMMR（Lynch 症候群）	特異的な反応なし
リンパ節転移 （診断時）	ほぼ全例	約 40%	約 80%
診断時進行度	ほぼ全例進行癌 Stage Ⅲ or Ⅳ　70〜95%	大部分進行癌 Stage Ⅱ　約 60% Stage Ⅲ　約 40% Stage Ⅳ　少ない	ほぼ全例進行癌 Stage Ⅱ　約 20% Stage Ⅲ　約 50% Stage Ⅳ　約 30%

dMMR：ミスマッチ修復機能欠損

repair：dMMR）または MSI，内分泌細胞への分化である．鑑別診断の流れを**図1**に示す．

管腔形成に乏しい大腸癌の鑑別の進め方

- 病理学的に注目すべき鑑別点について以下にまとめて記載する．
- **鑑別点 1**：管腔形成
  - まず管腔形成の有無から，大腸癌の大部分を占める高分化（well differentiated）ないし中分化管状腺癌（moderately differentiated tubular adenocarcinoma）を鑑別する．
- **鑑別点 2**：印環細胞様形態
  - 細胞質に粘液が貯留し核が偏在する印環細胞様形態を示す腫瘍細胞の有無を確認する（**図2**）．管腔形成を示さない腫瘍のうち，個々の細胞形態が印環細胞様を示す腫瘍を印環細胞癌と診断する．
  - 腫瘍細胞が印環細胞様の形態を示しても，細胞外粘液産生が腫瘍の 50% 以上を占める場合は粘液癌（mucinous adenocarcinoma）に分類される．
- **鑑別点 3**：dMMR または MSI
  - 髄様癌の鑑別においては，特異な組織像に加えて，dMMR または MSI の有無も参考になる．dMMR あるいは MSI の確認には，DNA を抽出して直接 MSI

印環細胞癌，髄様癌，低分化腺癌

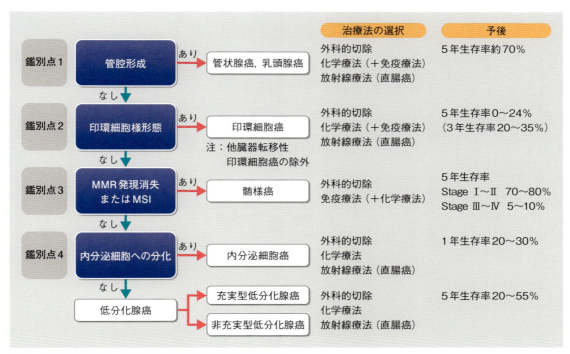

図1 管腔形成に乏しい大腸癌の鑑別診断アルゴリズム
治療法の選択と予後の概要を示したが，詳細については別項目で述べる．免疫療法は免疫チェックポイント阻害薬による治療を含む．低分化腺癌の治療法は外科的切除と放射線療法が主であるが，早期を除き予後不良である．
MMR：ミスマッチ修復，MSI：マイクロサテライト不安定性

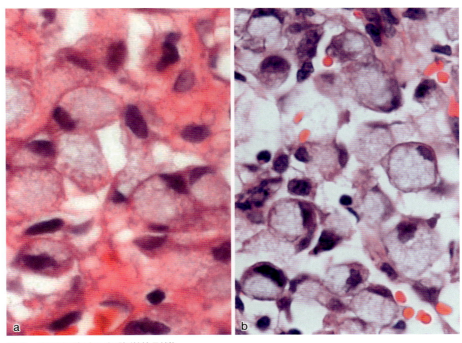

図2 印環細胞癌の細胞学的形態
粘膜内の印環細胞癌（a）と粘液癌の一部にみられた印環細胞癌成分（b）は，組織学的に類似する．

117

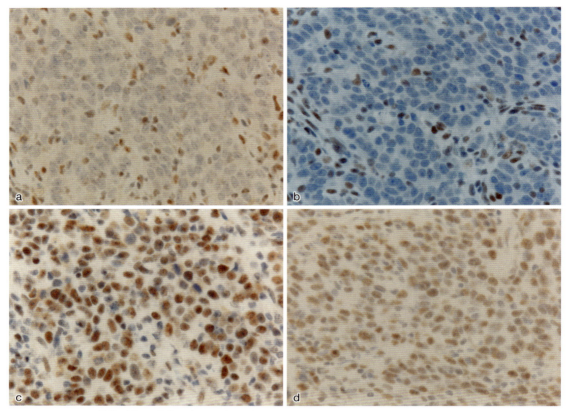

図3 ミスマッチ修復遺伝子産物の免疫染色像（核染色：ヘマトキシリン）
腫瘍細胞核では，MLH1（a）およびPMS2（b）の発現が減弱している．MSH2（c），MSH6（d）は陽性を示す．

表2 ミスマッチ修復蛋白質に対する免疫染色結果と疑われる変異遺伝子

		免疫染色での発現			
		MLH1	MSH2[*]	MSH6[*,**]	PMS2[*]
変異のみられるMMR遺伝子	*MLH1*[***]	−	＋	＋	−
	MSH2	＋	−	−	＋
	PMS2	＋	＋	−	＋
	MSH6	＋	＋	＋	−

[*]　：エクソン内の繰り返し配列により，二次的に変異が生じ発現が消失しうる．
[**]　：術前化学療法や放射線療法により，MSH6発現が消失することがある．
[***]：MLH1/PMS2発現消失の場合，*MLH1*遺伝子変異を有するLynch症候群と*MLH1*遺伝子プロモーター領域のメチル化による散発性発癌の2種類が考えられる．

を検査する方法，MMR蛋白質（MLH1，MSH2，MSH6，PMS2など）の発現を免疫組織化学的に検討する方法がある．
- MSI検査は保険収載されており，外注検査も可能である．
- 免疫組織化学的に検討する方法は，MMRの主な構成成分であるMLH1，MSH2，MSH6，PMS2に対する4抗体を用いて発現の減弱を検討する（図3，

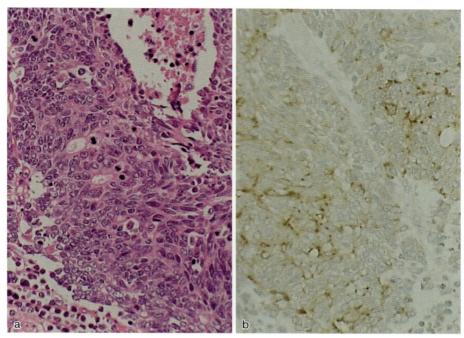

図4 内分泌細胞癌の組織像
a：充実性増殖を示す腫瘍がみられる． b：腫瘍細胞は細胞質にクロモグラニンAを発現する．

表2)．免疫組織化学によるdMMRを検査する方法も保険収載されている．
- **鑑別点4**：内分泌細胞への分化
  - 免疫組織化学的に，クロモグラニンA，シナプトフィジン，INSM1，CD56に対する抗体を用いて発現を検討する（**図4**）．
  - 透過型電子顕微鏡で腫瘍細胞の胞体に内分泌顆粒を検出する方法もあるが，汎用されていない．

印環細胞癌の病理診断

疾患の概要

- 大腸癌では印環細胞癌はきわめてまれである．印環細胞癌としての形態を示しても，細胞外への粘液産生を認めると粘液癌に分類される．
- 印環細胞癌は細胞内に粘液が貯留し，癌細胞は印環状を呈する．管腔形成は認めがたい．
- 以下の基準で診断する．
  ① 印環細胞としての形態を示す腫瘍細胞の存在
  ② 印環細胞癌が腫瘍の約1/2以上を占居
  ③ 腺管形成は不明瞭

④細胞外粘液産生領域は腫瘍の1/2以下
⑤他臓器印環細胞癌からの転移の否定

遺伝子異常，エピジェネティック変化

- 印環細胞癌の約1/3はMSIを示す．
- MSIを示す印環細胞癌は右側結腸，70歳以上の高齢者，女性，tumor-infiltrating lymphocyte, Crohn's-like lymphoid reactionという特徴を示す．
- 免疫チェックポイント阻害薬の投与対象となりうる．

臨床所見

好発年齢，性
- 6～89歳での発症が報告されており，平均年齢は58歳である．

発生部位
- 右側結腸あるいは直腸に好発するが，大腸各部位に発生する．

発生頻度
- 全大腸癌の0.2～2.6%を占め，きわめてまれである．

悪性度
- 診断時にリンパ節転移（44～100%），腹膜播種（30～40%）を示す症例が多い．
- 肝転移率は低い（0～18%）．
- 臨床病期はStage ⅢないしⅣである頻度が高い．
- 治癒切除率は低く約60%程度である（他の組織型では約80%）．
- 予後はきわめて不良で，5年生存率は0～24%と他の組織型と比較し最も低い．

治療法
- 症例が少ないため確立した治療法はないが，外科的切除，化学療法，放射線療法が施行されている．

病理所見

- 肉眼型は，他の組織型に比べ3型（30～65%）や4型（約30%）の割合が高い（図5）．

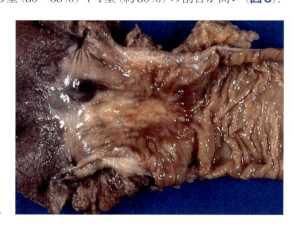

図5 印環細胞癌の肉眼像
下部直腸に全周性の3型腫瘍を認める．

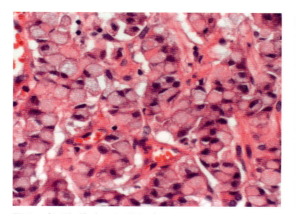

図6 印環細胞癌の組織像（HE染色）
胃癌の印環細胞癌と同様，腫瘍細胞の細胞質には豊富な粘液がみられ，核は辺縁に偏在する．

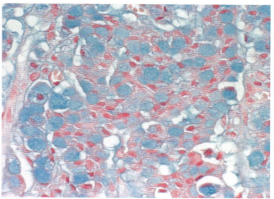

図7 印環細胞癌の粘液染色像（アルシアンブルー染色，pH 2.5）
腫瘍細胞は，細胞質にアルシアンブルー陽性の粘液を有する．

- 発見時には漿膜面に露出していることが多く，腹膜播種の比率も高い（30〜40％）．
- 印環細胞癌は，細胞内に粘液を有する腫瘍細胞の増殖からなる（図6）．
- 間質は乏しく，一部で細胞外に粘液を産生することもある．
- 胞体に泡沫状の粘液顆粒を有する印環細胞癌，境界明瞭な類円形の粘液を胞体内に有する印環細胞癌など，核の偏在もさまざまであり，形態は多様性がある．
- 印環細胞癌の粘液は杯細胞の特徴を示し，PAS，アルシアンブルーともに陽性あるいはアルシアンブルー染色のみ陽性を示す（図7）．

免疫組織化学的所見

- 印環細胞癌の細胞質に含有される粘液は，ほぼ全例に MUC2 陽性を示し，MUC5AC も約 90％ に陽性を示す．
- dMMR を約 1/3 で示す．

鑑別診断と診断上の問題点

低分化腺癌，粘液癌が併存する場合の鑑別
- 印環細胞癌の比率≧50％→印環細胞癌
- 粘液産生領域の比率≧50％→粘液癌（ただし，構成成分として印環細胞癌を記載）

転移性腫瘍との鑑別
- 大腸印環細胞癌の生検・手術材料を診断する際には，他臓器の悪性腫瘍（特に胃癌，乳癌の既往）の有無を確認する．
- 胃癌，乳癌の既往がある場合は，その病理組織像と比較検討し慎重に診断する．
- 免疫染色での鑑別も試みられており，大腸印環細胞癌ではびまん性の CDX2 強陽性像，Hep Par 1 陽性低率が鑑別点となる．胃印環細胞癌では不均一な CDX2 陽性像，Hep Par 1 陽性高率を示す．

第3章　病理鑑別診断の実際

- 乳癌（特に浸潤性小葉癌）からの転移の鑑別には，ER，PgR，GATA3，マンマグロビンの免疫染色が有用である.

髄様癌の病理診断

疾患の概要

- 髄様癌は 2000 年に出版された WHO 分類（第 3 版）で初めて記載された.
- わが国では 2013 年 7 月に改訂された『大腸癌取扱い規約（第 8 版）』で初めて記載された.
- 低分化腺癌（広義）は一般的に悪性度が高く予後不良であるが，そのなかに右側結腸に好発し比較的良好な予後を示す腫瘍の存在が認識されていた.
- 1990 年代に分子病理学的手法を用いた研究により，髄様癌の概念が確立した.

遺伝子異常，エピジェネティック変化

- 髄様癌は発癌機序から，*MLH1* 遺伝子のプロモーター領域のメチル化に伴い sporadic（散発性）に発生するものと，ミスマッチ修復遺伝子（*MLH1*，*MSH2*，*MSH6*，*PMS2* など）の変異で起こる Lynch 症候群の一つの病型としての hereditary に大別される.
- 散発性の髄様癌は *BRAF* 変異を示す.
- 発癌機序にかかわらず，髄様癌は MSI を示すので進行例では免疫チェックポイント阻害薬の適応になりうる.

臨床所見

好発年齢，性
- 散発性腫瘍は 60〜95 歳，特に 80 代の女性に好発する. 男性にも発生する.
- Lynch 症候群として発生する髄様癌は，30〜50 代に好発する.

発生部位
- 髄様癌の約 90% 以上は脾彎曲部より口側の右側結腸に発生する.
- 盲腸とそれに隣接する上行結腸，肝彎曲部周辺，脾彎曲部近傍の横行結腸に集中して発生する.
- 女性では右側結腸にほぼ限局するが，男性では右側結腸に加え，ごく一部の症例が下行結腸など，左側結腸にも発生する.

発生頻度（表3）
- 外科的切除された大腸癌の 2.3〜2.8% を占める.
- 低分化腺癌のうち，髄様癌の占める比率は加齢に伴い増加する.
- 40 歳以下の若年に発生する大腸癌の 10〜20%（全大腸癌の 1% 弱）は Lynch 症候群と推定されているが，その 10〜20% が髄様癌の像を呈する.

表3 大腸髄様癌の発生頻度*

条件	頻度
外科的切除された全大腸癌	2.3〜2.8%**
65歳以上の低分化腺癌***	60%
80歳以上の低分化腺癌***	70%
80歳以上の女性の低分化腺癌***	78%

* ：それぞれの条件下における髄様癌の出現頻度を表す．
** ：Knox RD, et al.(Ann Surg Oncol 2015) および Pyo JS, et al.(Hum Pathol 2016) から引用
*** ：広義の低分化腺癌を表す．

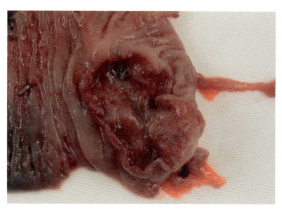

図8 髄様癌の肉眼像
明瞭な周堤を有し，潰瘍底には時に dirty necrosis がみられる．

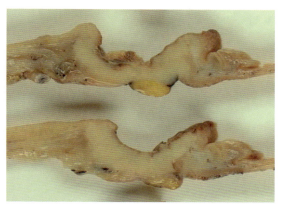

図9 髄様癌の割面の肉眼像
腫瘍は一様な割面を呈し膨張性に増殖する．周囲との境界も比較的明瞭である．

悪性度
- リンパ節転移は通常の低分化腺癌に比べ低率（40％程度）である．
- 予後は比較的良好で5年生存率は70〜80％ であるが，リンパ節転移を示す Stage Ⅲ以上の症例では通常の低分化腺癌と差異はない．
- Lynch 症候群で発生する大腸癌も比較的，予後良好とされる．

治療法
- 外科的切除が第一選択である．
- 髄様癌を含む MSI を示す大腸癌はフルオロウラシル（5-FU）系の化学療法に抵抗性を示す．
- 髄様癌は MSI を示すので免疫チェックポイント阻害薬の奏効が期待される．この治療薬の投与前には MSI あるいは dMMR を確認する必要がある．

病理所見

- 肉眼的に，髄様癌は明瞭な周堤を有し（図8），膨張性に発育し一様な割面を示す（図9）．
- 組織学的には，明瞭な核小体を有する類円形核と豊富な好酸性ないし淡好塩基性の胞体をもつ腫瘍細胞がシート状，時に索状胞巣を形成し，髄様に増殖する（図

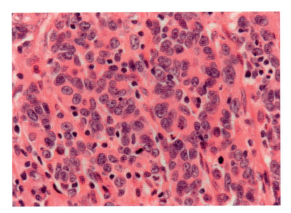

図10 髄様癌の組織像（HE染色）
腫瘍細胞は，明瞭な1つの核小体を有し類円形核と比較的豊富な好酸性細胞質をもつことが多い．腫瘍細胞は索状，シート状に増殖し，腫瘍内にはリンパ球浸潤がみられ，tumor-infiltrating lymphocyte と称する．

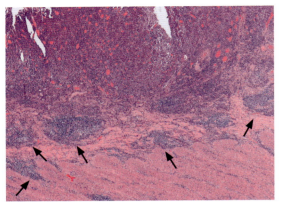

図11 髄様癌における Crohn's-like lymphoid reaction の組織像
腫瘍周辺の大腸壁にリンパ球の集簇巣（→）が散在する．これを Crohn's-like lymphoid reaction と称する．

10）．
- 腫瘍細胞は大きさ，形が比較的よく揃っている．
- 間質は乏しく，desmoplastic reaction は軽度である．
- 腫瘍辺縁部，内部には tumor-infiltrating lymphocyte（TIL）が浸潤するのが特徴的である（図10）．
- 腫瘍周辺の腸管壁には Crohn's-like lymphoid reaction がみられる（図11）．これは胚中心を有するリンパ濾胞である．
- 髄様癌は，胞体内に粘液を有する印環細胞癌様の腫瘍細胞や管腔形成を示す分化型腺癌が併存することがある．
- 腫瘍全体の約10%以上の領域に分化型癌の併存がみられた場合は，通常の低分化腺癌より髄様癌の可能性を考えて鑑別を進めるとよい．
- リンパ管侵襲や静脈侵襲は目立つものの，リンパ節転移率は低い（約1/3）．

免疫組織化学的所見

- 髄様癌の確定診断のためにはミスマッチ修復遺伝子産物（MLH1, MSH2, MSH6, PMS2）の発現消失あるいは分子病理学的に MSI を確認する．
- 高齢者に多くみられる髄様癌は MLH1/PMS2 の発現が消失している（図3）．これは *MLH1* 遺伝子プロモーター領域のメチル化により MLH1 発現が抑制されるためである．
- Lynch 症候群では変異遺伝子がコードする蛋白質（MLH1, MSH2, MSH6, PMS2 など）の発現が減弱する（表2）．
- 通常の大腸癌で陽性となるサイトケラチン（CK）20，CDX2 が，髄様癌では陰性を示す．

髄様癌では胃型粘液である MUC5AC が約 70% の症例で陽性を示す.

ビメンチン，カルレチニン，CD30，CD79a が陽性を示す髄様癌も報告されている.

鑑別診断と診断上の問題点

髄様癌と狭義の低分化腺癌（充実型）を形態学的に鑑別することは時に困難であり，臨床病理像を考慮しつつ，dMMR あるいは MSI の結果を参考に総合的に診断する.

Lynch 症候群が疑われる場合，家族性・遺伝性疾患であることに十分配慮して病理診断を進める.

低分化腺癌（狭義）の病理診断

疾患の概要

低分化腺癌は，管腔形成が乏しいか腺管形成が認められなくとも細胞内粘液が陽性の腫瘍を指す.

低分化腺癌（広義）のなかには髄様癌，内分泌細胞癌が含まれるので，これらを除外した腫瘍が低分化腺癌（狭義）と分類される.

臨床所見

最近の大規模全国調査では，低分化腺癌は全大腸癌の 1.5〜2.9% の頻度であった．ただし，このなかに髄様癌が含まれるので，狭義の低分化腺癌の頻度はこの 1/3〜1/2 と推定される.

髄様癌を除く狭義の低分化腺癌は，大腸のほぼ全域にまんべんなく発生する.

発生年齢は若年者から高齢者まで広く分布する.

リンパ節転移（44〜79%）は他の分化型腺癌と比較し高率である．びまん浸潤型や非充実型の低分化腺癌ではさらに高くなる.

肝転移に関しては，分化型腺癌とほぼ同頻度である（10〜30%）.

5 年生存率（20〜55%）は分化型腺癌より低い.

髄様癌に比べ予後不良である.

病理所見

約 2/3 は，診断時の腫瘍径が 5 cm 以上を示す.

肉眼型は 2 型，3 型が全体の約 80% を占め，分化型腺癌に比べると 3 型の頻度が高い．4 型（びまん浸潤型）はそれほど多くない.

大腸癌の 4 型にも linitis plastica 型を呈する腫瘍があり，スキルス胃癌に相当する病態である（図 12）．生物学的には胃癌に類似し，初診時に腹膜播種やリンパ

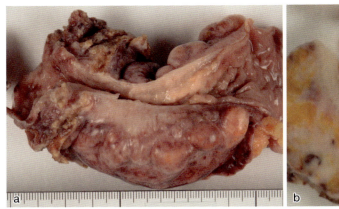
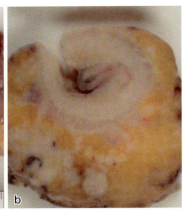

図12　大腸低分化腺癌の肉眼像
a：4型を示す低分化腺癌がみられる．　　b：割面ではスキルス胃癌と同様に壁の肥厚を呈する．

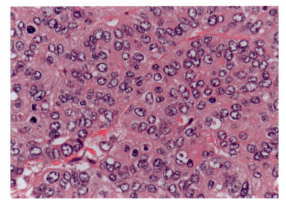
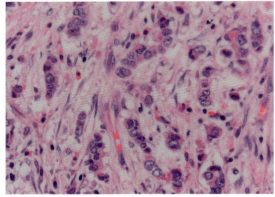

図13　充実型低分化腺癌の組織像（HE染色）
髄様癌と類似するが，非髄様癌の充実型低分化腺癌では粗糙なクロマチン，核の大小不同，不均一な核間距離など異型が強い．

図14　非充実型低分化腺癌の組織像（HE染色）
数個〜数10個からなる癌胞巣が線維性間質を伴い浸潤する．

節転移が高率にみられる．
- 低分化腺癌は基本的に腺管形成を示さず，髄様，索状，小胞巣状を呈する．癌胞巣の形態から充実型と非充実型に分類される．
- 充実型低分化腺癌では，腫瘍細胞は充実性かつ髄様に増殖し，間質が少なく実質が優位である（**図13**）．
- 非充実型低分化腺癌では，小胞巣状ないし索状配列を示す癌胞巣のなかに，不規則な小腺腔が散見されることがある（**図14**）．腫瘍細胞は大型で，細胞相互の接着性も強く，多形性が強い．核も大型のものが多く，大小不同がみられ，不整形のものもみられる．

印環細胞癌，髄様癌，低分化腺癌

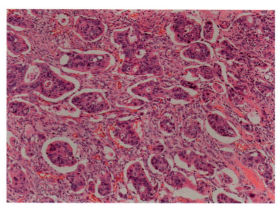

図15 大腸における invasive micropapillary carcinoma の組織像（HE染色）
極性が反転した癌胞巣が浸潤性に増殖している．

鑑別診断と診断上の問題点

- 非充実型低分化腺癌の一亜型として，invasive micropapillary carcinoma の形態を示す腫瘍がある（図15）．乳癌をはじめとする他臓器の腫瘍とほぼ同様に，腺腔形成に乏しく，小胞巣が特有の組織像を示す．他臓器と同様，増殖能が高く，悪性度が高い．

診断上の問題点

- 低分化腺癌，髄様癌，印環細胞癌，粘液産生成分，分化型腺癌が同一腫瘍内に併存することがある．優位な組織像をもって主診断とするが，併存する成分を記載すべきである．
- 髄様癌の特徴を示す成分が優位である腫瘍を髄様癌と診断すべきである．髄様癌成分が50％以下の場合は髄様癌成分の併存を所見欄に記載しておくとよい．
- 低分化腺癌では，通常の大腸癌では陽性を示すCK20やCDX2など種々の免疫組織化学が陰性を示すことがあり，他臓器からの転移や非上皮性腫瘍の可能性を念頭に鑑別を進めると適正な診断に到達するのに時間を要する．
- E-カドヘリン発現が減弱した髄様癌では接着性が低下し，悪性リンパ腫，形質細胞腫なども鑑別にあがる．
- ビメンチン，カルレチニン，CD30，CD79aが陽性を示す低分化腺癌（特に髄様癌）は，肉腫や悪性リンパ腫などの診断に至ることも想定されるので注意が必要である．

　日常診療において腺腔形成に乏しい大腸癌に遭遇する頻度はそう高くはない．しかし，そのなかに悪性度や治療法が大きく異なる腫瘍が含まれる．それゆえ病理医は切除された検体の肉眼像，組織像のみにとらわれることなく，患者背景も考慮し，種々の検索法を用いて的確に診断することが肝要である．適切な診断は適切な治療

への第一歩である.

（新井冨生）

● 文献

・Hamilton SR, et al. Carcinoma of the colon and rectum. In：Hamilton SR, Aaltonen LA, editors. World Health Organization Classification of Tumours, Pathology and Genetics of Tumours of the Digestive System. Lyon：IARC；2000. p.103-43.

・大腸癌研究会編. 大腸癌取扱い規約. 第9版. 東京：金原出版；2018.

・Rüschoff J, et al. Poorly differentiated colonic adenocarcinoma, medullary type：clinical, pheno-typic, and molecular characteristics. Am J Pathol 1997；150：1815-25.

・Jessurun J, et al. Medullary adenocarcinoma of the colon：clinicopathologic study of 11 cases. Hum Pathol 1999；30：843-8.

・Arai T, et al. Hypermethylation of the *hMLH1* promoter with absent hMLH1 expression in medullary-type poorly differentiated colorectal adenocarcinoma in the elderly. Mod Pathol 2004；17：172-9.

・新井冨生ほか. 髄様癌 Medullary carcinoma. 病理と臨床 2016；34：1080-4.

・Kakar S, Smyrk TC. Signet ring cell carcinoma of the colorectum：correlations between mi-crosatellite instability, clinicopathologic features and survival. Mod Pathol 2005；18：244-9.

・西村洋治ほか. 稀な大腸悪性腫瘍の臨床病理学的検討. 第54回大腸癌研究会アンケート調査報告. 日本大腸肛門病会誌 2004；57：132-40.

・Arai T, Takubo K. Clinicopathological and molecular characteristics of gastric and colorectal carcinomas in the elderly. Pathol Int 2007；57：303-14.

・Sakamoto K, et al. Primary invasive micropapillary carcinoma of the colon. Histopathology 2005；47：479-84.

粘液癌

- ▶粘液癌は細胞外粘液産生の豊富な腺癌で，癌細胞の組織構築から高分化型と低分化型に分けられる．
- ▶腫瘍の大部分（50％以上）において，細胞外粘液産生あるいは粘液湖形成がある．
- ▶大型の腫瘍結節を形成することが多く，進行癌の割合が高い．

疾患の概要

　大腸癌の組織型は，原則として腫瘍細胞そのものの形態で評価されるが，粘液癌は豊富な細胞外粘液産生を示すことと定義される．腫瘍の分化度については，他の通常型の腺癌と同様に腫瘍細胞の形態で評価され，『大腸癌取扱い規約』上は腺腔形成の明瞭な高分化型と，印環細胞などが主体となる低分化型に分けられる．したがって，細胞形態的には高分化腺癌であっても細胞外粘液産生が豊富であれば高分化型粘液癌成分となりうるし，癌細胞そのものは印環細胞癌の形態を示していても，細胞外粘液が豊富であれば低分化型粘液癌成分となる．このように，細胞外粘液の多寡によって診断されるという点で特殊な腫瘍である．

　粘液癌はマイクロサテライト不安定性が高い（microsatellite instability-high：MSI-H）大腸癌の頻度が高く，右側大腸に頻度が高いという特徴があり，遺伝子学的にも特徴がある．粘液癌は，その意味で独立した組織型として位置づけられている．

臨床所見

頻度

- 粘液癌は全大腸癌の 2.9～17.4％ と報告されており，Crohn 病と潰瘍性大腸炎を背景とする大腸癌では，粘液癌の頻度がそれぞれ 16.7％，17.5％ と比較的高い．
- 細胞外粘液産生を示す大腸癌は珍しくないが，優勢となる組織型として細胞外粘液を豊富にもつ癌がみられる症例は比較的まれである．報告により粘液癌の頻度に幅がみられるが，これは施設バイアスなどのデータ収集法の差に加え，どの程度，細胞外粘液があると粘液癌成分とするかという病理医間での認識の相違による可能性がある．

好発年齢，性

- 若い人や女性に多いとされるが，性差はないとする報告や，年齢に傾向はないとする報告もある．

大きさ，壁深達度

- 粘液癌は，非粘液癌に比して最大径が大きく，診断時の臨床病期（Stage）が高い．
- 粘液癌においては，粘液結節の形成によって腫瘍そのものの大きさを増大させることもあり，壁深達度が深くなる傾向がある．浸潤先進部が粘液湖のみからなる場合も多く，壁深達度の判断に迷うことがある．

発生部位

- 近位大腸に多く発生し，MSI-H 大腸癌が右側結腸に発生する頻度が高いことと関連している．

悪性度

- 粘液癌は，非粘液癌に比して遠隔転移の頻度が高い．
- リンパ節転移の頻度は高いが（粘液癌 72.2〜75.7％，非粘液癌 44.9〜48.6％），脈管侵襲の程度に差はない．
- 腹膜播種の頻度が高い（粘液癌 22.2％，非粘液癌 6.0％）．

予後

- 非粘液癌に比して予後不良であるという報告が多いが，予後に影響しないという報告もある．進行度で層別化すると，Stage Ⅲ，Ⅳが予後不良，Stage 0〜Ⅱは不変という報告がある．粘液含有量の程度という点では，粘液産生を示す成分が70％を超える場合に予後不良であるとする報告がある．
- 印環細胞癌が含まれるタイプは予後不良である．
- 粘液癌のなかでは，MSI-H の粘液癌はマイクロサテライト安定（microsatellite stable：MSS）粘液癌に比して予後良好である．

治療法

- 非粘液型大腸腺癌と同様，外科的な摘出が第一選択である．
- 化学療法への奏効率が低いという報告があるが，術後補助療法との関連はないとする報告もある．
- 遺伝子学的検査で MSI-H が証明された場合は，免疫チェックポイント阻害薬の適応となる場合がある．したがって，粘液癌成分が認められる場合には MSI-H 大腸癌の可能性を考慮し，積極的に MSI 検査を実施すべきである．

粘液癌の病理診断

病理所見

- 肉眼的に，細胞外粘液産生が豊富な症例では，腫瘍表面は滲出物の付着を伴うことが多く，割面では光沢をもつ大型結節状の分葉状腫瘍として認識される（**図 1a**）．

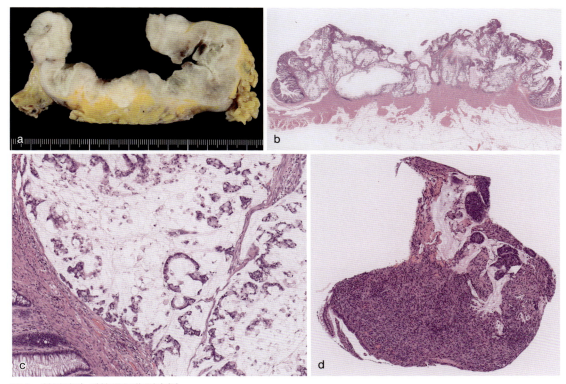

図1 粘液産生が著明な典型症例
a：透明感のある粘液の豊富な成分があり，漿膜側へ圧排性に突出する．
b：粘液癌の外科手術検体．腫瘍の大部分（90％以上）で粘液結節の形成がみられ，粘液の中に腫瘍細胞が含まれている．
c：粘液結節に含まれる細胞の大部分は，腺管形成が不明瞭な低分化型粘液癌成分である．
d：術前生検検体．肉芽様の間質が目立ち，粘液産生を伴う少量の癌成分が採取されている．

- 組織学的に，典型症例では大小の粘液結節が薄い線維性隔壁をもって密に集合する（図1b）．
- 粘液結節のなかには，細胞質内粘液を有する腫瘍細胞が隔壁に沿って並ぶ，あるいは粘液中に浮遊する像が特徴的である（図1c）．
- 粘液結節周囲には，炎症細胞浸潤や線維間質反応が目立つことが多い（図1d）．
- 明瞭な管腔構造を示す高分化ないし中分化腺癌相当の腫瘍細胞を含む高分化型成分と，小胞巣状あるいは印環細胞様の形態を示す腫瘍細胞を含む低分化型成分があり，両者が混在することも多い（図2a）．
- 粘液産生を示す成分が粘膜表層まで露出している症例では，生検検体においても粘液産生が豊富であることがわかる（図2b）．
- 非粘液癌成分と粘液癌成分が混在することも多く，両者の割合が拮抗する場合にはおおまかに面積を計測し，粘液癌成分が50％を超え粘液癌の診断基準を満たすかを判断する（図3）．
- 粘液癌の産生する粘液は，アルシアンブルー染色陽性を示す酸性粘液である．

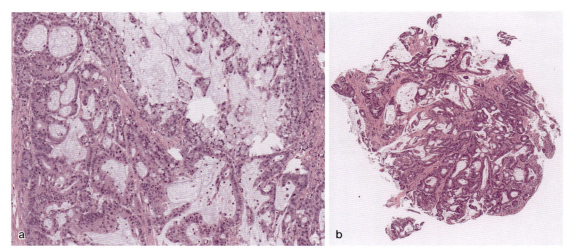

図2 高分化型成分と低分化型成分が混在する症例
a：腺管形成が明らかな高分化型粘液癌成分と，印環細胞などが主となる低分化型粘液癌成分が混在する．
b：術前生検検体．粘液産生が豊富な腫瘍であることがわかる．

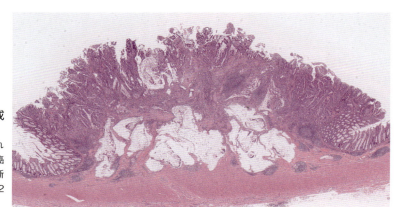

図3 粘液癌成分と非粘液癌成分が混在する症例
浸潤先進部は粘液癌成分で占められている．面積を計測すると非粘液癌がやや優勢となり，管状腺癌と診断されるが，所見には粘液癌成分が第2位の組織型であることを明記する．

- 早期癌においても粘液産生が目立つことがある（図4a）．
- 粘液癌ではMSI-H症例の頻度が高いため，非粘液癌成分も丁寧に観察し，腫瘍内リンパ球浸潤の有無などを評価する（図4b）．粘液癌および粘液産生を示す癌では，MSI検査を考慮する．

鑑別の進め方

　細胞外粘液を産生する割合が，腫瘍全体の50％を超える場合に粘液癌とするWHOの定義が用いられることが多く，腫瘍の分化度は粘液内の腫瘍細胞の分化度によって高分化型と低分化型に分けられる（図5）．
- **鑑別点1**：細胞外粘液産生
  - まず細胞外粘液の有無を確認し，存在しない場合は非粘液癌として分類する．

粘液癌

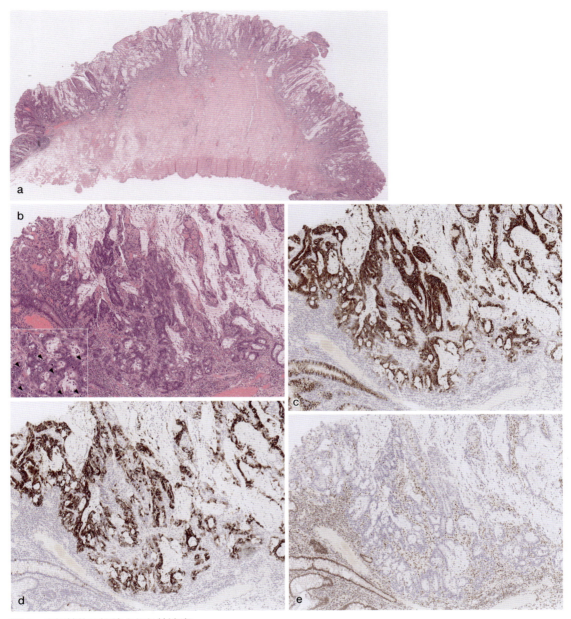

図4　内視鏡的に切除された粘液癌
a：盲腸の内視鏡的切除検体．早期癌であるが，大半が粘液癌成分で占められる．
b：粘液癌成分と非粘液癌成分の混在．腫瘍内リンパ球浸潤が目立つ（▶）．
c：MUC2 免疫染色．腫瘍全体に陽性を示す．
d：MUC5AC 免疫染色．大部分の腫瘍細胞が陽性であるが，染色されない細胞が一定程度介在する．
e：MLH1 免疫染色．腫瘍細胞における発現消失がみられる．

- **鑑別点 2**：腫瘍面積に占める細胞外粘液の割合
  - 腫瘍面積の 50% を超える場合は粘液癌と診断する．腫瘍面積に占める割合が 50% に満たなくてもその成分の存在を記載する．

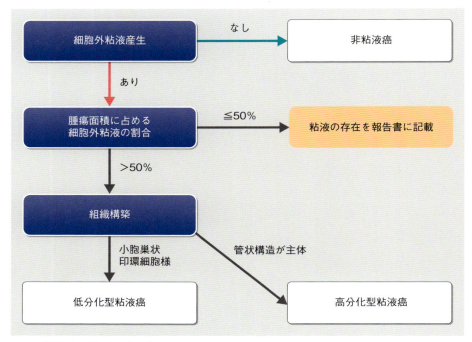

図5 粘液癌の鑑別の進め方

- **鑑別点3**：組織構築
  - 粘液結節内に存在する腫瘍細胞が腺管形成を示すか否かによって分化度を決定する．粘液結節内には多様な形態を示す癌細胞が出現しうるが，腺腔形成を示す成分が優勢であれば高分化型粘液癌，印環細胞などの腺腔形成を伴わない成分が優勢であれば低分化型粘液癌と診断する．
  - 高分化・低分化成分とも相当量みられる場合には，大小不等号などを使って併記する．

免疫組織化学的所見

- MUC2発現は粘液癌の95.1%でみられ，非粘液型大腸癌の49.2%に比して高い（図4c）．
- MUC5AC発現は粘液癌の54.3%でみられ，非粘液型大腸癌の30.2%に比して高い（図4d）．
- MSI-Hを示す粘液癌ではMLH1などのミスマッチ修復（mismatch repair：MMR）蛋白の発現消失がみられる（図4e）．

遺伝子異常，発現変化

- 大腸粘液癌はマイクロサテライト不安定性（MSI-H）腫瘍の頻度が高い．
- 散発性MSI-H大腸癌のうち粘液癌の割合は34.1%であり，Lynch症候群のう

ち粘液癌の割合は 22〜40% である.

● 粘液癌では非粘液癌に比して *KRAS* 変異の頻度が高い.

● 粘液癌では 0〜46% に *BRAF* 変異がみられ，*BRAF* 変異を有する大腸癌の 75% が粘液癌成分を含む.

診断上の問題点

● 粘液の存在は容易に認識可能であり，摘出検体の場合はその占有面積比を組織切片上でおおまかに計測することで粘液癌と診断可能である.

● 粘液結節が腫瘍の最深部に存在する場合，壁深達度の診断に苦慮することがある．粘液結節内に腫瘍細胞がみられる場合には，粘液結節の最深部を壁深達度として採用するが，粘液結節内に腫瘍細胞が存在しない場合にも同様に壁深達度に含めるかどうかについては議論の余地がある.

● 生検診断においては，表層部からの採取では細胞外粘液が十分含まれないか，仮に含まれていたとしても，それが腫瘍全体においてどのような分布を示すか生検の段階では不明であり，50% 以上という定義を満たすかどうか確定できない．しかしながら，MSI と関連するなど，粘液産生それ自体が治療と関連する可能性があるため，その存在を所見に記載することが望ましい．したがって，生検検体内で細胞外粘液が豊富である旨を所見に記載し，癌細胞そのものの形態によって分化度を記載するのが妥当と考えられる.

● 『大腸癌取扱い規約』に記載されている記号 "muc" を生検検体で記載することは，あたかもその癌を代表する組織型のような印象を与える可能性があり，細胞外粘液が標本面積に占める割合で診断される粘液癌の特殊性を考えると，その表記には慎重になるべきと考えられる.

(高松　学)

● 文献

・Okuno M, et al. Mucinous colorectal carcinoma : clinical pathology and prognosis. Am Surg 1988 ; 54 : 681-5.

・Warschkow R, et al. Predictive value of mucinous histology in colon cancer : a population-based, propensity score matched analysis. Br J Cancer 2016 ; 114 : 1027-32.

・Hyngstrom JR, et al. Clinicopathology and outcomes for mucinous and signet ring colorectal adenocarcinoma : analysis from the National Cancer Data Base. Ann Surg Oncol 2012 ; 19 : 2814-21.

・Andrici J, et al. Mismatch repair deficiency as a prognostic factor in mucinous colorectal cancer. Mod Pathol 2016 ; 29 : 266-74.

・Svrcek M, et al. Colorectal neoplasia in Crohn's colitis : a retrospective comparative study with ulcerative colitis. Histopathology 2007 ; 50 : 574-83.

・Ott C, et al. Advanced mucinous colorectal cancer : epidemiology, prognosis and efficacy of chemotherapeutic treatment. Digestion 2018 ; 98 : 143-52.

・Hogan J, et al. Overall survival is improved in mucinous adenocarcinoma of the colon. Int J Colorectal Dis 2014 ; 29 : 563-9.

- Nozoe T, et al. Clinicopathological characteristics of mucinous carcinoma of the colon and rectum. J Surg Oncol 2000；75：103-7.
- Numata M, et al. The clinicopathological features of colorectal mucinous adenocarcinoma and a therapeutic strategy for the disease. World J Surg Oncol 2012；10：109.
- Hugen N, et al. The molecular background of mucinous carcinoma beyond MUC2. J Pathol Clin Res 2015；1：3-17.
- Kim SH, et al. Prognostic value of mucinous histology depends on microsatellite instability status in patients with stage Ⅲ colon cancer treated with adjuvant FOLFOX chemotherapy：a retrospective cohort study. Ann Surg Oncol 2013；20：3407-13.
- Yan C, et al. Clinical significance of mucinous component in colorectal adenocarcinoma：a propensity score-matched study. BMC Cancer 2021；21：1286.
- McCawley N, et al. Mucinous rectal adenocarcinoma is associated with a poor response to neoadjuvant chemoradiotherapy：a systematic review and meta-analysis. Dis Colon Rectum 2016；59：1200-8.
- Nagtegaal ID, et al. The 2019 WHO classification of tumours of the digestive system. Histopathology 2020；76：182-8.
- Imai Y, et al. Differential mucin phenotypes and their significance in a variation of colorectal carcinoma. World J Gastroenterol 2013；19：3957-68.
- Hugen N, et al. Insight into mucinous colorectal carcinoma：clues from etiology. Ann Surg Oncol 2014；21：2963-70.

内視鏡治療検体におけるSM浸潤度，切除断端の評価とその臨床的意義

POINT

▶ 粘膜下層（SM）浸潤距離の評価は，粘膜下層浸潤癌のリンパ節転移のリスク判定の基準と考えるべきである．

▶ 粘膜下層浸潤距離の測定法は，粘膜筋板の形状により異なる．

▶ 有茎性病変と非有茎性病変では，評価の方法が異なる．

▶ 粘膜下層浸潤癌のリンパ節転移の危険因子は，浸潤距離だけではないことを認識すべきである．

　大腸癌のみならず消化管癌の早期病変において，近年，内視鏡治療が急速に普及してきている．大腸癌の場合，粘膜内癌はリンパ節や他の臓器に転移しないので，治療は内視鏡的切除で完了する．一方，粘膜下層（SM）浸潤癌の場合は，転移の可能性（約10%）があるので，追加治療の必要性が生じる．粘膜下層浸潤癌において，転移の可能性のある癌とそれが皆無である癌を明確に分けることができれば，臨床においてきわめて有用な情報を提供することができる．したがって，粘膜下層浸潤癌の病理診断時に，これらの2つの癌のタイプを識別することが重要になる．両者を識別する種々の因子が指摘されているが，深達度，脈管侵襲像，組織像（低分化腺癌，印環細胞癌，粘液癌），簇出などがよく知られている．

　粘膜下層浸潤癌の病理診断は，その後の治療方針決定に重要な役割を担っているが，各因子の評価基準は必ずしも確立されておらず，病理医間での評価が一致しない点が問題とされている．本稿では，これらの点を中心に，消化管癌における深達度測定の意義について解説する．

粘膜下層浸潤距離の測定（図1）

● 粘膜筋板の走行の違いにより，①保存型，②部分的断裂型，③完全断裂型の3つの型に大別され，粘膜下層浸潤距離の測定の仕方が異なる．

　① 保存型の場合：粘膜筋板下端から最深部まで測定する．

　② 部分的断裂型の類型：表層から測定する場合と仮想線を引いてその下端から測定する場合がある．

● 表層から測定する場合：部分的断裂型の多くは表層から測定することになる（図2）．

　● 浸潤距離が過剰測定の傾向になることが問題視されている．

137

第3章 病理鑑別診断の実際

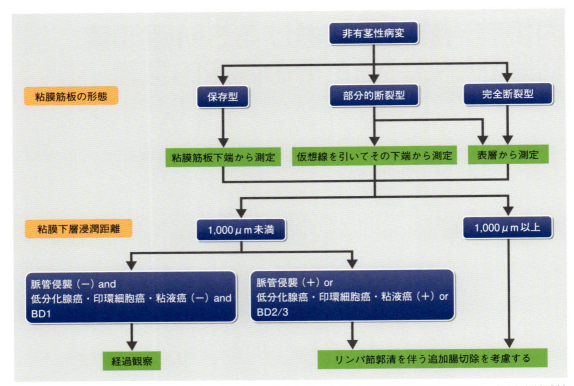

図1 大腸内視鏡的切除検体非有茎性病変における追加切除のための病理診断のアルゴリズム（垂直断端陰性の場合）
BD：簇出

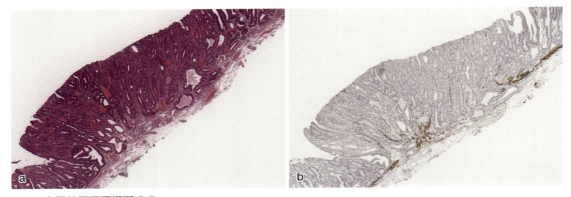

図2 大腸粘膜下層浸潤癌①
a：ルーペ像．粘膜下層に明らかにmassiveに癌が浸潤している．HE染色では，粘膜筋板が正確にはわからない．
b：デスミン免疫染色により粘膜筋板が明瞭にわかる．しかし，この程度の断裂でも仮想線を引くことが困難な場合は，表層から測定する．

- 仮想線を引いてその下端から測定する場合：
  - 断裂部分が狭い範囲に限局していることが重要である．
  - 仮想線を引くのは，粘膜筋板が錯綜化せず，不連続化が狭い範囲に限られている場合である．

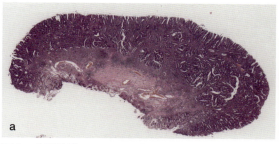
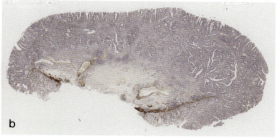

図3　大腸粘膜下層浸潤癌②
a：ルーペ像．粘膜下層に明らかに massive に癌が浸潤している．
b：デスミン免疫染色により粘膜筋板が消失しているのがわかる．この程度の断裂であれば，表層から測定する．

- 上記以外の場合は，仮想線を引かず表層から測定することが推奨されている．
- 実務的な問題：仮想線を引けるか否かの判断は，診断者間で一致しない場合が多い．
- 仮想線を引ける症例は，実際には少数である．
③ 完全断裂型の場合：表面から浸潤最深部までを測定する（図3）．
- このような浸潤距離の測定法について疑義を抱く病理医もいるが，癌の粘膜下層浸潤の実際の距離を問題にしているのではなく，粘膜下層浸潤癌のリンパ節転移のリスク推定の基準と考えるべきである．

有茎性病変の浸潤距離の測定（図4）

- 頭部浸潤（head invasion）と茎部浸潤（stalk invasion）に分けて判定する．両者は，Haggitt ライン（腫瘍・非腫瘍の境界部を結んだ線）を引いて識別する（図5）．
- 頭部浸潤では，脈管侵襲がない場合はリンパ節転移の危険性がないとされる．
- 茎部浸潤では，非有茎性病変の場合と同様に判定する．浸潤距離は，Haggitt ラインから浸潤最深部の距離を測定する（図6）．

粘膜下層浸潤癌のリンパ節転移の危険因子

- **粘膜下層浸潤癌のリンパ節転移の危険因子**：①浸潤距離が 1,000 μm 以上，②低分化腺癌，印環細胞癌，粘液癌の合併，③脈管侵襲像（静脈，リンパ管），④高簇出像（BD2/3）が危険因子とされている（表1）．
- **簇出像の定義**：一般には，癌の主胞巣と解離した小型癌胞巣とすることが多い．小型癌胞巣の定義としては，1つの胞巣が5細胞未満で構成されている小胞巣とする基準が支持されている（表2）．
- 簇出像は，浸潤性大腸癌を注意深く観察するとほとんどの例でみつけることができるので，簇出像の判定は単に「ある/なし」の二者択一ではなく，グレーディン

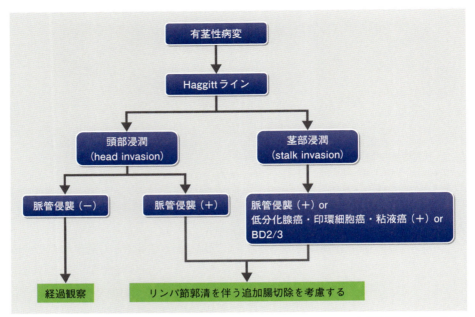

図4 大腸内視鏡的切除検体有茎性病変における追加切除のための病理診断のアルゴリズム（垂直断端陰性の場合）
BD：簇出

グやスコア化が必要になる．
- 簇出像のグレーディングとして最も用いられているスコアは，Uenoらの基準である．これは，視野面積 0.385 mm^2（対物×20，視野数 14 の接眼レンズの面積）の範囲で，5 細胞未満の小胞巣が 10 個以上認められるものが高グレード，それ未満のものが低グレードとする基準である．この基準を用いると，粘膜下層浸潤癌のリンパ節転移例を層別化でき，進行癌の予後とも相関すると報告されている．
- **簇出像判定の際の注意点**：簇出像はHE染色標本により判定する．
- サイトケラチンを用いた免疫染色による判定は行わない．
- 電子顕微鏡的，免疫組織化学的検討により簇出像を示す癌胞巣とその近傍の癌胞巣，腺管とは連続性があることが明らかにされている．
- 簇出像は主胞巣と連続している像を指すので，断片化した胞巣とは区別しなくてはならないが，実際に両者を区別することはきわめて困難である．

大腸癌における簇出像の分子病理学的意義

Zlobec らによると，転移性大腸癌において高グレードの簇出像を示す癌は *KRAS* 変異を示すものが多く，低グレードを示す癌では，*KRAS* 変異を示す例が少なかったと報告されている．このことは，抗EGFR抗体薬による治療を行う際に簇出像が有力な指標になりうることを示すもので，今後の検討が必要と思われる．

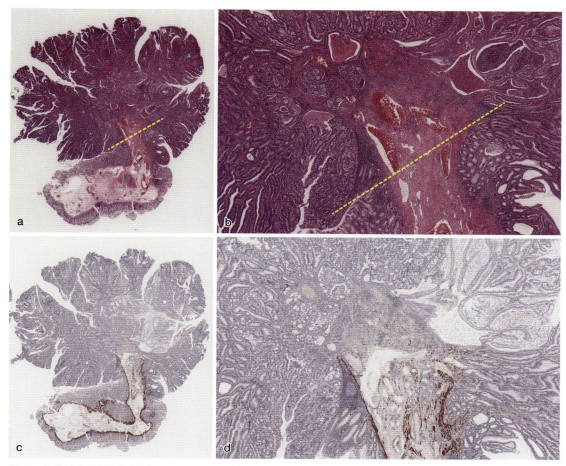

図5 有茎性病変頭部浸潤（head invasion）の一例
a：HE 染色ルーペ像．有茎性病変で粘膜下層に癌の浸潤がみられるが，Haggitt ライン（黄色破線）を越えていない．
b：HE 染色拡大像．
c：デスミン免疫染色ルーペ像．粘膜筋板の消失を伴う癌の浸潤がみられる．
d：デスミン免疫染色拡大像．

深部断端診断基準の差異と実際

- 『大腸癌取扱い規約（第9版）』では，垂直断端に癌浸潤を認めない場合を VM0，垂直断端に癌浸潤を認める場合を VM1 とし，VM0 の場合，断端から癌までの距離を記載することが付記されている．
- 癌組織が断端に接する場合，あるいは断端に近接している場合の取り扱いに関しては，必ずしも明確にされていない．
- 『大腸癌治療ガイドライン医師用（2024年版）』では，内視鏡的摘除された SM 大腸癌の追加治療の適応基準として，「垂直断端陽性とは，癌が粘膜下層断端に露出しているものである」と明記されており，追加治療の決定には同基準が用いられることが実用的と考えられる．

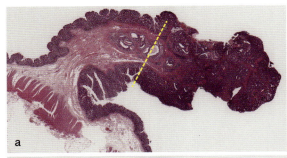
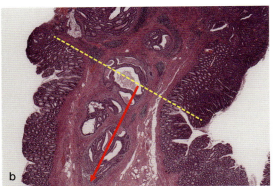
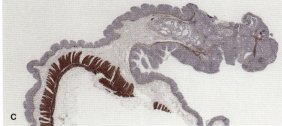
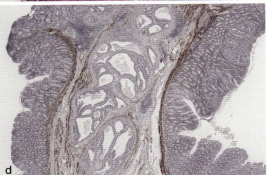

図6 有茎性病変茎部浸潤（stalk invasion）の一例
a：HE染色ルーペ像．有茎性病変で粘膜下層に癌の浸潤がみられる．癌の浸潤はHaggittライン（黄色破線）を越え，茎部へ及んでいる．
b：HE染色拡大像．Haggittライン（黄色破線）．粘膜下層の浸潤距離（→）．
c：デスミン免疫染色ルーペ像．粘膜筋板下に癌の浸潤がみられる．
d：デスミン免疫染色拡大像．

表1 内視鏡切除されたpT1大腸癌の追加治療の適応基準

項目	推奨度・エビデンスレベル
①垂直断端陽性（浸潤部）の場合は外科切除を追加することを強く推奨する	推奨度1・エビデンスレベルC
②切除標本の組織学的検索で以下の一因子でも認めれば，追加治療としてリンパ節郭清を伴う腸切除を弱く推奨する （1）T1b（SM浸潤度1,000 μm以上） （2）脈管侵襲陽性 （3）低分化腺癌，印環細胞癌，粘液癌 （4）浸潤先進部の簇出（budding）BD2/3	推奨度2・エビデンスレベルB

垂直断端陽性とは，浸潤部で癌が粘膜下層断端に露出しているものである．
脈管侵襲とは，リンパ管侵襲と静脈侵襲をいう．
（大腸癌研究会編．大腸癌治療ガイドライン医師用．2024年版．東京：金原出版；2024より引用）

- 実際の病理診断では，深部断端部の癌組織に熱変性が加わっていることがしばしばあり，断端部への癌組織の露出が正確に診断できない場合も少なからず経験する．
- 筆者らの検討では，病理学的垂直断端（pVM）（+）とした症例において遺残も

表2　簇出の評価方法

簇出（budding：BD）
癌発育先進部間質に浸潤性に存在する単個または5個未満の構成細胞からなる癌胞巣をいう．簇出が最も高度な領域を選択して20×10倍視野で癌発育先進部を観察し，簇出の個数をカウントする
BDX：簇出が不明である BD1：0〜4個 BD2：5〜9個 BD3：10個以上

注：T1癌について記載する．T2以深癌についても記載することが望ましい．
（大腸癌研究会編．大腸癌取扱い規約．第9版．東京：金原出版；2018より引用）

しくは再発を認めなかったが，ガイドラインの基準に基づいて断端の診断を下すことが断端診断の標準化につながると考える．

- pVM（−）の場合でも，深部断端までの距離を測定し，記載することが必要である．

深部断端までの距離測定の標準化

- 2005年に刊行された『大腸癌治療ガイドライン医師用』では，垂直断端に癌組織が露出していなくても，深部断端から500 μm以内に癌組織が認められた場合を垂直断端陽性として取り扱うことが推奨されていた．

- 500 μmの根拠となるデータに乏しく，2009年版の『大腸癌治療ガイドライン医師用』では，直接断端に癌組織が浸潤しているもののみを深部断端陽性とするよう変更されている．

- 筆者らの検討では，深部断端に露出がなくても深部断端から500 μm以内に癌の浸潤がみられた症例では，66例中1例（1.5％）にのみ局所再発が認められた．したがって，深部断端が陰性でも，深部断端まで500 μm未満の症例では再発の可能性が少なからず生じることを念頭におき，注意深い経過観察を要することが示唆される．

- 癌の最深部から深部断端までの距離が500 μmを越えている54例中，局所再発が認められた症例はみられなかった．この結果からは，深部断端までの距離が500 μm以上保たれていれば，局所再発の危険性が低くなることが示唆される．

- 再発の危険予測因子は，断端までの距離のみで規定されているわけではないことを認識しておく必要がある．

浸潤先進部の組織学的所見について

● 粘液産生を伴う癌の場合，癌胞巣を伴わない粘液結節のみが浸潤部で認められる場合があるが，この取り扱いについてのコンセンサスはない．

● 実際には，最深部の成分は癌の浸潤胞巣である場合がほとんどで，脈管侵襲ないしは癌胞巣を伴わない粘液結節であることは頻度的には高くない．

● 粘液結節を有する癌は，高率に局所再発をきたすとの報告もある．

● 局所再発は，脈管内に残存する癌組織が原因と推測されており，断端部付近の脈管侵襲は局所再発に，より寄与している可能性も否定できない．

● 内視鏡治療後の局所再発に関連して，先進部が粘液成分である場合と浸潤癌胞巣である場合に差異があるかは明らかにされていない．

（菅井　有，上杉憲幸）

◉ 文献

・大腸癌研究会編．大腸癌取扱い規約．第9版．東京：金原出版；2018.

・大腸癌研究会編．大腸癌治療ガイドライン医師用．2024年版．東京：金原出版；2024.

・Ueno H, et al. Risk factors for an adverse outcome in early invasive colorectal carcinoma. Gastroenterology 2004；127：385-94.

・Zlobec I, et al. Combined analysis of specific *KRAS* mutation, *BRAF* and microsatellite instability identifies prognostic subgroups of sporadic and hereditary colorectal cancer. Int J Cancer 2010；127：2569-75.

・上杉憲幸ほか．大腸癌研究会プロジェクト研究「内視鏡切除後の深部断端陽性判定基準の標準化」．胃と腸 2014；49：1063-70.

・小松信男ほか．粘液結節を有する大腸癌の臨床病理学的検討．日臨外会誌 1998；59：623-8.

予後予測因子となりうる病理所見の評価法と悪性度との関連
―― 簇出, 神経侵襲, desmoplastic reaction, 脈管侵襲

- 癌医療において外科病理診断学が果たす役割は大きい.
- 病理診断が臨床転帰と深く結びつき, 治療方針決定に重要な役割を担っている.
- 近年の多施設共同研究の結果から, 簇出, 神経侵襲, desmoplastic reaction, 脈管侵襲が治療指針として有望視されている.

　癌医療において外科病理診断学が果たす役割は大きく, ゲノム医療の発展に期待が寄せられる今日においてもその重要性に変わりはない. HE染色標本による形態観察はその基盤であり, 分子生物学の病理学への応用に伴って多種の免疫組織化学染色も診断に用いられている. 外科病理学は臨床転帰と深く結びつき, 進行度や悪性度の把握, 予後予測, 治療効果判定などを介して治療方針決定に重要な役割を担っている.

　これまでに報告されている大腸癌の予後因子は数多く存在するが, 本稿では, 近年の多施設共同研究の結果から臨床的意義が明らかとなり, 予後予測因子として期待される病理組織学的因子について概説する.

簇出

- 簇出（budding：BD）は, 固形癌において, 癌細胞が個々にあるいは小胞巣を形成しつつ散在性に間質内に浸潤する組織所見であり, 最も高度な所見を呈する領域を選択して判定する.
- 分子生物学的には, 上皮間葉転換（epithelial-mesenchymal transition：EMT）, すなわち上皮細胞が細胞接着機能を失い, 遊走・浸潤能を得ることで間葉系細胞の形質に転換する過程と深く関連する.
- 2016年にスイスで国際会議 ITBCC 2016（International Tumor Budding Consensus Conference 2016）が行われ, 12か国からの病理医, 臨床医の参加のもとに簇出の診断基準が統一された. 最終的に, 簇出は特に pT1 癌と Stage II 大腸癌の治療方針として日常診療で評価されるべき病理学的因子であると結論され, わが国における簇出の評価法に準拠した国際基準が設けられた.
- 『大腸癌取扱い規約（第9版）』では, T2以深の大腸癌についても病理報告書に簇出の Grade を記載することが望ましいと記載されている.

遺伝子異常，エピジェネティック変化

- 簇出の形成には，TGF-β シグナル経路，Wnt シグナル経路，miR-200 ファミリーのマイクロ RNA などの関与が報告されており，簇出の形態を呈する癌細胞では EMT に関連する ZEB，TWIST，SNAI1（SNAIL）などの転写因子が活性化され，細胞接着にかかわる E-カドヘリンおよび β-カテニンの発現が低下している．また，細胞外マトリックスの分解や細胞遊走にかかわるウロキナーゼプラスミノゲンアクチベータ（uPA），マトリックスメタロプロテアーゼ-7（MMP-7），MMP-9 などの関連が指摘されている．
- 簇出の形態を呈する癌細胞では，細胞表面の MHC クラス I の発現が消失しており，免疫逃避機構が働いている．
- 簇出周囲の癌関連線維芽細胞（cancer-associated fibroblasts：CAFs）が TWIST1，SNAI1 および ZEB1 などの EMT マーカーを高発現しているとの報告がある．

臨床的意義

- pT1 大腸癌では，簇出が中等度から高度な腫瘍（BD2，BD3）ではリンパ節転移が多く（BD1 群 6〜7% に対して BD2・BD3 群 25〜39%），BD2，BD3 は内視鏡的切除後の追加腸切除を考慮する因子と位置づけられている．
- 前方視的多施設研究の結果として，簇出が高度（BD3）な Stage II 大腸癌症例の予後は不良であることが確認され（5 年無再発生存率：BD1 群 91%，BD2 群 85%，BD3 群 74%），BD3 を Stage II 大腸癌における術後補助化学療法の適応因子に位置づけることが推奨されている．
- Stage III 大腸癌においても BD3 は予後不良因子であり（3 年無病生存率：BD1 群 79%，BD2 群 69%，BD3 群 65%），簇出が術後補助化学療法の投与期間を考慮するうえで有用であるとの報告がある．

病理学的診断基準

- 簇出は，癌発育先進部に浸潤性に存在する単個または 5 個未満の構成細胞からなる癌胞巣を指す（図 1）．
- 簇出が最も高度な領域を選択して，20×10 倍視野で簇出の個数をカウントし，以下の基準に基づきグレードを判定する．
  - BDX：簇出が不明である．
  - BD1：0〜4 個．
  - BD2：5〜9 個．
  - BD3：10 個以上．

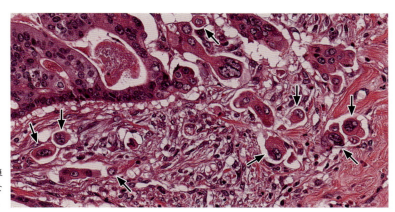

図1　簇出
癌発育先進部に浸潤性に存在する単個または5個未満の構成細胞からなる癌胞巣（→）を簇出巣と判定する.

診断上の問題点

- 大腸癌の組織形態にはheterogeneityが存在し，先進部では個々の癌の生物学的悪性度が如実に表現される．腫瘍表層や中心部の間質では簇出は目立たず，浸潤先進部において顕著となる．また，先進部においても簇出の程度は一様ではなく，簇出が最も高度な部位を適切に選択することが肝要である．
- 単個で浸潤する癌細胞は，線維芽細胞などとの鑑別が困難な場合があり，サイトケラチン免疫染色が診断の一助になるとの報告がある．しかしながら，サイトケラチン免疫染色で識別される簇出巣は，概してHE染色標本で判定される簇出巣より多く，HE染色標本の所見をもとに確立されたグレード分類基準をサイトケラチン免疫染色の陽性細胞数に適応することは妥当ではない．現在用いられている簇出の分類基準は，あくまでHE染色標本を用いた場合のものであることに留意し，HE染色標本にて明らかに癌胞巣と判断される病巣のみを簇出巣と判定する．

神経侵襲

- 神経侵襲（perineural invasion：Pn）は，固形癌の浸潤能を反映する因子の一つであり，頭頸部癌，胆管癌，前立腺癌の取扱い規約には古くから重要な病理学的所見として取り上げられてきた．大腸癌における神経侵襲は，『大腸癌取扱い規約（第8版）』で初めて記載された．
- UICC分類に準拠し，神経侵襲陰性と陽性をそれぞれPn0とPn1と表現し，後者は壁内のみに神経侵襲が存在するPn1aと，壁外に神経侵襲が存在するPn1bに細分類する．
- 局所再発のみならず遠隔転移再発とも関連を有することから，神経侵襲は局所進展の程度を反映するだけでなく，癌の生物学的悪性度を反映すると考えられている．

臨床的意義

- 大腸癌の 10〜35% に神経侵襲が認められる．
- 大腸癌研究会による後方視的多施設研究によると，Stage Ⅱ症例における 5 年無病生存率は Pn0 群 90%，Pn1a 群 79%，Pn1b 群 60% と予後と強く相関し，術後補助化学療法の指標として有用である．また，Stage Ⅲ症例における 5 年無病生存率は，Pn0 群 69%，Pn1a 群 64%，Pn1b 群 38% であり，Pn1b と診断される Stage Ⅲ症例の予後はきわめて不良である．
- 神経侵襲は独立した予後因子であり，特に Pn1b のハザード比は静脈侵襲やリンパ管侵襲のハザード比を上回る．

病理学的診断基準

- 神経侵襲は，大腸に分布する神経の構造を利用して癌が進展する現象であり，壁内と壁外の別に判定基準を設定している．
    - PnX：神経侵襲が不明である．
    - Pn0：神経侵襲を認めない．
    - Pn1：神経侵襲を認める．
        Pn1a：神経侵襲が壁内のみに存在する．
        Pn1b：神経侵襲が壁外に存在する．

壁内神経侵襲（Pn1a）

- 壁内の神経侵襲所見を指す．筋間（Auerbach）神経叢を置換するように進展する癌進展形態は，神経浸潤所見が確認できなくても壁内神経侵襲と判断する（図2）．
- 壁外神経侵襲病巣と異なり，筋間神経叢への浸潤形態は，癌細胞が神経組織内部に浸潤してこれを置換するように進展することが特徴である．
- HE 染色標本上で癌胞巣が浸潤する神経組織が不明瞭であっても，神経マーカーで染色すると，筋層間領域を進展する病変の最先進癌胞巣の内部や，周囲には破壊された神経組織の遺残が確認される．

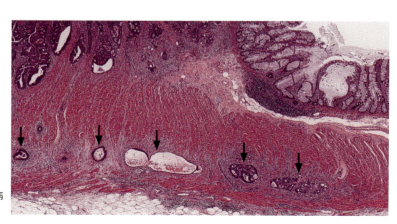

図2　壁内神経侵襲（Pn1a）
壁内神経侵襲病巣．筋間（Auerbach）神経叢を置換するように進展する病巣が認められる（→）．

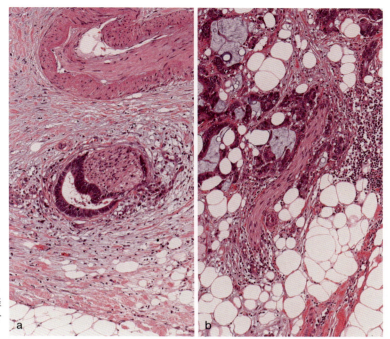

図3　壁外神経侵襲（Pn1b）
a：孤立性に存在する壁外神経侵襲病巣．
b：主病巣の一部に存在する壁外神経侵襲病巣．癌胞巣が結合組織の介在なく神経束に接している．

壁外神経侵襲（Pn1b）
- 固有筋層より深部において，癌胞巣が神経束に浸潤するか，神経束に沿って発育進展する所見を指す．
- 壁外神経侵襲には，神経侵襲病巣が孤立性に存在する場合（図3a）と，主病巣やその周囲の癌胞巣の一部に存在する場合（図3b）がある．後者の判定に関しては，癌胞巣が結合組織の介在なく神経束に接する所見を重視する．

診断上の問題点
- 神経侵襲が他の病巣と非連続性に存在する場合は，癌が大腸に分布する神経の構造を利用して進展する現象ととらえることは容易である．一方，主病巣や周辺の癌胞巣の一部に神経侵襲が存在する場合，侵襲所見ではなく，単に神経束近傍に癌組織が存在している所見との鑑別が必要である．
- 『大腸癌取扱い規約』では，この鑑別指標を癌胞巣と神経束との間に介在する結合組織の有無と定めている．すなわち，主病巣の一部において癌胞巣が神経束に近接して存在する場合，癌胞巣が結合組織の介在なく神経束に接する所見を神経侵襲と判断する．

desmoplastic reaction（DR）分類
- 近年，癌間質は癌細胞の生存や増殖を育む微小環境として認識され，癌細胞の増殖や浸潤，転移に重要であるとの概念が定着している．

- 癌細胞が浸潤する際に CAFs をはじめとする間質細胞が増生し，膠原線維が領域性をもって蓄積する状態を desmoplastic reaction（DR）と称する．
- DR は腫瘍の発育先進部に特異的に出現する myxoid な間質および keloid-like collagen を基準として Immature，Intermediate，Mature の 3 パターンに分類することができる．この DR 分類は，大腸癌症例の予後予測に有用であることが複数の多施設研究で示されている．
- 2020 年に開始された日本臨床腫瘍研究グループの臨床試験「再発リスク因子」を有する Stage Ⅱ大腸癌に対する術後補助化学療法の有用性に関するランダム化第Ⅲ相比較試験（JCOG1805）において，DR 分類は簇出や神経侵襲とともに症例選択基準に採用されている．
- 肝臓やリンパ節における転移巣の DR が原発巣の DR の特性を保持し，転移巣の DR 分類が予後の層別化に有用であることが示されている．
- 近年，皮膚扁平上皮癌や子宮頸癌，乳癌などの他癌腫においても DR 分類の有用性が報告されており，臓器横断的に DR 分類が適用できる可能性がある．

遺伝子異常，エピジェネティック変化

- DR の形成には，細胞外基質の産生と分解が強く関与し，CAFs がその中心的な役割を担っている．
- CAFs はコラーゲンを産生する主たる細胞であるとともに，腫瘍増殖を促進するサイトカイン，ケモカインを産生・分泌し，癌の進展に関与している．DR 分類は，浸潤先進部の癌微小環境における CAFs と癌細胞の相互の情報伝達を反映した形態分類ととらえることができる．
- myxoid な間質では，主として CAFs から産生されるペリオスチン，AD-AM9s，テネイシン C およびフィブロネクチンの高発現，$CD8^+T$ 細胞および $FoxP3^+T$ 細胞の減少，微小血管数の減少が特徴的である．
- 基礎研究から，Mature 症例に比べて Immature 症例では CAFs との相互作用により大腸癌細胞の増殖能や遊走能が有意に亢進していることが示されている．
- keloid-like collagen は，Ⅰ型コラーゲン抗体で強染される．

臨床的意義

- Stage Ⅱ，Ⅲ大腸癌における DR 分類別の 5 年無再発生存率は，Immature 群 49～51%，Intermediate 群 72～78%，Mature 群 85～87% と報告され，DR 分類は予後予測因子として有用である．
- 主組織型，壁深達度，腫瘍径，脈管侵襲など，従来の臨床病理学的因子をしのぐ独立した予後分別能を有している可能性が示されている．

病理学的診断基準

- 大腸癌におけるDR分類の評価は，T3，T4癌を対象とし，原発巣のHE染色標本において固有筋層外の癌間質を評価する．
- DR分類の判定基準要素となるmyxoidな間質とkeloid-like collagenの2つの組織所見は，一般的に発育先進部に観察されることから，特に発育先進部の間質を重点的に評価する．
- 原発巣標本にリンパ節構造のない壁外非連続性癌進展病巣（EX）が含まれる場合には，このDRも評価する．
  - Immature型：myxoidな間質が存在する．
  - Intermediate型：myxoidな間質がなく，keloid-like collagenが存在する．
  - Mature型：myxoidな間質，keloid-like collagenのいずれも存在しない．

診断上の問題点

- DRは形態的に一様ではなく，特に腫瘍の発育先進部は多様性に富んでいる．腫瘍表層や中心部にはmyxoidな間質やkeloid-like collagenが出現することはまれであり，ほとんどは浸潤先進部に存在することに留意する．
- Immature型の判定を行うにあたり，myxoidな間質の広がりは対物40倍視野を指標とする．すなわち，腫瘍内で最も広いmyxoid領域を評価し，これが対物40倍視野を満たす場合をImmature型と判断する（図4）．
- keloid-like collagenは，ヒアリン化した好酸性の太い断片上の膠原線維であり，細胞成分に乏しく，ケロイドに観察される線維に類似する．線維幅の下限は20μm程度を指標とする（図5）．
- 一般的にMature型の間質では線維方向が一定で細長く，きめ細やかな膠原線維が多層性に配列していることが多い（図6）．

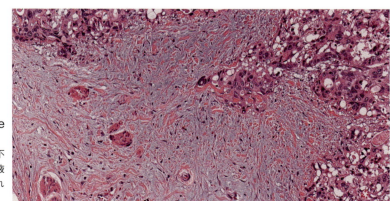

図4　DR分類によるImmature型
腫瘍先進部において，膠原線維が不規則に錯綜し，好塩基性の間質粘液が増量したmyxoidな間質が形成されている．

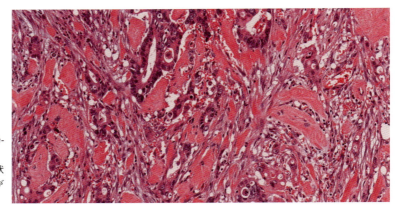

図5 DR分類によるIntermediate型
ヒアリン化した好酸性の太い断片状の膠原線維（keloid-like collagen）が認められる．

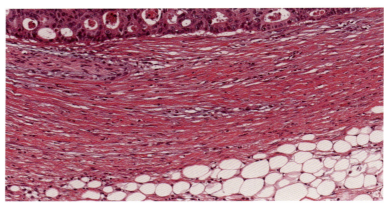

図6 DR分類によるMature型
myxoidな間質やkeloid-like collagenがなく，線維方向が一定で細長く，きめ細やかな膠原線維が多層性に配列している．

脈管侵襲

- 脈管侵襲は，pT1癌のリンパ節転移リスク因子として重要であり，わが国ではリンパ管侵襲と静脈侵襲とに分けて判定される．
- 再発・予後予測因子としての意義に関しては議論の余地がある．海外のガイドラインでは，脈管侵襲がStage II結腸癌の再発高リスク因子にあげられているが，高いレベルのエビデンスに基づくものではない．
- 腫瘍胞巣周囲に半周以上の弾性板が確認できるものをV，半周以上のポドプラニン（D2-40）陽性内皮細胞が確認できるものをLyと判定すると，脈管侵襲の判定者間の不一致が改善される．

臨床的意義

- 脈管侵襲の判定が最も治療方針の決定に影響するのは，内視鏡的切除が行われたpT1症例である．内視鏡的切除材料の場合，陽性と陰性の2段階判定方法が用いられている．大腸癌研究会で行われた2つの多施設研究では，Ly陽性の場合は陰性に対して有意にリンパ節転移が多く（各々19～23％，4～9％），V陽性の

場合も陰性に対してリンパ節転移が多い（各々 17〜19%，7〜9%）ことが報告されている．

- 予後因子としての意義に関しては，統一した見解が得られていない．メタアナリシスの結果から，脈管侵襲は Stage Ⅱ大腸癌で予後と関連するとの報告がある一方，わが国で行われた第Ⅲ相比較試験（SACURA 試験：Stage Ⅱ大腸癌を対象とした手術単独群と UFT〈経口テガフール・ウラシル〉1 年内服の術後補助化学療法群を比較したランダム化試験）においては，脈管侵襲と予後との間に有意な関連は認められなかった．

- 静脈侵襲に関して，静脈侵襲を腸管壁内の静脈侵襲（intramural vascular invasion：IMVI）と壁外の静脈侵襲（extramural vascular invasion：EMVI）に分類した場合，EMVI が Stage Ⅱ/Ⅲ大腸癌の予後と関連するとの報告がある．

病理学的診断基準

リンパ管侵襲

- リンパ管侵襲は，リンパ管内への腫瘍細胞の侵入をいう．
  - LyX：侵襲が不明である．
  - Ly0：侵襲を認めない．
  - Ly1：侵襲を認める．
    - Ly1a：侵襲が軽度である．
    - Ly1b：侵襲が中等度である．
    - Ly1c：侵襲が高度である．

- リンパ管侵襲は，リンパ管内皮細胞に裏打ちされた管腔内に癌胞巣が存在する所見である．HE 染色標本のみでリンパ管侵襲を確定診断することは困難な場合が少なくない．リンパ管内皮細胞の同定が難しい場合には，ポドプラニン（D2-40）などの細胞抗体を用いた免疫染色が有用である（図 7）．

- ポドプラニン（D2-40）免疫染色はリンパ管内皮細胞に陽性を示すが，血管内皮細胞は陰性となることから内皮細胞の鑑別に有用である．ただし，D2-40 は線維芽細胞にも陽性となることがあり，確実に内皮細胞であると判断可能な部位を評価する．

静脈侵襲

- 静脈侵襲は，血管内への腫瘍細胞の侵入をいう．
  - VX：侵襲が不明である．
  - V0：侵襲を認めない．
  - V1：組織学的に侵襲を認める．
    - V1a：侵襲が軽度である．
    - V1b：侵襲が中等度である．
    - V1c：侵襲が高度である．
  - V2：肉眼的に侵襲を認める．

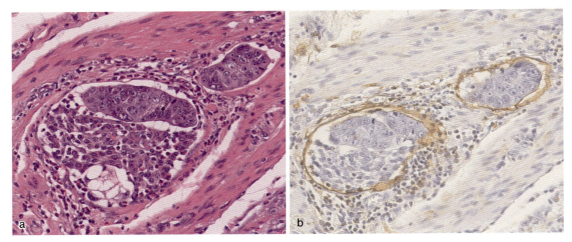

図7 リンパ管侵襲
a：HE染色　　b：ポドプラニン（D2-40）免疫染色
癌胞巣周囲の管腔様構造は，HE染色ではリンパ管内皮細胞の存在を断定することが難しく（a），ポドプラニン（D2-40）免疫染色において癌胞巣の周囲に半周以上のリンパ管内皮細胞の染色所見が確認できることから（b），リンパ管侵襲と判断する．

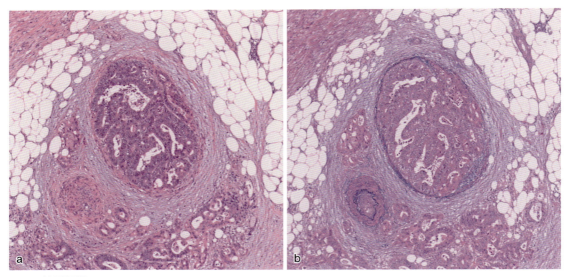

図8 静脈侵襲
a：HE染色　　b：ビクトリアブルー-HE染色
血管様構造で覆われた腫瘍胞巣が認められる（a）．ビクトリアブルー-HE染色において半周以上の弾性板が確認できる（b）．

- リンパ管侵襲同様，HE染色標本のみでの判定はしばしば難しく，弾性線維染色（Elastica van Gieson〈EVG〉，ビクトリアブルー〈VB〉など）を用い，胞巣の周囲に半周性以上の弾性板，壁構造，内皮細胞が確認できる場合を静脈侵襲とする（図8）．

診断上の問題点

● 脈管侵襲は，観察者の主観的な判断に委ねられる要素が多く，以前から観察者間での評価差が大きいことが指摘されてきた．前述のとおり，HE染色標本による診断は外科病理診断の基本であるが，HE染色標本では確定診断が困難な脈管侵襲がしばしば経験される．

● 大腸癌研究会の脈管侵襲に関するプロジェクト研究において，リンパ管侵襲はポドプラニン（D2-40）免疫染色にて半周以上のリンパ管内皮細胞が確認できる場合を，静脈侵襲は弾性線維染色（EVG，VBなど）にて腫瘍胞巣周囲に半周以上の弾性板を確認できるものをそれぞれ陽性所見と判定することで判定者間の不一致が改善されると結論され，これが『大腸癌取扱い規約（第9版）』に反映されている．

● 一方，病理診断上どのような症例において免疫染色や特殊染色を施すのか，どの程度の所見をもって軽度，中等度，高度とするのかは，十分なコンセンサスが得られていない．治療方針を決定する因子としての臨床的意義を高めるためには，客観性の高い評価方法の確立が不可欠であり，診断者間格差の是正が今後の課題である．

(阿尾理一，上野秀樹)

● 文献

- Lugli A, et al. Recommendations for reporting tumor budding in colorectal cancer based on the International Tumor Budding Consensus Conference (ITBCC) 2016. Mod Pathol 2017；30：1299-311.
- 大腸癌研究会編．大腸癌取扱い規約．第9版．東京：金原出版；2018.
- Kawachi H, et al. A three-tier classification system based on the depth of submucosal invasion and budding/sprouting can improve the treatment strategy for T1 colorectal cancer：a retrospective multicenter study. Mod Pathol 2015；28：872-9.
- Ueno H, et al. Prospective multicenter study on the prognostic and predictive impact of tumor budding in stage Ⅱ colon cancer：results from the SACURA trial. J Clin Oncol 2019；37：1886-94.
- Basile D, et al. Tumor budding is an independent prognostic factor in stage Ⅲ colon cancer patients：a post-hoc analysis of the IDEA-France phase Ⅲ trial (PRODIGE-GERCOR). Ann Oncol 2022；33：628-37.
- Ueno H, et al. Characterization of perineural invasion as a component of colorectal cancer staging. Am J Surg Pathol 2013；37：1542-9.
- Ueno H, et al. Desmoplastic pattern at the tumor front defines poor-prognosis subtypes of colorectal cancer. Am J Surg Pathol 2017；41：1506-12.
- Ueno H, et al. Disentangling the prognostic heterogeneity of stage Ⅲ colorectal cancer through histologic stromal categorization. Surgery 2018；163：777-83.
- Ao T, et al. Morphological consistency of desmoplastic reactions between the primary colorectal cancer lesion and associated metastatic lesions. Virchows Arch 2020；477：47-55.
- Ao T, et al. Cancer-associated fibroblasts at the unfavorable desmoplastic stroma promote colorectal cancer aggressiveness：Potential role of ADAM9. Int J Cancer 2022；150：1706-21.

- Sueyama T, et al. Periostin as a key molecule defining desmoplastic environment in colorectal cancer. Virchows Arch 2021；478：865-74.
- Ueno H, et al. Clinicopathological significance of the 'keloid-like' collagen and myxoid stroma in advanced rectal cancer. Histopathology 2002；40：327-34.
- Argilés G, et al. Localised colon cancer：ESMO Clinical Practice Guidelines for diagnosis, treatment and follow-up. Ann Oncol 2020；31：1291-305.
- Benson AB, et al. Colon Cancer, Version 2. 2021, NCCN Clinical Practice Guidelines in Oncology. J Natl Compr Canc Netw 2021；19：329-59.
- 大腸癌研究会編. 大腸癌治療ガイドライン医師用. 2024年版. 東京：金原出版；2024.
- Kitajima K, et al. Correlations between lymph node metastasis and depth of submucosal invasion in submucosal invasive colorectal carcinoma：a Japanese collaborative study. J Gastroenterol 2004；39：534-43.

漿膜浸潤の評価法とその臨床的意義

- ▶ 漿膜は，肺，心臓，腹腔臓器を覆う，中皮細胞およびそれに連続する組織から構成される．組織学的に漿膜と漿膜下層の境界は不明瞭なため，漿膜浸潤を判定する明確な組織学的基準の構築が難しい．
- ▶ AJCC-TNM 分類（第 8 版）における pT4a は，漿膜を貫く腫瘍の浸潤および，腫瘍の浸潤が炎症性病巣を介して漿膜につながる症例と定義される．
- ▶『大腸癌取扱い規約（第 9 版）』における pT4a は，癌が漿膜表面に接しているか，またはこれを破って腹腔に露出している症例と定義される．
- ▶ pT4a の病理診断は HE 染色で判定可能であり，漿膜浸潤と近い分類概念であるが，近年，病理評価の客観性に問題があることが判明している．
- ▶ pT4a の定義の一部である「炎症性病巣を介して漿膜につながる腫瘍の浸潤」の病理判定一致率が低いことが報告されており，客観性向上につながる pT4a の定義構築が必要と考えられている．
- ▶ 弾性染色を用いた漿膜弾性板を越える腫瘍浸潤は，より客観的に評価が可能であり，大腸癌の客観的な漿膜浸潤判定に有用である可能性がある．

漿膜浸潤の概要

定義と分類の変遷

　漿膜は胸腔，心臓や腹腔臓器を覆う連続した膜組織で，その表層部は中皮細胞で覆われ，中皮細胞を支持する submesothelial layer（中皮下層）があり，そのなかに漿膜弾性板という弾性線維が存在する．submesothelial layer の臓側には outer layer（外層）がある．outer layer は脂肪組織で構成され，明らかな境界を伴わずに，肺，心臓，腹腔臓器に連続している．そのため，各臓器で発生した腫瘍が，漿膜近傍まで増殖・浸潤した際に漿膜浸潤と診断する組織学的な境界が存在せず，漿膜浸潤を厳密に定義することは，理論的に難しいと考える．

　一方で，大腸癌原発巣の悪性度が，深達度に影響される pT 分類の基盤は 100 年近く前にすでに確立していた．大腸癌 AJCC（American Joint Committee on Cancer）-TNM 分類における pT 分類では，粘膜下層まで浸潤する腫瘍は pT1，固有筋層まで浸潤する腫瘍は pT2，筋層を越えて浸潤する腫瘍は pT3 に分類するが，ここまでの深達度分類の定義は長く一貫している．

さらに深い腫瘍浸潤に関する検討は比較的新しく，1995年のShepherdらによる報告が最初と考える．漿膜浸潤の程度をlocal peritoneal involvement（LPI）スコアで分類し，漿膜の潰瘍形成や，明らかに漿膜面から離れて存在する腫瘍浸潤と分類されるLPI 4が予後不良であり，腹膜再発症例の多くはLPI 4であると報告し，現在のpT4aを定義するうえでの根拠となった．

AJCC-TNM分類（第7版）においては，漿膜を貫く腫瘍の浸潤がpT4aに分類されていた（full penetration of tumor cells through the peritoneum）．このように，組織学的に境界が明瞭でない漿膜浸潤という用語は曖昧で，判定困難症例に関する報告はあるものの，pT4aという分類定義自体は明確であった．

しかし，腫瘍が漿膜のごく近傍まで浸潤する症例に予後不良症例が含まれる認識は多くの病理医にあり，それらをpT4aに含める推奨がCAP（College of American Pathologists）やICCR（International Collaboration on Cancer Reporting）でなされ，定義に幅が生じた．さらに，pT4a症例の割合に施設間格差が存在することも報告され，診断の客観性が疑問視されている．

UICC（Union for International Cancer Control）-TNM分類（第8版）では，従来の漿膜を貫く腫瘍の浸潤に加えて，腫瘍の浸潤が炎症性病巣を介して漿膜につながる症例もpT4aに加えるとする改訂を行ったが，客観性の改善には至っていないと報告されている．日本の『大腸癌取扱い規約（第9版）』においても，UICC-TNM分類の第8版改訂を踏まえて，pT4aは「癌が漿膜表面に接しているか，またはこれを破って腹腔に露出している症例」と定義されたが，劇的な客観性の向上は望めないと思われる．

漿膜は生理的に波を打つような外郭を有し，裂け目を形成することがある．さらに腫瘍が漿膜近傍まで浸潤する際，さまざまな程度の反応性変化を呈し，肉芽組織の形成や，中皮細胞が反応性異型を伴って増殖することもある．これらの生理的特徴や，多彩な反応性変化はpT4aの判定の診断の客観性低下に寄与していると思われる．このようなpT4a分類の問題点が表出してきた今こそ，「漿膜浸潤とは何か」を根本から考えるよい機会であると思われる．

腫瘍の漿膜弾性板浸潤（ELI）診断法

筆者らは漿膜のsubperitoneal layer（腹膜下層）に存在する漿膜弾性板を弾性染色で可視化し，漿膜弾性板を越える腫瘍の浸潤（elastic laminal invasion：ELI）が予後因子であり，pT分類に含めることを提案している．このELI診断法は安価で，世界中の病理検査室で行うことが可能であり，漿膜浸潤の客観性の向上に貢献する可能性がある．また，肺癌における胸膜浸潤は臓側胸膜の弾性板を越える腫瘍とすでに定義されており，漿膜浸潤判定の定義を臓器横断的に標準化できる．一方，適切な標本切り出しや，弾性染色を行う切片の選択，使用する弾性染色に関する情報などが標準的な深達度診断として採用されるために必要である．

近年，pT4aなど，深部へ浸潤する大腸癌は，術後補助化学療法の追加を検討す

ることや，逆にリンパ節転移陽性で，深部浸潤を伴わない病変では，術後補助化学療法のレジメン短縮を図る試みがある．そのため，適切で客観的な漿膜浸潤や深部浸潤大腸癌の分類定義を確立しないと，病理診断が原因で，施設間で異なる治療が行われてしまう可能性がある．

　本稿では，大腸癌における適切な深達度評価および漿膜浸潤の評価を切り出しや染色手技を含めて解説し，私見も含まれるが pT4a や ELI の評価に関しても説明する．

漿膜浸潤の診断の進め方

　適切な漿膜浸潤の診断を行うには，適切な標本固定，マクロ観察と切り出し，および定義に従った病理診断が必要とされる（**表1**）．

標本固定

- 漿膜浸潤の評価を行う結腸癌の外科摘出標本は，日本の多くの施設では腸間膜対側で切り開き，粘膜面を上にして固定板の上で伸展して貼り付ける．これにより，詳細な粘膜面の肉眼観察や腫瘍径などの計測が可能となる．
- この際，固定板に漿膜が密着しすぎると，漿膜浸潤部が固定不良になることがある．
- 腫瘍本体から離れた脂肪組織は，外科医によってリンパ節検索のため剥離されることがあるが，腫瘍の近傍まで検索を行うと，漿膜浸潤の評価が困難となる．そのため，適度なリンパ節の検索と伸展を行った組織を 10% 中性緩衝ホルマリンに浸透・固定させる．
- ゲノム情報解析を適切に行うため，固定時間は 48 時間以内が適切とされる．

マクロ観察と切り出し

- まず，外科医や病理医は，検体固定や切り出しの際，粘膜側からのみならず，漿膜側からもぜひ観察するようにしていただきたい．漿膜浸潤が疑われる部分は，しばしば腸管壁が腫瘍側に引きつれている．その他にも，漿膜面が混濁していたり，腸間膜脂肪組織が陥凹したりする．漿膜浸潤が疑われる部分が肉眼的に同定できていれば，その部位に割を入れることで，適切かつ効率的なサンプリングが可能となり，無意味な全割標本の作製を避けることができる（**図1**）．
- 切り出しの際の割面観察も重要である．腫瘍最大割面のサンプリングも大切であ

表1　適切な漿膜浸潤判定に必要な項目

標本固定	検体の伸展，固定板への貼り付け，リンパ節検索
マクロ観察と切り出し	漿膜の引きつれや陥凹，漿膜面の混濁，streak sign
定義に従った病理診断	AJCC/UICC-TNM 分類や『大腸癌取扱い規約』の pT4a 定義の把握

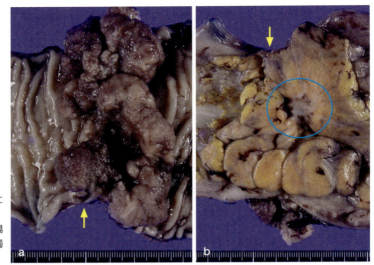

図1 マクロ観察と切り出し①
a：腸管側からの観察．腸管壁が腫瘍側に引きつれている（→）．
b：a と同一症例．漿膜側からの観察．腸管壁の引きつれに加えて，漿膜が白濁している（○）．

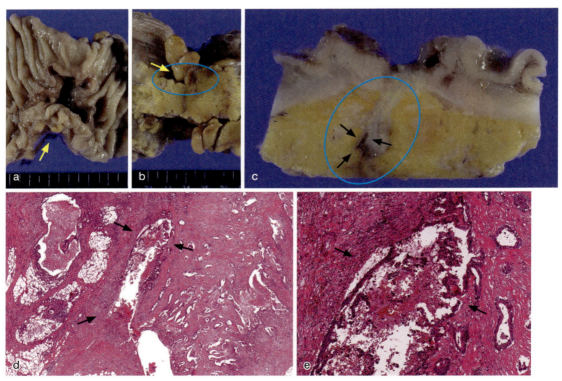

図2 マクロ観察と切り出し②
a：腸管側からの観察．腸間膜対側が強く腫瘍側に引きつれている（→）．
b：漿膜側から観察すると漿膜の引きつれ（→）が観察できる．○に沿って，腸管の長軸で切り出しを行った．
c：streak sign と呼ばれる筋状の白色病変が，引き込まれた漿膜から腫瘍先進部へと連続してみられる（○）．実際の streak sign はより繊細な筋状病変として認められることが多く，陥凹した漿膜（→）に連続する．
d：c の○の組織像．脂肪組織内であるが，陥凹した漿膜面（→）がみられ，同部位で漿膜を貫く腫瘍の浸潤を伴うため pT4a と判定する．
e：d（→）の漿膜面の強拡大像．漿膜面に露出する腫瘍がみられる（→）．

漿膜浸潤の評価法とその臨床的意義

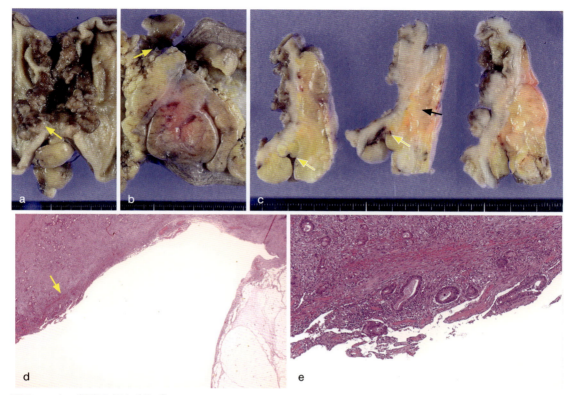

図3 マクロ観察と切り出し③
a：腸管側からの観察と漿膜が引きつれている部分（⇨）．
b：漿膜側からの観察と漿膜が引きつれている部分（⇨）．
c：割面の観察．切片の中心部（→）に注意が行きがちであるが，漿膜が引きつれている部分（⇨）のサンプリングと評価が重要である．
d，e：c（⇨）の組織像．漿膜面に腫瘍が露出してみられる．

るが，むしろ漿膜面に近い部位の同定とサンプリングが効率的で適切な診断につながる．

- 漿膜浸潤部は，前述した肉眼所見に加えて，割面でしばしば漿膜が腫瘍に引き込まれ，streak signと呼ばれる筋状の白色病変としてみられる（図2）．また，腸間膜脂肪組織の辺縁部では，しばしば漿膜の引きつれと漿膜浸潤が観察される．これらの肉眼的に漿膜浸潤を疑う部分は，必ずしも腫瘍最大割面ではないため，適切な割面の観察が必須である（図3）．

漿膜浸潤および pT4a の病理診断

- AJCC-TNM 分類（第8版）における pT4a の定義を和訳すると，腫瘍の直接浸潤により，漿膜表面を巻き込む腫瘍である．また，炎症を介して腫瘍細胞が漿膜表面に連続する腫瘍も pT4a に分類される．一方，『大腸癌取扱い規約（第9版）』においては，癌が漿膜表面に接しているか，またはこれを破って腹腔に露出して

161

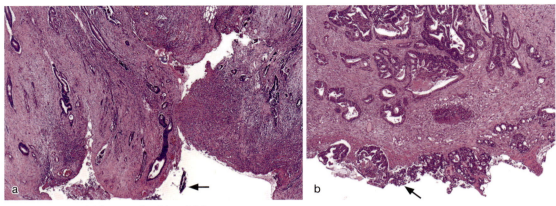

図4　pT4aと診断される典型的な症例
a：漿膜表面に滲出物を伴い，漿膜表面から遊離した腫瘍腺管（→）がみられる．
b：漿膜表面に腫瘍腺管が露出してみられる．

いる腫瘍と定義されている．
- 漿膜表面から遊離した腫瘍腺管がみられたり，広範に漿膜表面に腫瘍腺管が露出してみられる典型的な症例（図4）に関しては，迷わずに，定義に従った診断が可能である．
- 一方で，現状の問題として，pT4aの定義に厳密に従うことが困難な症例が多く存在することである．例として，『大腸癌取扱い規約（第9版）』におけるpT4aの定義の一部である漿膜表面に接している腫瘍と，AJCC-TNM分類（第8版）のpT4aの定義を構成している炎症を介して腫瘍細胞が漿膜表面に連続する腫瘍の症例を提示する．図5a，bは漿膜表面に接した腫瘍であるが，周囲に炎症やフィブリンの析出を伴うと，接しているか否かの判定は難しいことが多い．図5c，dは漿膜近傍まで広範に腫瘍が浸潤するが，境界が比較的明瞭で腫瘍腺管の露出がはっきりしない症例である．AJCC-TNM分類（第8版）の定義上，炎症を介して腫瘍細胞が漿膜表面に連続する腫瘍もpT4aに分類され，本症例はそれに該当するが，腫瘍の浸潤部では膿瘍形成が認められたり，腫瘍浸潤が浅くても線維性間質の増生が漿膜に及ぶ症例は多いため，どの程度の炎症や漿膜表面までの距離をもってpT4aに分類するかを明確にする必要がある．これらの原因により，AJCC-TNM分類（第8版）のpT4a判定は病理医間の診断一致率は低いと報告されている．また，詳細な検討の報告はないが，『大腸癌取扱い規約』における癌が漿膜表面に接しているか否かの判定も，一致率が低い可能性がある．
- 筆者らは，弾性染色を用いたELIを漿膜浸潤判定の一部として提案してきた．漿膜弾性板を越える腫瘍の浸潤がELIの定義であり，Elastica van Gieson（EVG）染色やレゾルシン・フクシンを用いた弾性染色により漿膜弾性板を可視化することで判定可能である．弾性染色はその他にも種類があるが，ビクトリアブルー染色はやや感度が落ちる印象をもっている．

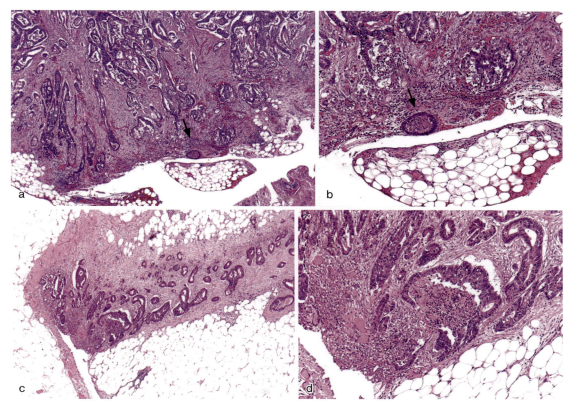

図5 漿膜に近接した腫瘍の深達度判定

a, b：漿膜表面に接する癌細胞（→）がみられ，『大腸癌取扱い規約』に従うとpT4aとなる．漿膜とつながっており，AJCC-TNM分類（8版）でもpT4aと判断される症例である．

c, d：炎症性病巣を介して漿膜につながる腫瘍の浸潤．漿膜表面まで100μm未満で，漿膜表面との間に炎症がやや強くみられる．AJCC-TNM分類（7版）に従うとpT4aとなる．一方，漿膜表面に接してはおらず，『大腸癌取扱い規約』に従うとpT3となる．また，炎症の程度や漿膜までの距離により，AJCC-TNM分類（8版）の定義の一つである，「炎症性病巣を介して漿膜につながる腫瘍の浸潤」は病理判定の一致率が低いと報告されている．

このように，現状のpT3とpT4aの判定は，病理判定の客観性が問題となっている．

- 染色は前述の肉眼所見や組織学的所見から漿膜に腫瘍が近接する部位で行う．割面全体で弾性染色を行うと，漿膜弾性板の連続性が追えるため，より客観的に評価することが可能であるが，腫瘍が漿膜に最も近接している一切片で行った場合でも，現状のpT分類よりは客観的に評価が可能である．
- 典型的な症例において，漿膜直下に位置する弾性板の連続性を正常部から腫瘍部へ追っていき，腫瘍浸潤部が漿膜弾性板を越えた場合，ELI陽性と判定する．
- 漿膜弾性板を越えた腫瘍部は，線維化を強く起こし，tumor budding（簇出）がしばしば認められる（図6）．
- 筆者らは，漿膜弾性板を越えた腫瘍微小環境を，cancer microenvironment formed by peritoneal invasion（CMPI）と呼んでいる．CMPIは生物学的に転移を促進する腫瘍微小環境であると考えている．
- pT3大腸癌における，ELI陽性症例は，ELI陰性症例と比較して予後不良であ

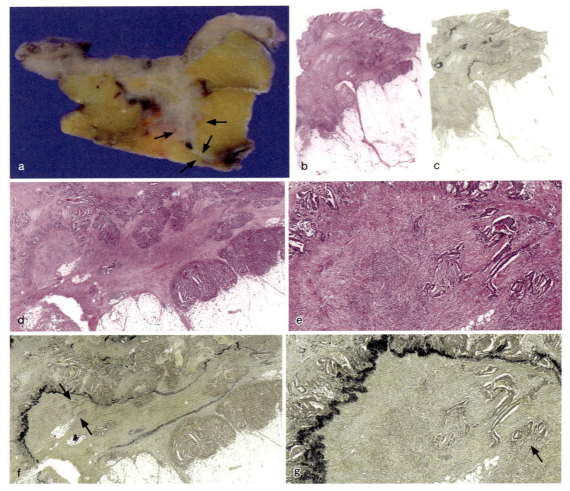

図6 漿膜弾性板を越える腫瘍の浸潤（ELI）陽性症例の典型像
a：streak sign（→）を認める．弾性染色もこのような部分で行う．
b，c：streak sign に一致して弾性板が腫瘍側に引きつれている．
d，e：漿膜弾性板浸潤部のHE像．漿膜弾性板浸潤部ではしばしば線維化巣がみられる．
f，g：漿膜弾性板を越えた腫瘍（→）がみられる．

ることが知られている．ELI 陽性 pT3 大腸癌と pT4a 大腸癌では予後があまり変わらないとする報告があるが，pT4a 症例の頻度が低く，その判定によって結果が変わってくる可能性があり，今後の研究が望まれる．ELI にも判定困難な症例は存在する．まず，漿膜は存在するが，漿膜弾性板が確認できないことがある．このような pT3 症例は ELI 陰性症例と臨床経過が類似しており，ELI 陰性と判定する．また，ELI 陰性でも漿膜表面を腫瘍が巻き込む pT4a に分類される症例がまれに存在するため，さらなる検討が必要とされている．

● 次に，腫瘍の浸潤や浸潤先進部の炎症性変化により漿膜弾性板が途絶することがある．可能な場合は仮想線を引き，仮想線が引けない場合は，途絶した部位と腫瘍最深部の位置関係から ELI を判定する．

- ELI判定は現状のpT判定より明らかに客観性が高く，筆者らは情報の蓄積を行っている．また，漿膜弾性板が漿膜表面より浅い位置に存在することから，ELIの検索はpT4aのoverestimation（過剰診断）防止にも役立つと考えており，日常病理診断への積極的な導入が期待される．

漿膜浸潤の生物学的意義

- 現在まで，病理総論的に漿膜浸潤した癌細胞は，腹腔に散布されて腹膜播種を起こすと考えられてきた．一方，臨床病理学的解析から，漿膜浸潤は腹膜播種と強く相関することは確かであるが，遠隔転移とも相関し，頻度的にはこちらのほうが高い．さらに，漿膜に存在する線維芽細胞は，腫瘍の増殖と転移促進能が高いことがわかってきている．
- 漿膜浸潤の病理学的研究は診断学を起点としつつ，転移を促進する腫瘍微小環境の生物学的理解に展開可能な重要項目である．

漿膜浸潤の病理診断

疾患の概要

- 漿膜浸潤陽性大腸癌は予後不良であり，術後治療決定因子となりうる．
- 判定法として，AJCC–TNM分類や『大腸癌取扱い規約』のpT4aに準拠する方法と，ELIを用いる方法がある．

臨床所見

- pT4aやELI陽性大腸癌は，しばしば腸閉塞を生じる．

好発年齢，性

- 好発年齢や性別は報告されていない．

発生部位

- 漿膜浸潤の病理学的評価は結腸でなされる．直腸S状部（Rs），上部直腸（Ra）を含め直腸における漿膜浸潤判定の有用性に関しては確立していない．
- pT4aの好発部位などは報告されていないが，ELIが左結腸に多く発生するという報告がある．

発生頻度

- pT4aに関して，欧州のStage Ⅱ，Ⅲ大腸癌の検討では3.2〜24.6％と報告されている．日本の外科的切除例全体の多施設検討では，11.2〜67.7％と報告されている．
- pT3結腸癌のELI陽性率は20.4〜52.6％であり，1つの報告を除いて20〜30％台である．

悪性度

● pT4a と ELI 陽性大腸癌は予後不良である.

治療法

● リンパ節転移を有さない漿膜浸潤大腸癌は，術後治療の対象となる可能性がある.

● リンパ節転移を有する漿膜浸潤陰性大腸癌は，術後治療レジメンを短縮できる可能性がある.

病理所見

● 漿膜側の肉眼観察と割面の観察で，漿膜浸潤を疑う部分を同定し，サンプリングすることが重要である.

組織学的所見

● AJCC-TNM 分類（第8版）における pT4a の定義は，直接浸潤により，漿膜表面を巻き込む腫瘍である.

● 『大腸癌取扱い規約（第9版）』における pT4a の定義は，漿膜面に接しているか，またはこれを破って腹腔に露出している腫瘍である.

● 弾性染色を用い，漿膜弾性板を越える腫瘍の浸潤を ELI 陽性と定義し，漿膜浸潤の判定基準の一つに加えると，より客観的な深達度診断が可能である.

診断上の問題点

● 漿膜浸潤は定義が曖昧であり，pT4a の病理学的判定は客観性が低い．漿膜浸潤とは何か，改めて検討する必要がある.

● 適切な漿膜浸潤判定には，詳細な肉眼的観察と適切なサンプリングが必要である．腸管壁が腫瘍側に引きつれている部分など，漿膜浸潤が疑われる部分の肉眼的同定とサンプリングが重要である.

● 詳細な肉眼的観察と適切なサンプリングが行われ，適切な判定基準とコンセプトにより，漿膜浸潤の診断定義をより客観化，明確化する必要がある．HE 染色のみを使用する pT4a の病理学的判定は，適切な判定基準のみでは限界があると予測され，弾性染色を用いた ELI を導入することにより，漿膜浸潤判定の客観性の向上が期待される.

（小嶋基寛，坂本直也）

● **文献**

・Kojima M, Ochiai A. Special cancer microenvironment in human colonic cancer：Concept of cancer microenvironment formed by peritoneal invasion（CMPI）and implication of subperitoneal fibroblast in cancer progression. Pathol Int 2016；66：123-31.

・Lockhart-Mummery JP. Two hundred cases of cancer of the rectum treated by perineal excision. Br J Surg 1926；14：110-24.

・Shepherd NA, et al. Influence of local peritoneal involvement on pelvic recurrence and prognosis in rectal cancer. J Clin Pathol 1995 ; 48 : 849-55.

- Edge SB, et al. AJCC Cancer Staging Manual. 7th edition. New York : Springer-Verlag ; 2010.
- Amin MB, et al. AJCC Cancer Staging Manual. 8th edition. Switzerland : Springer-Verlag ; 2017.
- Panarelli NC, et al. Reproducibility of AJCC Criteria for classifying deeply invasive colon cancers is suboptimal for consistent cancer staging. Am J Surg Pathol 2020 ; 44 : 1381-8.
- Klaver CEL, et al. Interobserver, intraobserver, and interlaboratory variability in reporting pT4a colon cancer. Virchows Archiv 2020 ; 476 : 219-30.
- Stewart CJR, et al. Assessment of serosal invasion and criteria for the classification of pathological (p) T4 staging in colorectal carcinoma : confusions, controversies and criticisms. Cancers (Basel) 2011 ; 3 ; 164-81.
- Kojima M, et al. Peritoneal elastic laminal invasion of colorectal cancer : the diagnostic utility and clinicopathologic relationship. Am J Surg Pathol 2010 ; 34 : 1351-60.
- Gray R, et al. Adjuvant chemotherapy versus observation in patients with colorectal cancer : a randomised study. Lancet 2007 ; 370 : 2020-9.
- Grothey A, et al. Duration of adjuvant chemotherapy for stage III colon cancer. N Engl J Med 2018 ; 378 : 1177-88.
- Inomata M, et al. Macroscopic features at the deepest site of tumor penetration predicting liver metastases of colorectal cancer. Jpn J Clin Oncol 1998 ; 28 : 123-8.
- Liang WY, et al. Retrospective evaluation of elastic stain in the assessment of serosal invasion of pT3N0 colorectal cancers. Am J Surg Pathol 2013 ; 37 : 1565-70.
- Kojima M, et al. Human subperitoneal fibroblast and cancer cell interaction creates microenvironment that enhances tumor progression and metastasis. PLoS One 2014 ; 9 : e88018.
- Yokota M, et al. Spread of tumor microenvironment contributes to colonic obstruction through subperitoneal fibroblast activation in colon cancer. Cancer Sci 2015 ; 106 : 466-74.
- Grin A, et al. Peritoneal elastic lamina invasion : limitations in its use as a prognostic marker in stage II colorectal cancer. Hum Pathol 2013 ; 44 : 2696-705.
- Kojima M, et al. Practical utility and objectivity : does evaluation of peritoneal elastic laminal invasion in colorectal cancer overcome these contrary problems? Am J Surg Pathol 2014 ; 38 : 144-5.
- Odate T, et al. Assessment of peritoneal elastic laminal invasion improves survival stratification of pT3 and pT4a colorectal cancer : a meta-analysis. J Clin Pathol 2019 ; 72 : 736-40.
- Kojima M, et al. Assessment of elastic laminal invasion contributes to an objective pT3 subclassification in colon cancer. Am J Sung Pathol 2023 ; 47 : 1122-33.

小腸癌

- ▶原発性小腸癌はまれな疾患で，消化管悪性腫瘍に占める割合は1％未満である．
- ▶原発性小腸癌は形態学的には大腸癌に類似し，管状腺癌の頻度が高い．
- ▶小腸では，胃や大腸に比べ転移性腫瘍や非上皮性腫瘍が占める割合が高く，原発性小腸悪性腫瘍における腺癌の頻度は20〜30％程度である．

　小腸は成人では約6 mの長さで，十二指腸，空腸，回腸からなる（広義の小腸）．空腸と回腸（狭義の小腸）は，Treitz靱帯から回盲弁（Bauhin弁）までの腸管で，解剖学的に両者の境となる構造は存在しないが，口側2/5が空腸，肛門側3/5が回腸とされている．『大腸癌取扱い規約（第9版）』では，回盲弁は大腸（盲腸）として扱われている．本稿では，空腸と回腸に発生する狭義の小腸癌を中心に解説する．

　小腸は，消化管全長の2/3以上を占めるものの，原発性小腸癌が消化管悪性腫瘍に占める割合は1％未満であり，発生頻度は大腸癌の約1/100である．原発性小腸癌の組織型は大腸癌に類似し，管腔形成を示す高分化もしくは中分化腺癌の頻度が70％以上を占める．小腸癌には散発性に発生するものと，炎症性腸疾患や遺伝性腫瘍症候群などの背景疾患に伴って生じるものがあり，発生する癌の特徴が異なるため背景疾患の知識も重要となる．原発性小腸悪性腫瘍が消化管悪性腫瘍に占める頻度は約2％で，そのうち腺癌の頻度は20〜30％程度であり，その他は消化管間質腫瘍（gastrointestinal stromal tumor：GIST），悪性リンパ腫，カルチノイド腫瘍，転移性腫瘍が大部分を占める（表1）．したがって，腫瘍の多くを上皮性腫瘍（腺腫，腺癌）が占める大腸に比して，小腸腫瘍の鑑別診断は多岐にわたり，組

表1　小腸に発生する悪性腫瘍

原発性（約30〜85％）		転移性（約15〜70％）	
主な組織型	頻度（日本，米国）	主な原発巣	頻度
腺癌	32.6％, 20.8％	肺癌	5.3〜59.3％
GIST	29.1％, 11.2％	胃癌	21.1〜25.9％
悪性リンパ腫	30.4％, 21.7％	大腸癌	5.3〜25.9％
カルチノイド腫瘍	1.7％, 41.5％	乳癌	3.7〜10.5％
		腎癌	3.5〜7.4％
		食道癌	0.9〜7.4％
		皮膚悪性黒色腫	7.4〜14.8％

織所見のみではなく，臨床情報や肉眼・画像所見を含めた総合的な判断が必要となる．

　本稿では，まず小腸腫瘍の鑑別診断について述べた後に小腸癌の臨床病理学的事項について説明する．GIST，悪性リンパ腫，カルチノイド腫瘍の詳細については別稿を参照されたい．

小腸腫瘍の診断ストラテジー

　小腸癌は，管腔形成を示す高分化もしくは中分化腺癌の頻度が高く，腺癌と診断すること自体が問題となることは少ないが，原発性か転移性かについての鑑別が難しいことがある．特に，大腸癌や胃癌からの転移性病変の場合は，組織所見のみでは鑑別が困難なことがあり，臨床情報，肉眼・画像所見を合わせた診断が重要となる．管腔形成に乏しい充実性発育を示す小腸癌では，免疫染色が有用なことがあり，鑑別点について説明する．

臨床情報

- **腫瘍の既往，他臓器病変の有無**：画像情報，手術歴があれば，組織型や病期などを確認する．可能であれば，既往の病理標本を参照する．
- **腫瘍マーカー**：腺癌では CEA，CA19-9，悪性リンパ腫では sIL-2R が高値となることがある．

肉眼所見

　小腸腫瘍は，隆起を主体とした病変（隆起性病変）と，潰瘍を主体とした病変（潰瘍性病変）の 2 つに大きく分類される．それぞれ所見により，**図 1** のように肉眼診断を行う．

隆起性病変

- 腫瘍の急峻な立ち上がり
  - 腺腫，腺癌：腺腫や粘膜内癌では分葉状，結節状，乳頭状などの粘膜模様を呈する．
- 粘膜下腫瘍様隆起
  - 各種非上皮性腫瘍，カルチノイド腫瘍，転移性腫瘍．

［潰瘍形成なし］
  - 良性非上皮性腫瘍：脂肪腫は黄色調・軟，血管腫は赤褐色調・軟．
  - GIST，カルチノイド腫瘍．

［潰瘍形成あり］
  - 悪性リンパ腫（B 細胞性）：粘膜下腫瘍としては不完全で，隆起表面に広いびらんもしくは浅い潰瘍を伴うことが多い．
  - GIST：大きく発育したものでは潰瘍形成がみられることがある．潰瘍面の面積に比して深い潰瘍を伴っていることが特徴的である．

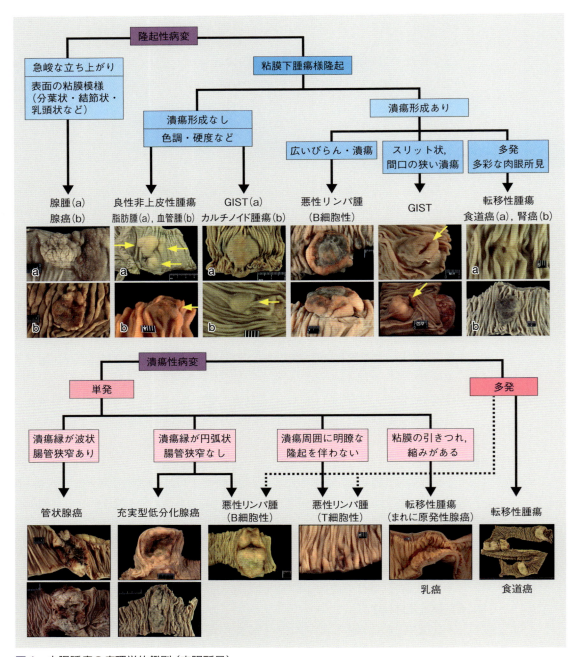

図1 小腸腫瘍の病理学的鑑別（肉眼所見）

潰瘍性病変
- 多発病変：転移性腫瘍，悪性リンパ腫．
- 単発病変
  - 腸管狭窄を伴うか，潰瘍縁が不整・波状の場合：管状腺癌．
  - 潰瘍縁が円弧状の場合：充実型低分化腺癌，悪性リンパ腫（B細胞性）．

- 潰瘍周囲に明瞭な隆起を伴わない場合：悪性リンパ腫（T 細胞性）.
- 粘膜のひきつれ，縮みがある場合：転移性腫瘍*（まれに原発性腺癌）.

*転移性腫瘍の肉眼所見は多彩であり，多発病変であること以外は鑑別点が絞れ
ないうえに，約半数は単発病変である．粘膜下腫瘍様の形態を示すことが多い
が，病変が大きくなると表層の粘膜が消失し，原発腫瘍との鑑別が困難となる
ことがある．臨床情報や組織所見，免疫染色所見を合わせて鑑別する．

組織学的所見

特徴的な形態，分化を示す病変

- 管腔形成が主体：管状腺癌（小腸癌の 70% 以上を占める）.
- 乳頭状構造が主体：乳頭腺癌.
- 粘液成分が 50% 以上：粘液癌.
- 印環細胞が主体：印環細胞癌.
- 扁平上皮成分あり：腺扁平上皮癌，扁平上皮癌*.
- 合胞体性栄養膜細胞と細胞性栄養膜細胞に類似した細胞からなる：絨毛癌*.
- 下記の充実性発育を示す癌の一部にみられることがあり，充実性発育を呈してい
た場合は癌と診断が可能であるため，病変を広く観察することが重要である．

　*扁平上皮癌や絨毛癌は小腸では非常にまれであり，転移性病変との鑑別のため，
　特に発生頻度の高い臓器（扁平上皮癌は食道，肛門，子宮頸部，皮膚など．絨
　毛癌は生殖器，縦隔など）を含めた病変の検索が推奨される．

分化の不明瞭な充実性発育を示す病変

- 充実型低分化腺癌，内分泌細胞癌，カルチノイド腫瘍，髄様癌，悪性リンパ腫，
GIST，転移性腫瘍などを考慮する．鑑別点については**表 2** に，代表的な組織像
を**図 2** に示す．

表 2　充実性発育を示す小腸病変の鑑別疾患

	鑑別点・有用な免疫組織化学
内分泌細胞癌 カルチノイド腫瘍	サイトケラチン（＋），神経内分泌マーカー（クロモグラニン A，シナプトフィジン，CD56）（＋）
髄様癌	明瞭な核小体，豊富な好酸性胞体，腫瘍辺縁および内部のリンパ球浸潤 サイトケラチン（＋），dMMR，MSI
充実型低分化腺癌	サイトケラチン（＋） 内分泌細胞癌や髄様癌の所見なし
悪性リンパ腫	サイトケラチン（－），CD45（＋）
GIST	紡錘形細胞成分の有無 サイトケラチン（－），KIT（＋），DOG1（＋），CD34（＋）
悪性黒色腫（転移性）	メラニンの有無 サイトケラチン（－），S-100（＋），HMB45（＋）

dMMR：deficient mismatch repair, MSI：microsatellite instability

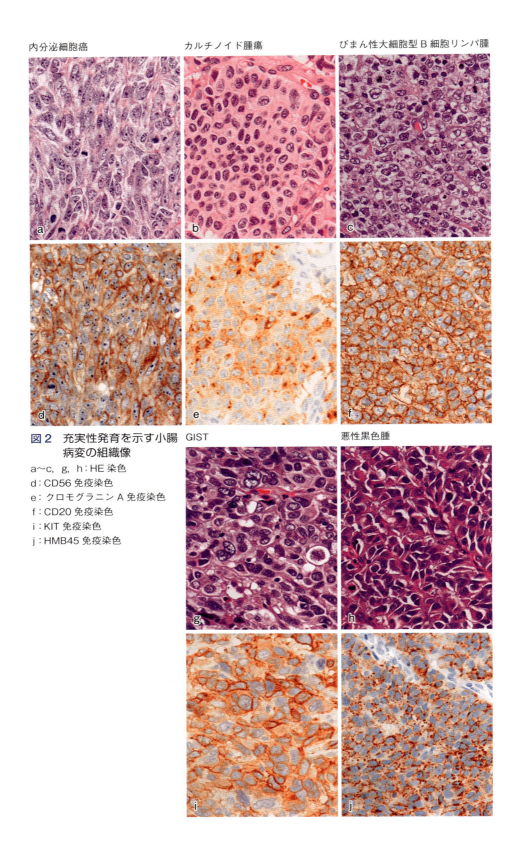

図2 充実性発育を示す小腸病変の組織像
a〜c, g, h：HE染色
d：CD56免疫染色
e：クロモグラニンA免疫染色
f：CD20免疫染色
i：KIT免疫染色
j：HMB45免疫染色

鑑別疾患

転移性腫瘍

- 剖検例の検索では，全身諸臓器の悪性腫瘍の 1～8.5％ が小腸転移をきたすことが報告されている．原発性小腸癌の頻度が低いこともあり，小腸では他の消化管に比して転移性腫瘍が悪性腫瘍に占める割合は約 15～70％ と高い．
- 原発巣の 90％ 以上は上皮性腫瘍であり，肺，大腸，胃が多くを占める．非上皮性腫瘍では，悪性黒色腫の報告がよくみられる．
- 小腸癌を診断する際は，転移性を常に念頭におき，臨床経過や肉眼・画像所見，原発巣の組織を確認することが重要である．特に，原発巣との組織学的類似性は非常に重要であり，可能な限り原発巣の組織の確認が望まれる．原発巣の組織との比較や原発不明・原発が疑われる病変の組織が採取できない場合には，サイトケラチン（CK）7 と CK20 の染色パターンや臓器特異性の高いマーカーの免疫組織化学的な検索も鑑別の一助となる（**表3**）．

悪性リンパ腫（表2，図2）

- B 細胞性悪性リンパ腫が多い．
- 免疫組織化学では，CK（−），CD45（＋）．
- 他の免疫染色などについては，☞第3章「悪性リンパ腫」

GIST（表2，図2）

- 紡錘形細胞形態を示すものが多いが，類上皮細胞形態を呈する症例もある．
- 粘膜下腫瘍であり，肉眼的に原発性小腸癌との鑑別に迷うことは少ないが，生検検体においては鑑別が必要になる場合がある．
- 免疫組織化学では，CK（−），KIT（＋），DOG1（＋），CD34（＋）．

カルチノイド腫瘍（表2，図2）

- 黄色調，粘膜下腫瘍様の肉眼像を呈することが多い．
- 内分泌細胞に分化した細胞から構成される．好酸性微細顆粒状の細胞質と，小型円形～卵円形核を有する均一で核異型が高度ではない細胞が，胞巣状もしくは索状配列を示す．
- 免疫組織化学では，CK（＋），神経内分泌マーカー（クロモグラニン A，シナプトフィジン，CD56）（＋）．

表3　CK7/CK20 発現パターンと原発巣の推定に有用な免疫組織化学

CK7+ CK20+	CK7+ CK20−	CK7− CK20+	CK7− CK20−
胆管癌 膵癌 卵巣癌（粘液性） 尿路上皮癌	乳癌 卵巣癌（非粘液性） 子宮内膜癌 肺腺癌 甲状腺癌 唾液腺癌 乳頭状腎細胞癌 中皮腫	大腸癌 Merkel 細胞癌	肝細胞癌 腎癌（淡明細胞型） 前立腺癌 副腎皮質癌

抗体	主な対象腫瘍	染色部位
TTF1	肺腺癌，甲状腺癌	核
CDX2	大腸癌	核
SATB2	大腸癌	核
HNF4α	胃癌，大腸癌，膵癌，胆道癌	核
PAX8	腎癌，甲状腺癌，卵巣癌，子宮体癌	核
GATA3	乳癌，尿路上皮癌	核
ウロプラキンⅡ	尿路上皮癌	細胞質
NKX3.1	前立腺癌	核
PSA	前立腺癌	細胞質
GCDFP-15	乳癌	細胞質
ER	乳癌，卵巣癌，子宮体癌	核
WT-1	卵巣漿液性癌，中皮腫	核
Hep Par1	肝細胞癌	細胞質
p40	扁平上皮癌，尿路上皮癌	核
p63	扁平上皮癌，尿路上皮癌	核
S-100	悪性黒色腫	核，細胞質
HMB45	悪性黒色腫	細胞質
Melan A	悪性黒色腫，副腎皮質癌	細胞質

TTF1：thyroid transcription factor-1, HNF4α：hepatocyte nuclear factor-4α, PSA：prostate specific antigen,
GCDFP-15：gross cystic disease fluid protein 15, ER：estrogen receptor

小腸癌の病理診断

疾患の概要

- 小腸癌は形態学的には大腸癌と類似し，管腔形成を示す高分化もしくは中分化腺癌が 70% 以上と大部分を占め，低分化腺癌や粘液癌，印環細胞癌，髄様癌などが低頻度ながらみられる．
- 空腸，回腸は，通常，無症状では臨床的検索が行われない臓器である．したがっ

て，癌はイレウスや出血などの症状が出現する進行癌として発見されることが多く，早期病変での発見は非常にまれである．また，形態学的には大腸癌に類似するものの，分子病理学的には大腸癌とは異なる点が報告されており，小腸癌の発癌過程や前駆病変については不明な点が多い．他方，小腸癌には，散発性に発生するものと，炎症性腸疾患や遺伝性腫瘍症候群などの背景疾患に伴って生じるものがある．

- 以下に，まず空腸，回腸に発生する散発性小腸癌について述べる．

遺伝子異常，エピジェネティック変化

- 小腸癌は大腸癌と共通する遺伝子変異を認めるものもあるが，*APC*変異の頻度は低く，*BRAF*変異における V600E 変異の頻度も低いなど，大腸癌とは異なる背景の遺伝子異常が明らかとなっている．
- *APC*変異の頻度は約 20%（大腸癌では 70% 以上）．
- *TP53*変異の頻度は約 50～60%（大腸癌では約 60～70%）．
- *KRAS*変異の頻度は約 50%（大腸癌では約 40～50%）．
- *BRAF*変異の頻度は約 10%，そのうち V600E 変異は 10% 以下（大腸癌では約 10%，そのうち V600E 変異は 70% 以上）．
- MSI-H（microsatellite instability-high）が約 10～25%（大腸癌では約 5～15%）．

臨床所見

発生頻度

- 発生頻度は 0.5～0.8/10 万人で，大腸癌の約 1/100．
- 外科的切除された小腸悪性腫瘍のうち，原発性腺癌の頻度は約 20～30%．

好発年齢，性

- 50～60 代に好発するが，40 歳以下の若年発症例もみられる．
- 男性にやや多い（男：女＝1.4：1）．

発生部位

- やや空腸に多い．
- 空腸癌は，約 80% が Treitz 靱帯から 60 cm 以内に発生する．
- 回腸癌は，約 70% が回盲弁から 40 cm 以内に発生する．

臨床症状

- 腹痛（45～76%），嘔気・嘔吐（16～52%），顔面蒼白（40%），倦怠感・貧血（15～30%），体重減少（28%），消化管出血（7～23%）．
- 空腸，回腸は臨床的検索が困難な臓器であり，イレウスや出血などの症状により発見され，90% は診断時に Stage Ⅱ以上（**表4**）である．
- 腫瘍マーカーは，約 40% で CEA，CA19-9 が上昇する．

表4 小腸癌の TNM 分類・病期分類 (UICC, 第 8 版)

	原発腫瘍 (T)
TX	原発腫瘍の評価が不可能
T0	原発腫瘍を認めない
Tis	上皮内癌
T1a	粘膜固有層または粘膜筋板に浸潤する腫瘍
T1b	粘膜下層に浸潤する腫瘍
T2	固有筋層に浸潤する腫瘍
T3	漿膜下層に浸潤する腫瘍,または腹膜被覆のない筋層周囲組織(腸間膜,後腹膜)に浸潤するが漿膜を貫通しない腫瘍
T4	臓側腹膜を貫通する腫瘍,または他の臓器もしくは構造に直接浸潤する腫瘍(小腸の他のループへの浸潤,腸間膜,後腹膜への浸潤,および漿膜を介する腹壁への浸潤を含む;十二指腸だけは膵への浸潤)

	領域リンパ節 (N)
NX	領域リンパ節の評価が不可能
N0	領域リンパ節転移なし
N1	1~2 個の領域リンパ節転移
N2	3 個以上の領域リンパ節転移

	遠隔転移 (M)
M0	遠隔転移なし
M1	遠隔転移あり

病期	T	N	M
0	Tis	N0	M0
I	T1, T2	N0	M0
ⅡA	T3	N0	M0
ⅡB	T4	N0	M0
ⅢA	T に関係なく	N1	M0
ⅢB	T に関係なく	N2	M0
Ⅳ	T に関係なく	N に関係なく	M1

(UICC 日本委員会 TNM 委員会訳. TNM 悪性腫瘍の分類. 日本語版. 第 8 版. 東京:金原出版;2017 より引用)

悪性度

- 5 年生存率は 15~39%.
- 予後因子としては,高齢,非治癒切除,低分化腺癌,リンパ節転移があげられる.

TNM 分類,病期分類

- UICC(Union for International Cancer Control)による TNM 分類・病期分類(第 8 版)は,**表4**のように定められている.

肉眼所見

- 進行癌では主に隆起型と潰瘍型に分類され,頻度としては潰瘍型が多い.

組織学的所見

- 管状腺癌が,小腸原発腺癌の 70% 以上を占める.
- 小腸癌の組織型分類は,現在定まっていない.形態学的に類似する大腸癌の組織型分類(**表5**)に基づいた診断がなされてきた.組織型の詳細は,大腸癌の各項を参照されたい.

表5　大腸癌の組織型分類

- ●乳頭腺癌（図3a）
- ●管状腺癌（図3b）
- ●低分化腺癌（図3c, d）
- ●粘液癌（図3e）
- ●印環細胞癌（図3f）
- ●髄様癌
- ●腺扁平上皮癌
- ●扁平上皮癌
- ●カルチノイド腫瘍（図2b, e）
- ●内分泌細胞癌（図2a, d）
- ●その他
    - 絨毛癌（図3g, h）
    - α-フェトプロテイン産生腺癌
    - 未分化癌

免疫組織化学的所見

- ●腺癌では，以下が陽性となる．
    - ・CK7：約50〜100% で陽性（大腸では10% 以下で陽性）．
    - ・CK20：約70〜100% で陽性（大腸では約75〜100% で陽性）．
    - ・CD10：約10% で陽性（大腸では約30〜40% で陽性）．
    - ・CDX2：約50〜70% で陽性（大腸では約85〜100% で陽性）．
    - ・SATB2：約20〜45% で陽性（大腸では約95% で陽性）．
- ●非腫瘍の小腸粘膜は，CK7 陰性，CK20 陽性，CD10 陽性，CDX2 陽性．
- ●扁平上皮癌では，p63，CK5/6，内分泌細胞癌では神経内分泌マーカー（クロモグラニン A，シナプトフィジン，CD56），絨毛癌では hCG-β がそれぞれ陽性となる．
- ●未分化癌では，CK が部分的に発現消失，ビメンチン陽性となることもあるので，肉腫などとの鑑別に注意が必要である．

小腸癌に関連する背景疾患

　小腸癌は大腸癌に比して発生頻度が低く，相対的に遺伝性疾患や炎症性腸疾患などの背景疾患に伴った癌が多いといわれている．以下に代表的な疾患について述べる．

Lynch 症候群

- ●主にミスマッチ修復遺伝子の生殖細胞系列変異を原因とする常染色体顕性遺伝（優性遺伝）疾患である．大腸癌をはじめ，子宮内膜癌，胃癌，卵巣癌などの種々の固形腫瘍が好発し，小腸癌も Lynch 症候群関連腫瘍に含まれているが，サー

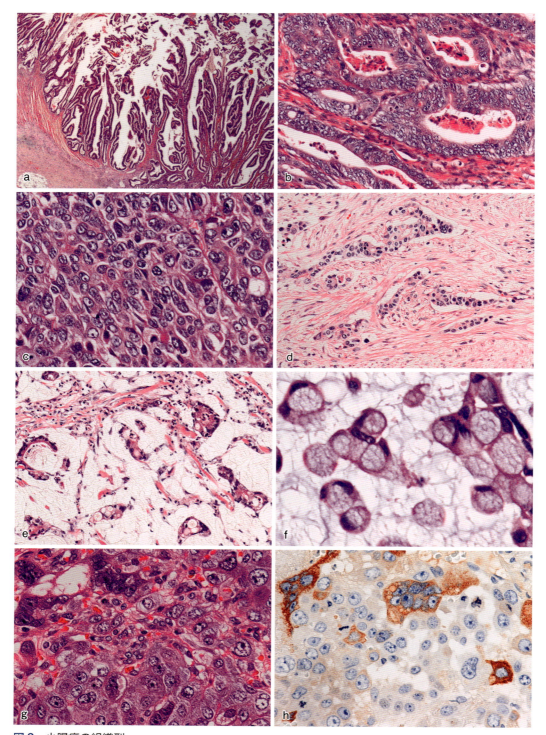

図3 小腸癌の組織型
a：乳頭腺癌（HE染色）　　b：管状腺癌（HE染色）　　c：充実型低分化腺癌（HE染色）
d：非充実型低分化腺癌（HE染色）　　e：粘液癌（HE染色）　　f：印環細胞癌（HE染色）
g：絨毛癌（HE染色）　　h：絨毛癌（hCG-β免疫染色）

ベイランス方法は定まっていない.

- Lynch 症候群における小腸癌の生涯発生率は 2〜8% で, 小腸癌全体における Lynch 症候群が占める割合は 4〜9% といわれている.
- 粘液癌, 印環細胞癌, 髄様癌の組織型や腫瘍内リンパ球浸潤を呈することが多い.
- マイクロサテライト不安定性 (microsatellite instability：MSI), ミスマッチ修復蛋白発現消失を示す (図 4).

家族性大腸腺腫症 (FAP)

- 第 5 染色体長腕の *APC* 遺伝子の生殖細胞系列変異を原因とする常染色体顕性遺伝 (優性遺伝) 疾患である.
- 原発性空腸癌, 回腸癌の発生頻度は約 0.5% で, 死因の約 1% を占めると報告されている. 十二指腸腺腫と空腸・回腸腺腫の程度は相関する. 上部空腸や大腸全摘出後のストーマ部や回腸嚢内に癌が好発する.
- 組織発生については, adenoma-carcinoma sequence による発癌経路が考えられている.

Meckel 憩室発生の腺癌

- Meckel 憩室は胎児期の卵黄管遺残であり, 成人では回盲弁から口側約 90 cm の腸間膜対側に存在する. 小腸粘膜のほかに, 異所性胃粘膜, 膵組織がみられることがある.
- Meckel 憩室における悪性腫瘍の併存頻度は 0.5〜3.2% と報告されており, カルチノイド腫瘍や GIST が多くを占めるが, 憩室発生の腺癌も報告されている.

慢性炎症に関連した発癌

Crohn 病

- 小腸癌の発症リスクが高い. 発症のリスク因子としては, 持続期間, 男性, 狭窄や瘻孔などがある.
- 散発性小腸癌と異なり, 発生部位は回腸が多い. 狭窄部位や瘻孔部に発生することが多いため Crohn 病の炎症性変化との鑑別が困難であり, 切除検体の切り出しは慎重な検索が必要である (図 5).
- 散発性小腸癌に比して, 低分化腺癌や印環細胞癌, 粘液癌の頻度が高く, 胃型形質を呈するものが多い. 腫瘍辺縁に dysplasia に相当する粘膜内病変を伴っていることがある.

セリアック病

- ムギ類に含まれるグルテン摂取により生じる自己免疫性疾患である. 小腸癌の発症リスクが高い.
- わが国では非常にまれである.

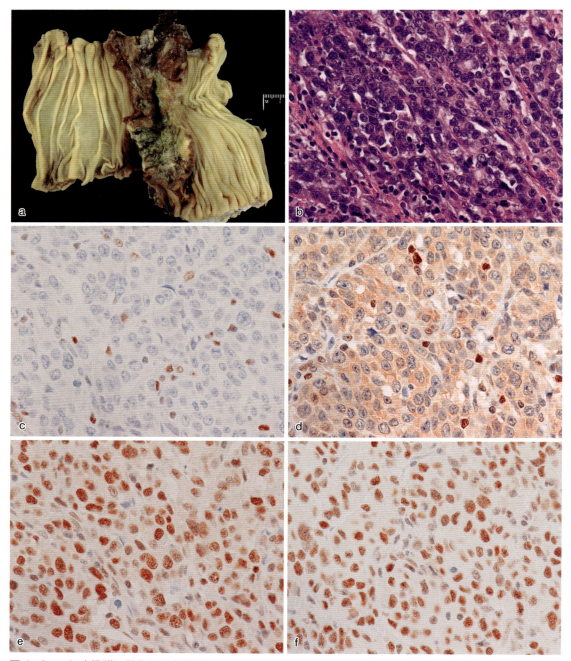

図4 Lynch症候群に発生した小腸癌
a：肉眼像．潰瘍限局性の像を示す．　　b：HE染色．充実性発育を示し，リンパ球浸潤が散見される．
c：MSH2免疫染色　　d：MSH6免疫染色　　e：MLH1免疫染色　　f：PMS2免疫染色
免疫組織化学では，MSH2（c）とMSH6（d）の発現消失を認めた．

小腸癌

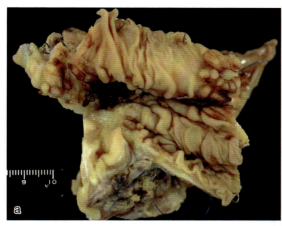
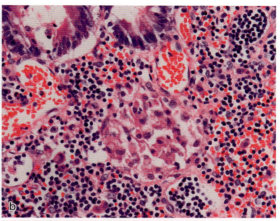
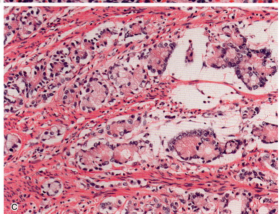

図5　Crohn 病に発生した小腸癌
a：肉眼像．縦走潰瘍と炎症性ポリープがみられる．腫瘍は不明瞭である．
b：HE 染色．背景粘膜に認めた類上皮細胞肉芽腫．
c：HE 染色．少量の細胞外粘液を伴う中分化〜低分化腺癌を認める．

診断上の問題点

- 小腸腫瘍は，非上皮性腫瘍や転移性腫瘍の頻度が相対的に高く，鑑別には多岐にわたる疾患を念頭におく必要がある．
- 組織型は，同一腫瘍内に複数の成分が混在することがあるが，どのように診断するかは定まっていない．大腸癌に準じ，面積的に最も優勢な組織型を主組織型として，併存する成分を列記しておくとよい．
- 充実性発育を示す腫瘍で分化が不明瞭な場合には，CK，ビメンチン，CD45，KIT，S-100，CD56 免疫染色がセットとして有用である．免疫染色で小腸癌に特異的なマーカーは報告されていない．
- 原発性と転移性小腸癌の鑑別には，臨床情報，肉眼・画像所見，組織所見を合わせた診断が必要となることがあり，既往の癌組織が採取されていれば組織所見の比較が推奨される．
- 小腸は通常，無症状では臨床的に検索されない臓器であり，大部分が進行癌で発見されてきたこともあり，その早期病変についてはほとんど解明されていない．

小腸癌は発生頻度が低いため，症例の経験，蓄積が難しい疾患である．発生過程などは依然として不明な点が多くあるが，本稿では現在知られている小腸癌の臨床病理学的事項と鑑別診断についてまとめた．本稿が日常診療の参考になれば幸いである．

（近藤修平，味岡洋一）

● 文献

・Lepage C, et al. Incidence and management of primary malignant small bowel cancers：a well-defined French population study. Am J Gastroenterol 2006；101：2826-32.

・大腸癌研究会編．大腸癌取扱い規約．第 9 版．東京：金原出版；2018.

・Bouvier AM, et al. Trends in incidence of small bowel cancer according to histology：a population-based study. J Gastroenterol 2020；55：181-8.

・Schottenfeld D, et al. The epidemiology and pathogenesis of neoplasia in the small intestine. Ann Epidemiol 2009；19：58-69.

・味岡洋一ほか．小腸腫瘍性疾患の病理学的鑑別診断．胃と腸 2008；43：499-512.

・八尾恒良ほか．小腸腫瘍—最近 5 年間（1995〜1999）の本邦報告例の集計．胃と腸 2001；36：871-81.

・Disibio G, French SW. Metastatic patterns of cancers：results from a large autopsy study. Arch Pathol Lab Med 2008；132：931-9.

・岩下生久子ほか．消化管への転移性腫瘍の診断．胃と腸 2004；39：647-62.

・Hänninen U, et al. Exome-wide somatic mutation characterization of small bowel adenocarcinoma. PLoS Genet 2018；14：e1007200.

・Schrock AB, et al. Genomic profiling of small-bowel adenocarcinoma. JAMA Oncol 2017；3：1546-53.

・Jun SY, et al. Prognostic significance of stromal and intraepithelial tumor-infiltrating lymphocytes in small intestinal adenocarcinoma. Am J Clin Pathol 2020；153：105-18.

・Raghav K, Overman MJ. Small bowel adenocarcinomas-existing evidence and evolving paradigms. Nat Rev Clin Oncol 2013；10：534-44.

・Chu PG, Weiss LM. Keratin expression in human tissues and neoplasms. Histopathology 2002；40：403-39.

・Kumagai R, et al. Mucinous phenotype and CD10 expression of primary adenocarcinoma of the small intestine. World J Gastroenterol 2015；21：2700-10.

・Neri G, et al. Small bowel adenocarcinomas featuring secial AT-rich sequence-binding protein 2（SATB2）expression and a colorectal cancer-like immunophenotype：a potential diagnostic pitfall. Cancers（Basel）2020；12：3441.

・Cahill C, et al. Small bowel adenocarcinoma and Crohn's disease：any further ahead than 50 years ago? World J Gastroenterol 2014；20：11486-95.

・Laforest A, et al. *ERBB2* gene as a potential therapeutic target in small bowel adenocarcinoma. Eur J Cancer 2014；50：1740-6.

・Zhao Y, et al. Adenocarcinoma located at a Meckel's diverticulum：A case report and literature review. J Cancer Res Ther 2017；13：878-81.

炎症性腸疾患にみられるdysplasia, colitic cancerの鑑別診断

- ▶潰瘍性大腸炎にみられるdysplasiaの組織診断は，病理医間の診断一致率が低く，存在診断，範囲診断ともに難しい．
- ▶Crohn病に合併する癌は進行癌で見つかることが多く，狭窄部の4型腫瘍や異型の乏しい粘液性の痔瘻癌にも注意が必要である．
- ▶病理診断上の問題点は，再生上皮とdysplasiaの鑑別，low-grade dysplasiaとhigh-grade dysplasiaの鑑別，散発型腫瘍（通常の大腸腺腫・腺癌）と潰瘍性大腸炎関連腫瘍（dysplasia, colitic cancer）の鑑別の3つに集約される．
- ▶炎症性腸疾患関連腫瘍におけるTP53遺伝子変異は，初期段階から認められ，p53免疫染色が診断に有用である．
- ▶発癌機序として，inflammation-dysplasia-carcinoma sequenceが想定されている．

　炎症性腸疾患（inflammatory bowel disease：IBD）の患者は，近年増加している．生物学的製剤が登場し，内科的に長期間コントロールできる症例が増えていることは喜ばしいが，長期罹患に伴う癌の発生リスク上昇は今後の問題となる．

　IBDに合併する癌の多くはIBD関連癌（colitis-associated cancer, あるいはcolitic cancer：CAC）であり，通常の大腸癌とは異なる特徴をもつ．大腸癌では一般にadenoma-carcinoma sequenceが主たる発癌機序と考えられているが，CACでは異形成（colitis-associated dysplasia, あるいは単にdysplasia：CAD）が前駆病変であり，inflammation-dysplasia-carcinoma sequenceという考え方が受け入れられている．潰瘍性大腸炎（ulcerative colitis：UC）においてはCACとCADを統合した表現としてUC associated neoplasia（UCAN）とも呼ばれている．IBD患者でも，非IBD患者にみられる通常の大腸腺腫や腺癌といった散発型腫瘍を合併することがまれにあるので，IBDの所見がある部位に発生した腫瘍のうち，散発型ではないものをCAC/CADと定義する．そのうちCADは基底膜を越えない非浸潤性のものである．わが国における実際の症例は，大腸癌に限ればUCに伴うものが圧倒的に多い．

　UCにおいては，炎症の活動性評価と合わせてCAC/CADのサーベイランスとして内視鏡検査が行われているが，内視鏡における存在診断は散発型腫瘍に比べると難しい．Crohn病（Crohn's disease：CD）においては，小腸癌を早期に見つけることは難しく，痔瘻癌は病変が深いので生検で腫瘍組織を採取しづらい．このよう

な臨床的背景に加え，CAD は細胞や組織構築に異型が乏しいことが多いため，病理診断も難しく，病理医間の診断一致率が高いとはいえない現状である．

病理診断における問題点は，①CAD と再生異型の鑑別，②low-grade dysplasia（LGD）と high-grade dysplasia（HGD）の鑑別，③CAC/CAD と散発型腫瘍の鑑別におおむね集約され，いずれの組み合わせも治療方針に違いがある．これらの鑑別方法を述べるが，先に CAC/CAD の特徴と組織診断における注意点を解説する．

IBD関連癌，異形成（CAC/CAD）の組織分類

Riddell らによる Inflammatory Bowel Disease-Dysplasia Morphology Study Group の分類と，厚生労働省の難治性炎症性腸管障害に関する調査研究班の UC 分類が広く用いられているが（**表1**），どちらにせよ，非腫瘍（再生異型），鑑別困難，LGD，HGD，癌に分類することが求められている．IBD 関連であることが前提の分類であるが，ここに散発型腫瘍も組み込むと，腺腫は LGD 相当，上皮内癌は HGD 相当になる．CAC/CAD は散発型腫瘍とは治療方針が異なるので，一般に用いられる Group 分類のままでは病理診断が治療方針に反映されない可能性があり，散発型か否かも診断と合わせて伝わるような報告が望ましい．臨床医にとって使い勝手がよくなるように，UC 分類の UC-Ⅲを腺腫のⅢa と，癌とも腺腫とも診断できない腫瘍（多くは CAD）のⅢb に亜分類すると，より実用的である．

表1　dysplasia の組織分類

Riddell 分類	わが国の UC 分類
Negative 　Normal mucosa 　Inactive colitis 　Active colitis	UC-Ⅰ（炎症性変化）
Indifinite 　Probably negative 　Unknown 　Probably positive	UC-Ⅱ（炎症性か腫瘍性か判定に迷う） 　UC-Ⅱa（炎症性変化がより疑われる） 　UC-Ⅱb（腫瘍性変化がより疑われる）
Positive 　Low-grade dysplasia 　High-grade dysplasia 　（including CIS） 　Invasive carcinoma	UC-Ⅲ（腫瘍性変化であるが，癌と判定できない） UC-Ⅳ（癌）

（日本炎症性腸疾患協会編．潰瘍性大腸炎の診療ガイド．第4版．東京：文光堂；2021．p.29 より引用）

IBD関連癌, 異形成（CAC/CAD）の病理診断

疾患の概要

- inflammation-dysplasia-carcinoma sequence で発癌すると考えられており, 特に UC では罹患範囲内に多発病変を認めることが多い.
- したがって, 広い LGD 内に HGD があり, さらにそのなかに CAC を認めるといった状況は珍しくない（図4a）.
- 異型が弱く, 肉眼的にも散発型の大腸腺腫・癌ほど明瞭な病変をつくらないので, 存在診断, 質的診断, 範囲診断がいずれも難しい.
- IBD そのものによる粘膜変化や狭窄, 瘻孔（痔瘻）が併存しているので, 進行癌であっても肉眼診断, 内視鏡診断が難しいことがある（図1）.
- 散発型大腸腺腫・癌では, 術前の生検結果と術後の病理診断はおおむね一致していることと思うが, CAC/CAD においては, 生検で CAD と診断しても, 実際はその深部に進行癌が広がっていたといったケースが時にあり, 組織学的性状が表層と深部で乖離することがある（図2）.

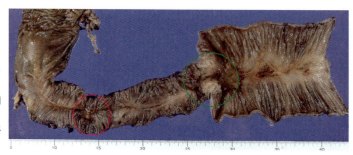

図1 Crohn 病（CD）の腸閉塞に対して切除された回腸
長い縦走潰瘍を認める. 拡張した腸管の肛門側に強い狭窄を認め, 術中迅速診断で腺癌と診断された（○）. 術後の検索でその壁内転移も明らかとなった（○）.

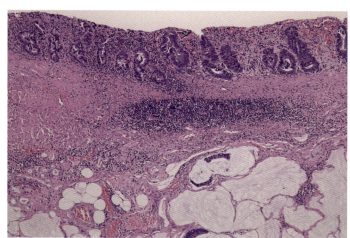

図2 表層と深層で異なる組織像をとる IBD 関連癌（CAC）
粘膜病変は high-grade dysplasia（HGD）だが, 粘膜下層に粘液癌を認める.

遺伝子異常，エピジェネティック変化

- *TP53* 遺伝子変異が初期段階から認められることが特徴である．
- 散発型腺癌で初期から多くみられる *APC* や *KRAS* の遺伝子変異は CAC/CAD では少なく，両者の発癌経路が異なることを反映している．
- CAC は MUC5AC や MUC6 の発現が高く，SATB2 や CDX2 の発現は低下しており，大腸らしい性質が損なわれていると考えられる．
- β-カテニンや IDH1，MYC など，さまざまな遺伝子産物の発現が散発型と CAC/CAD で異なると報告されている．

臨床所見

- 発癌リスク因子として，若年での発症，全大腸型 UC，重症度，罹患年数，大腸癌の家族歴，原発性硬化性胆管炎の合併などが知られている．
- 種々の報告があるが，罹患 20 年で 5～10% 程度に癌が生じるとされる．
- UC は，直腸から連続性に右側結腸に向かって炎症が広がるため，腫瘍も直腸や S 状結腸に多い．
- CD においては，欧米では結腸癌や小腸癌が多いが，わが国では直腸肛門管癌の頻度が高い．
- UC 患者は定期的に内視鏡検査を受けているので，病理にはサーベイランス生検で CAD を発見することが期待される．肉眼的に病変を指摘できない部位に CAD が見つかることがあるが，炎症活動性の高い状態よりは，萎縮気味で寛解状態の粘膜内に見つかることが多い．
- CD においては，痔瘻の治療で掻爬した検体や直腸，肛門管の生検が，腫瘍発見の契機となる．狭窄の悪化や肛門部の疼痛出現，粘液排出のような変化があれば，癌を疑い生検する．
- 術前に詳細な情報を得ることが難しい CD の小腸狭窄病変では，術中にはじめて外科医が癌を疑うことがまれにあり（**図 1**），迅速組織診断を求められる場合がある．
- UC における CAC/HGD の根治的治療は大腸全摘となる．LGD は内視鏡での厳重フォローアップとなり，HGD が見つかった段階で大腸全摘となる．CAD に内視鏡治療を行うケースはあるが，どのような CAD に適応があるかの判断は難しく，今後の課題である．
- CD では通常，進行した CAC として発見され，通常の大腸癌と同様に局所切除される．
- 内視鏡治療や部分切除により LGD が取り切れたと判断された場合は，フォローアップでよいとのコンセンサスがある．
- LGD が HGD や CAC に移行する確率は 15 年間で 2 割程度とされ，LGD 診断時の年齢が 55 歳以上の男性であればさらにハイリスクと報告されている．

手術検体の切り出し

- 腫瘍の背景に IBD があることが CAC/CAD に必須であるので，組織学的に UC ないし CD と診断できるように，非腫瘍部も含めて標本にする．
- CAC/CAD 合併 UC 症例では，『大腸癌取扱い規約』に示された項目以外にも，多発かどうかや背景に CAD が広がっているかに気を配り，散発型ではないことを確認できるように，多めに切り出す必要がある．病変が UC 罹患部位に含まれているかも確認する．さらに，肛門管断端は断端再発のリスクを把握するためにも全割が望ましく，断端における扁平上皮の有無も重要な情報となる．非合併例では，浸潤癌を見落とさないことを念頭に，罹患年数などを考慮しながら，発生頻度の高い直腸と S 状結腸を丁寧に切り出すことを心がけたい．
- CAC 非合併 CD 症例では，狭窄部や瘻孔部に癌が潜んでいることがあるので，最低でもこれら病変部ごとに 1 割面は標本を作製して，癌がないことを確認する必要がある．癌が見つかった場合でも腫瘍の多発はまれで，治療は局所切除で十分なので，多発病変を丁寧に探す意義は乏しいが，背景に連続する CAD を伴っている場合があるので，進行癌であっても病変の広がりを追ったほうがよい．

病理所見

- CAC の肉眼型は，散発型に比べると 2 型が少なく，4 型が多い（図 3a）．
- CAD の肉眼型は，一般に低い隆起を示すことが多いが，肉眼ではまったくわからない平坦な粘膜のこともある（図 4b）．
- 腫瘍か否かの判定は，通常の大腸上皮性腫瘍と変わることはなく，核腫大，クロマチン増量，核偽重層，明瞭な核小体，N/C 比（核・細胞質比）の増大などで総合的に行うが，異型の弱い CAD では診断が難しい（図 4c, d）．
- CAD では陰窩全体に異型細胞がある場合と，表層に向かって異型が弱くなる，いわゆる bottom-up 型の異型を示す場合があり，後者では再生上皮との鑑別が難しい（図 5）．
- 核所見においては，クロマチン増量と核腫大が最も CAD らしい所見で，腫瘍の境界部を見つけられると診断が容易になる．
- 慢性炎症後に残る陰窩のねじれや腺管密度の低下を保ったまま，そこを異型上皮が置換しているのも CAD らしい所見で（図 4c～e），一般に腺の走行が密で揃っている腺腫との鑑別に役立つ．
- 一部の症例にしか認められないが，dystrophic goblet cells と内分泌細胞の増加は，CAD に特徴的な所見である（図 6, 7）．dystrophic goblet cells は極性が消失した杯細胞で，意識して鏡検すれば見つけやすい細胞である．内分泌細胞は，一見 Paneth 細胞に似ているが，好酸性顆粒を基底膜側にもつ点が異なる．Paneth 細胞化生は UC に伴って出現する所見だが，CAD にも Paneth 細胞を含むものがある．腫瘍でありながら，このような分化した細胞を含んだり，表層への

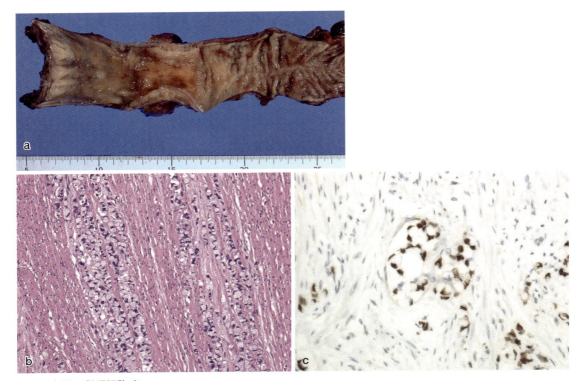

図3 直腸の印環細胞癌
a：4型腫瘍で，背景の萎縮した粘膜は潰瘍性大腸炎（UC）の寛解期である．
b：筋層に浸潤する癌細胞には細胞内粘液が目立ち，印環細胞癌である．
c：p53免疫染色陽性．

分化・成熟傾向を示したりする点はCADの特徴といえる．
- CACは散発型腺癌に比べて，浸潤部でも腺管密度が低いことが少なくなく，間質反応が乏しい場合がある（図8）．
- CACは低分化腺癌（図9）や粘液癌（図2），印環細胞癌（図3b）の頻度が高く，腫瘍の広がりが散発型に比べて不明瞭なことが多い．分化型でも，胃のAFP（α-フェトプロテイン）産生癌のような明るく抜けた細胞質をもつ癌細胞（図10）がみられることがあり，散発型ではあまりみられない組織像であることは，CACを考える根拠になる（「何か変な大腸癌だな」といったインスピレーションが大切である）．

免疫組織化学的所見

- *TP53*遺伝子変異は種々の癌で認められるが，大腸では散発型の癌とCAC/CADの両方で認められる頻度が高い．散発型に比べてCAC/CADでは初期から変異していることが多いので，LGDや腺腫を想定する程度の異型上皮においては，その変異を簡便に判定できる免疫染色が鑑別に有用であるが，進行癌では，散発型でも変異が高頻度となるため鑑別には使えない．

炎症性腸疾患にみられる dysplasia, colitic cancer の鑑別診断

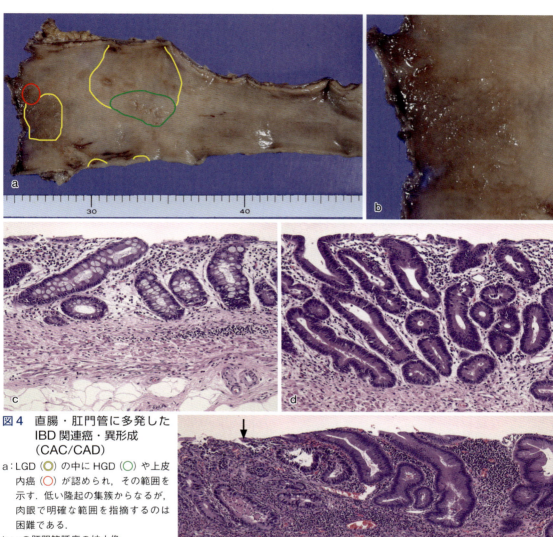

図4 直腸・肛門管に多発した IBD 関連癌・異形成 (CAC/CAD)
a : LGD (○) の中に HGD (○) や上皮内癌 (○) が認められ，その範囲を示す．低い隆起の集簇からなるが，肉眼で明確な範囲を指摘するのは困難である．
b : a の肛門管腫瘍の拡大像．
c : LGD.
d : HGD.
e : LGD と上皮内癌の境界部 (→).
f : p53 免疫染色は陽性で，LGD と HGD の境界 (→) が明瞭となる．
LGD：low-grade dysplasia, HGD：high-grade dysplasia

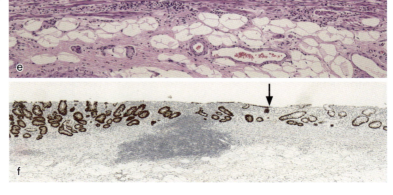

189

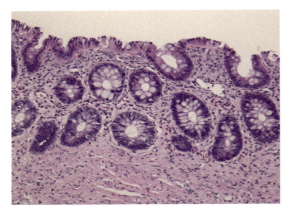

図5 low-grade dysplasia (LGD) における bottom-up 型のパターン
粘膜筋板側で異型が強く，表層に向かって成熟する傾向がうかがえる．

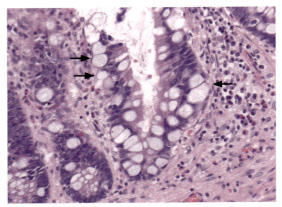

図6 low-grade dysplasia (LGD) における dystrophic goblet cells
粘液が基底膜付近に認められる．核が内腔側に位置する細胞（→）もある．

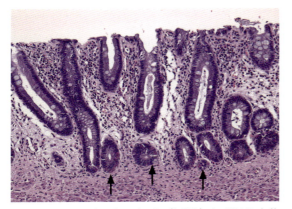

図7 low-grade dysplasia (LGD) における内分泌細胞増加
粘膜筋板側に，細胞内好酸性顆粒をもつ内分泌細胞（→）が多数認められる．

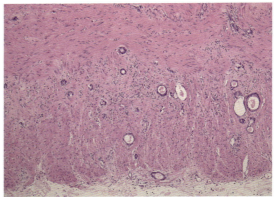

図8 間質反応の乏しいIBD関連癌（CAC）
筋層内に小型の腫瘍腺管が散在しているが，筋層は破壊されずそのまま残っていて，炎症や線維化が乏しい．

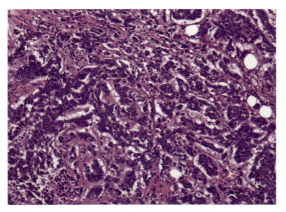

図9 IBD関連癌（CAC）の低分化腺癌
索状配列を示す．

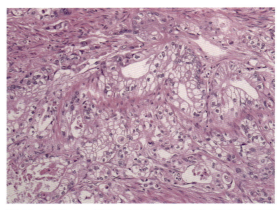

図10 通常の大腸癌では見ないようなIBD関連癌（CAC）の組織像
細胞質が白く抜けていて，明細胞癌やAFP（α-フェトプロテイン）産生癌のように見える．

炎症性腸疾患にみられる dysplasia, colitic cancer の鑑別診断

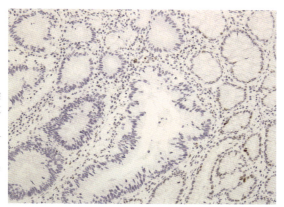

図11　p53 免疫染色でまったく染まらない IBD 関連異形成（CAD）
右側の非腫瘍部では少数の弱陽性細胞が認められるが，これが正常な状態である．左側の病変部のように，まったく染まらない場合も TP53 遺伝子変異があると判断する．

- ミスセンス変異した p53 蛋白の多くは，野生型に比べて安定化するため核内に蓄積し，その結果，過剰発現を示す．すなわち，多くの細胞が強く連続性に染まる（図3c，図4f）．
- ナンセンス変異では，異常な p53 蛋白が抗体に認識されず，陽性細胞がまったく認められなくなることが多い（図11）（以下，過剰発現と完全に陰性の場合を「p53陽性」とする）．非腫瘍部粘膜や間質では，ごく少数でも淡い陽性細胞がみられることが普通なので，まったく染まらない不自然さに気づくのはさほど難しくない．
- CAC/CAD では p53 陽性のことが多いが，すべての CAC/CAD が陽性となるわけではないので，再生異型との鑑別では注意が必要である．
- Ki-67（MIB-1）免疫染色では，腫瘍腺管の増殖帯が明確になる．CAD と再生異型は bottom-up 型の異型上皮なので，どちらかというと深層側に，腺腫は逆に表層側に陽性となるので，低異型度病変の鑑別に有用である（図12）．

鑑別診断と診断上の問題点

CAD と再生異型の鑑別（図13 □→）
- どちらも核腫大を示し，粘膜筋板側の異型上皮が表層に向かって成熟していくように見える bottom-up 型の異型を示すが，再生では異型が弱くクロマチン増量が目立たない．
- 炎症の程度に不釣り合いな核分裂像数やアポトーシス，異型分裂像も，CAD を疑う所見である．
- 内視鏡生検組織一般に，明らかな境界が確認できれば腫瘍性と考えるが，CAD についても同様である．
- 実際には，形態だけで明確に鑑別できないことが多く，p53 免疫染色が必須となる．p53 が陰窩の全層あるいは深層側 1/2 程度以上に強く染まれば CAD と判断するが，p53 陰性でも CAD のことがあるので，陰性の場合に鑑別困難と報告す

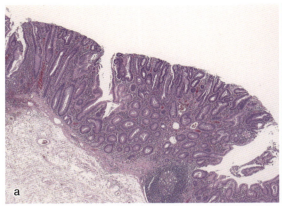
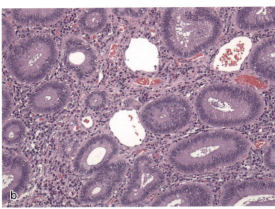
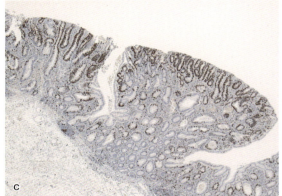

図12 潰瘍性大腸炎（UC）に合併した散発型腺腫と判断した病変
a：弱拡大像．
b：強拡大では low-grade dysplasia（LGD）が鑑別にあがる．
c：Ki-67（MIB-1）免疫染色では陽性細胞が表層に優位に分布しているので，腺腫と診断できる．

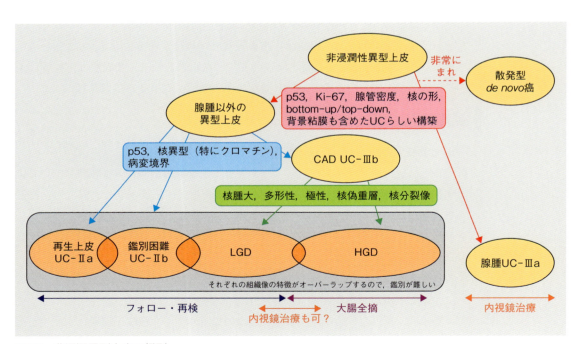

図13 非浸潤異型上皮の鑑別
CAD：IBD 関連異形成，UC：潰瘍性大腸炎，LGD：low-grade dysplasia，HGD：high-grade dysplasia

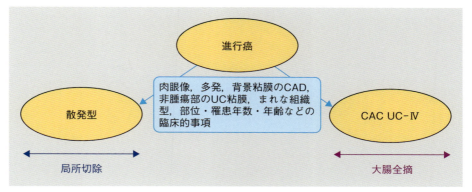

図14 進行癌の鑑別
CAC：IBD関連癌，UC：潰瘍性大腸炎，CAD：IBD関連異形成

るのは，異型度によってはやむをえない．連続性で強い染色性かどうかをよく見て評価する．

LGD と HGD の鑑別（図13 ■→）
- 異型度により LGD と HGD に分類され，腺腫の低異型度と高異型度に準じて区別すればよいのだが，病理医間での診断一致率は高くない．異型度は総合的に判断されるが，具体的には，核腫大の程度，多形性および極性の有無，核偽重層の程度，p53が陰窩全層性に陽性かどうか，核分裂像の多寡などである．
- 過剰診断を避けたいのは言うまでもないが，あまり低く見積もると低異型度癌や，表面からではわからない浸潤癌を見落とすおそれがある．また，生検標本は小さいので，採取された検体が病変内で最も異型が強いとは限らない．
- 病変の範囲が明瞭で取り切れる可能性が高い病変において鑑別に悩む場合には，完全切除生検の意味合いで内視鏡的切除を検討してもらうとよい．

散発型腫瘍との鑑別（図13 ■→，図14 ■→）
- 散発型であれば部分切除ないし内視鏡治療，CAC/HGD では大腸全摘となるが，どちらとも決めがたい症例は少なくない．
- 異型細胞の分布は，CAD では bottom-up 型，腺腫は top-down 型のパターンをとる．これは Ki-67（MIB-1）免疫染色で増殖帯を確認することでも明らかとなる．
- 核は，腺腫では細長く，CAD では丸みを帯びていることが多い．
- 散発型の大腸癌・大腸ポリープの肉眼像は，日常診療でよく見かけるものであるが，CAC/CAD ではわかりにくいものや珍しいものが多い．肉眼型も鑑別に役立つことがあるので，内視鏡写真も参考にするとよい．
- p53陽性であれば，腺腫は否定できる．
- CAD では UC がベースにあるので，UC でみられる陰窩のねじれや腺管密度の低下が残った状態で，上皮のみが腫瘍に置換されたように見える．複雑な分岐を

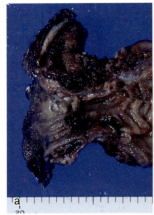
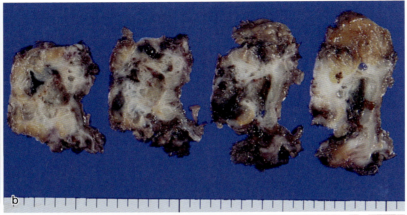
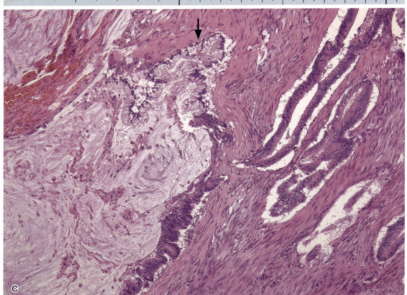

図15　Crohn病（CD）に合併した痔瘻癌

a, b：狭窄のみで粘膜面の変化が乏しい（a）が，深部に中心がある（b）粘液癌である．

c：分化のよい粘液癌で，細胞内粘液の多い異型の弱い成分もある（→）．

示すことは少ない．一方，腺腫では，腺の走行が揃っていて密である．
- 病変周囲の非腫瘍部に確かにIBDがあるかどうかや，罹患年数などの臨床情報を改めてよく確認する．
- *de novo*早期癌との鑑別を病変部の組織のみで行うのは非常に難しいが，周囲（狙撃生検の場合は，非病変部と認識される部位）にCADが広がっていればUC関連と判断できる．
- 進行癌では鑑別は難しく，周囲に，あるいは多発のCADが併存しているかどうかが決め手となる．2型以外の肉眼像は，CAC的と推定する根拠にはなるが，決定打にはならない．浸潤部の間質反応が乏しいことや，散発型としてはまれな組織像（低分化型，粘液癌，細胞質が明るいなど）を呈することも判断材料になるが，生検ではそこまで判断できないことが多い．
- 診断困難な場合は，いったん散発型とみなして，部分切除や内視鏡的切除を行っ

て，病変全体と背景粘膜を評価したうえで方針を決めることもできる．

Crohn病（CD）でみられる痔瘻癌

☞ 第3章　「肛門管腫瘍の病理診断とその鑑別が必要な病変」

● CD では肛門病変を認めることが多く，それに伴う CAC が発生する．

● 痔瘻癌は直腸癌と異なり，粘膜面ではなく痔瘻内部から発生するので，生検での
アプローチが難しい（**図 15a，b**）．

● 組織型は粘液癌を含むことが多いので，生検検体では大半が粘液で癌細胞が少数
になりやすく，高分化型では異型が弱いことがまれでなく，組織診断が難しくな
りがちである（**図 15c**）．痔瘻や狭窄を示す部分に発生する癌なので，癌として
の肉眼的特徴が目立たなくなり，肛門科医が初期に臨床診断を下すことや，適切
な部位から組織を採取することが困難である．このように，痔瘻癌は診断を難し
くする要素が多いものの，治療は癌の範囲にかかわらず直腸切断術となるので，
確実に，できるだけ早期に組織診断することが求められる．

● 細胞内粘液のある軽度異型細胞については，p53 免疫染色を行うなどして，低異
型度癌を見逃さないようにしなければならない．粘液が異常に多い場合には，異
型細胞がなくても再生検を依頼してみるべきだろう．

● 痔瘻分泌物細胞診も，診断の一助となる．

（林　宏行）

● 文献

・Dulai PS, et al. Colorectal cancer and dysplasia in inflammatory bowel disease：a review of disease epidemiology, pathophysiology, and management. Cancer Prev Res（Phila）2016；9：887-94.

・Eaden JA, et al. The risk of colorectal cancer in ulcerative colitis：a meta-analysis. Gut 2001；48：526-35.

・Zisman TL, Rubin DT. Colorectal cancer and dysplasia in inflammatory bowel disease. World J Gastroenterol 2008；14：2662-9.

・八尾隆史．症例診断の解説とまとめ．胃と腸 2019；54：1509-26.

・Odze RD, Harpaz N. Inflammatory bowel disease-associated dysplasia of the colorectum. In：WHO Classification of Tumours Editorial Board. WHO Classification of Tumours. 5th edition. Digestive System Tumours. Lyon：IARC；2019. p.174-6.

・林　宏行ほか．潰瘍性大腸炎における異形成/癌の診断基準と問題点．胃と腸 2019；54：1502-8.

・杉田　昭ほか．クローン病に合併する直腸肛門管癌．日消誌 2013；110：396-402.

・de Jong ME, et al. Long-term risk of advanced neoplasia after colonic low-grade dysplasia in patients with inflammatory bowel disease：a nationwide cohort study. J Crohns Colitis 2019；13：1485-91.

・Riddell RH, et al. Dysplasia in inflammatory bowel disease：standardized classification with provisional clinical applications. Hum Pathol 1983；14：931-68.

・武藤徹一郎ほか．潰瘍性大腸炎に出現する異型上皮の病理組織学的判定基準—surveillance colonoscopy への応用を目的とした新判定基準の提案．日本大腸肛門病会誌 1994；47：547-51.

- 味岡洋一, 谷　優佑. 潰瘍性大腸炎に出現する異型上皮の厚労省研究班分類. 胃と腸 2019 ; 54 : 714-5.
- 味岡洋一. 潰瘍性大腸炎における腫瘍性病変の診断—特に生検診断. 病理と臨床 2005 ; 23 : 843-51.
- Harpaz N, Polydorides AD. Colorectal dysplasia in chronic inflammatory bowel disease : pathology, clinical implications, and pathogenesis. Arch Pathol Lab Med 2010 ; 134 : 876-95.
- Robles AI, et al. Whole-exome sequencing analyses of inflammatory bowel disease-associated colorectal cancers. Gastroenterology 2016 ; 150 : 931-43.
- Iwaya M, et al. Colitis-associated colorectal adenocarcinomas are frequently associated with non-intestinal mucin profiles and loss of SATB2 expression. Mod Pathol 2019 ; 32 : 884-92.
- Borralho P, et al. Aberrant gastric apomucin expression in ulcerative colitis and associated neoplasia. J Crohns Colitis 2007 ; 1 : 35-40.
- 田中正則. 通常腺腫と colitic cancer/dysplasia の鑑別—生検を含む. 胃と腸 2002 ; 37 : 971-9.
- Yaeger R, et al. Genomic alterations observed in colitis-associated cancers are distinct from those found in sporadic colorectal cancers and vary by type of inflammatory bowel disease. Gastroenterology 2016 ; 151 : 278-87.
- Hirsch D, et al. Molecular characterization of ulcerative colitis-associated colorectal carcinomas. Mod Pathol 2021 ; 34 : 1153-66.

虫垂腫瘍
―腹膜偽粘液腫を含む

- ▶鋸歯状病変，粘液性腫瘍，腺癌，杯細胞腺癌，神経内分泌腫瘍が代表的病変である．
- ▶結腸と直腸に好発する一般的な管状・管状絨毛腺腫や腺癌は少ない．
- ▶鋸歯状病変と低異型度虫垂粘液性腫瘍（LAMN）が混在するような病変は LAMN とする．
- ▶腹膜偽粘液腫の 90％以上が虫垂由来で，多くは LAMN の腹腔内進展である．

　2019 年の WHO 分類（第 5 版）では，虫垂の上皮性腫瘍は，鋸歯状病変，粘液性腫瘍，腺癌，杯細胞腺癌，神経内分泌腫瘍に分類されている．2018 年に出版された『大腸癌取扱い規約（第 9 版）』と一致しない部分があるが，本稿では WHO 分類を主軸にこれらの疾患について解説する．

　虫垂腫瘍は，触知可能な腫瘤形成，消化管出血，穿孔，転移に伴う症状を呈することもあるが，虫垂炎を発症し切除された検体で虫垂腫瘍が偶然に見つかることも少なくない．偶然見つかる病変は非常に小さいこともあり，腫瘍が確認できなくても長軸方向の少なくとも 2 切片の検体を作製することが望ましいとされる．粘液性腫瘍や腺癌では，腹膜偽粘液腫の状態から見つかることも少なくない．

鋸歯状病変の病理診断

疾患の概要

- 過形成性ポリープ（hyperplastic polyp），SSL（sessile serrated lesion）without dysplasia，SSL with dysplasia（SSLD）に亜分類される．
- 結腸，直腸で用いられている "sessile" が省かれることもある．

臨床所見

- 虫垂のどの部位にも発生しうる．
- 男女比はおおむね 1：1 で，発症年齢の幅は広いが 60〜80 代に好発する．

病理所見

　☞第 3 章「管状腺腫，管状絨毛腺腫，絨毛腺腫，鋸歯状腺腫，無茎性鋸歯状腺腫/ポリープを中心とした良性腫瘍の鑑別診断」

- 低異型度虫垂粘液性腫瘍（low-grade appendiceal mucinous neoplasm：LAMN）では，典型的な所見とともに時折，鋸歯状変化もみられる．LAMN では粘膜固有層や固有筋層が消失し，壁の線維化をきたしているのに対し，鋸歯状病変では虫垂構造が保持されている．両者が混在しているように見える場合も LAMN と診断するのがよいとされる．

粘液性腫瘍の病理診断

疾患の概要

- 粘液性上皮細胞は腫瘍性に増殖し，細胞外粘液を伴い，膨張性，圧排性に発育する．
- 低異型度虫垂粘液性腫瘍（LAMN）と高異型度虫垂粘液性腫瘍（high-grade appendiceal mucinous neoplasm：HAMN）に分類され，腫瘍性上皮の異型度の違いによる（図1）．HAMN は WHO 分類（第5版）から分類に加わった．HAMN はまれとされ，粘液性腫瘍の主体は LAMN である．
- 『大腸癌取扱い規約（第9版）』では，WHO 分類（第4版・2010年）との整合性

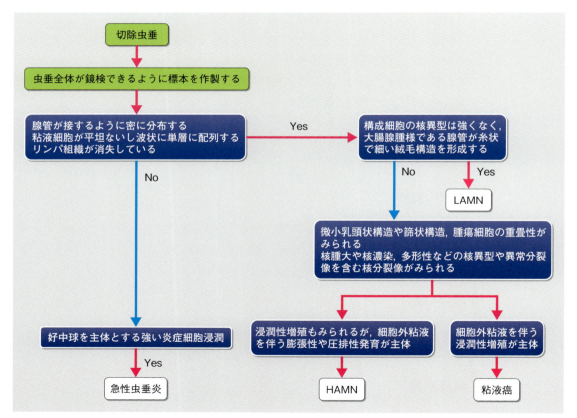

図1　虫垂粘液性腫瘍の鑑別
LAMN：低異型度虫垂粘液性腫瘍，HAMN：高異型度虫垂粘液性腫瘍

を考慮して LAMN が採用され，第 8 版に記載されていた粘液嚢胞腺腫と粘液嚢胞腺癌については分類から外され，注釈での記載にとどまっている．これらの用語を使用することは WHO 分類（第 5 版）では推奨されていない．粘液嚢胞腺腫と，粘液嚢胞腺癌の一部は LAMN に該当すると考えられ，より異型の強いものは大腸腫瘍の分類に基づき粘液癌に分類するとされていることから，HAMN は『大腸癌取扱い規約（第 9 版）』では粘液癌に該当すると考えられる．

- 多量の粘液を産生し，腹腔内貯留をきたす腹膜偽粘液腫（後述）の原因となる．
- *KRAS* と *GNAS* の変異が高頻度にみられ，*GNAS* 変異が豊富な粘液産生能に関連している．
- HAMN では *GNAS* 変異は少なく，LAMN が前駆病変ではないとする報告があるが，筆者の経験では HAMN 症例ではほとんどが LAMN を併存している．
- 「粘液嚢胞腺腫（mucinous cystadenoma）」と「粘液嚢胞腺癌（mucinous cystadenocarcinoma）」という用語は用いない．

臨床所見

- 男女比はおおむね 1：1 で，発症年齢の幅は広いが 60 代に好発する．

病理所見

- 細胞外粘液を伴い，腫瘍細胞は膨張性や圧排性に発育する．
- 免疫組織化学染色ではサイトケラチン（CK）7 陰性～弱陽性，CK20 陽性，CDX2 陽性，CEA 陽性を示す．
- 虫垂壁では，種々の程度に線維化や硝子化，石灰化がみられる．
- 細胞外粘液や腫瘍細胞の増殖が，粘膜下層や固有筋層にとどまっている場合はpTis で，漿膜下層に及ぶと pT3，漿膜表面に漏出すると pT4 となる．
- 漿膜表面に漏出すると腹腔内に播種し，多量にゼリー状粘液が貯留する腹膜偽粘液腫（後述）となる．
- リンパ節転移はまれである．

低異型度虫垂粘液性腫瘍（LAMN）（図2, 3）

- 腫瘍細胞は，軽度の異型を示す核が基底側に偏在した粘液豊富な高円柱細胞で構成され，大腸の低異型度腺腫に類似する．
- 細胞異型が非常に弱いものもあるが，粘膜固有層内で腺管が密に接して分布していることや，リンパ組織が消失していることが診断の手がかりとなる．
- 腫瘍細胞が糸状で細い絨毛構造を形成して粘膜置換性に増殖し，既存のリンパ組織は消失している．核の偽重層を伴う円柱細胞が，波状やスカラップ状にみられたり，単層の平坦な粘液上皮がみられたりもする．
- 虫垂壁内を裂くように膨張性や圧排性の発育をきたすが，間質反応を伴う浸潤はみられない．
- 粘膜下層や固有筋層にとどまる場合は pTis とする．漿膜下層に及ぶ場合は

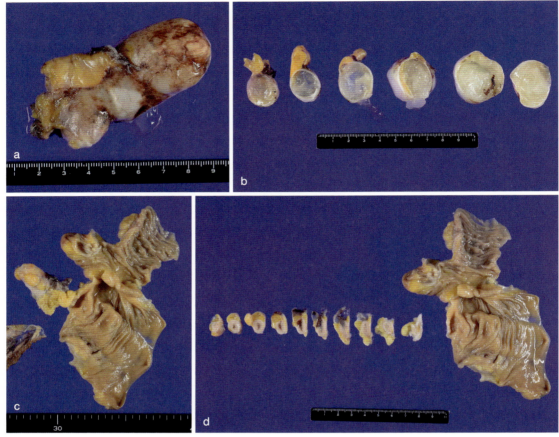

図2 低異型度虫垂粘液性腫瘍（LAMN）のマクロ像
a, b：虫垂がゼリー状粘液をいれ囊胞状に拡張し，破綻がみられる．
c, d：虫垂の拡張には乏しいが，破綻とゼリー状粘液の漏出がみられる．

pT3，漿膜面に達したり穿孔している場合はpT4aとする．

高異型度虫垂粘液性腫瘍（HAMN）（図4）
- 構造異型は強くなく，単層性にみられることが多いが，微小乳頭状構造や篩状構造，腫瘍細胞の重畳性がみられることもある．
- 核腫大や核濃染，多形性などの核異型がみられ，大腸の腺癌に類似し，異常分裂像を含む核分裂像もみられる．
- 細胞外粘液を伴う膨張性や圧排性発育はLAMNと同様で，少なからず浸潤性増殖もみられる．
- 実際は，LAMNとの鑑別に苦慮する症例も少なくない．
- 全割検体で診断することが望ましい．
- ステージングは腺癌に準じて行う．

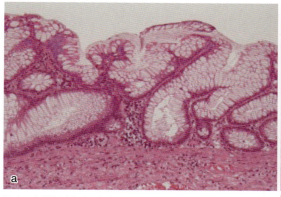
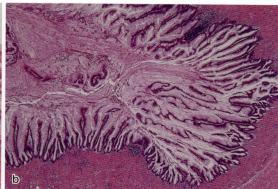
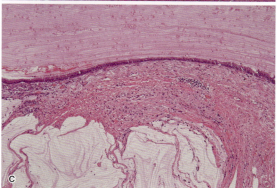

図3 低異型度虫垂粘液性腫瘍(LAMN)の組織像
a：異型は弱く，一見，非腫瘍性腺管にも見えるが，腺管密度は高く走行に異常があり，リンパ組織は消失している．
b：粘液豊富で異型に乏しい高円柱細胞が，糸状で細い絨毛構造を形成して粘膜置換性に増殖している．
c：異型に乏しい円柱細胞が，単層かつ平坦に配列している．

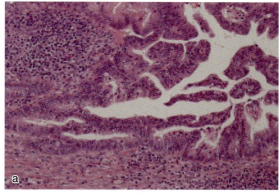
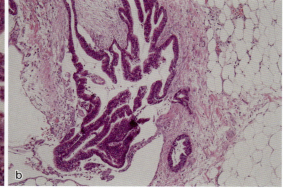

図4 高異型度虫垂粘液性腫瘍(HAMN)
a：濃染腫大した核や核小体の顕在化がみられ，核配列の乱れのみられる円柱細胞が微小乳頭状構造や腺管融合を伴ってみられる．
b：核異型の強い腺上皮が膨張性・圧排性に発育するが，浸潤もみられる．

腺癌の病理診断

疾患の概要

- 浸潤性増殖を特徴とする通常型腺癌である．
- 結腸直腸型腺癌は比較的まれであるが，形態学的にも遺伝学的にも結腸および直腸に生じる腺癌と同様であるが，未分化癌はまれである．

臨床所見

- 虫垂のどの部位にも発生しうる．
- 予後は，粘液癌のほうが通常型腺癌より良い．

病理所見

☞第3章 「管状腺癌，乳頭腺癌」「印環細胞癌，髄様癌，低分化腺癌」「粘液癌」
- 膨張性・圧排性に発育する LAMN，HAMN とは，浸潤様式で鑑別する（図5）．

杯細胞腺癌の病理診断

疾患の概要

- 杯細胞様の粘液分泌細胞や，Paneth 細胞様細胞が種々にみられ，典型例では腸型腺管類似の管状構造の形成がみられる．
- 一つの細胞が外分泌と内分泌の両方の性質をもつ腫瘍（amphicrine tumor）の代表的なものである．

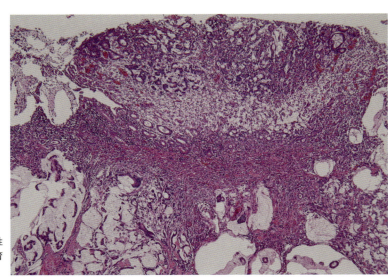

図5 粘液癌
浸潤パターンは高異型度虫垂粘液性腫瘍（HAMN）の膨張性・圧排性発育とは異なる．

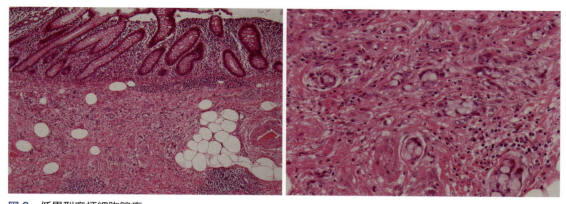

図6　低異型度杯細胞腺癌
虫垂炎として切除された症例で，低異型度パターンを示す腫瘍細胞が偶然認められた．

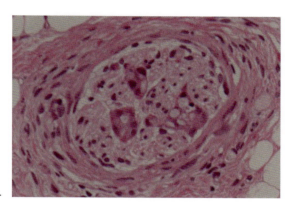

図7　杯細胞腺癌
神経への侵襲がしばしばみられる．

- WHO分類では，かつては杯細胞カルチノイドと呼ばれ，第4版では神経内分泌腫瘍の亜分類として示され，腺癌の項でも解説されていたが，第5版では杯細胞腺癌と改称され，杯細胞カルチノイドを使用することは推奨されていない．
- 『大腸癌取扱い規約（第9版）』では，杯細胞型カルチノイドとして分類され，腺癌の一亜型とされている．

臨床所見

- 遠位虫垂に好発する．
- 男女比はおおむね1：1で，発症年齢の幅は30〜85歳と広いが，50〜60代が平均年齢である．

病理所見（図6〜8）

- 弱拡大観察では，虫垂全層性に線維化を伴って腫瘍細胞が同心円状に増殖することが多い．
- 免疫組織化学染色で内分泌細胞形質を確認することは診断上，必須ではない．
- 形態学的に低異型度パターンと高異型度パターンに分類され，少なくとも一部に

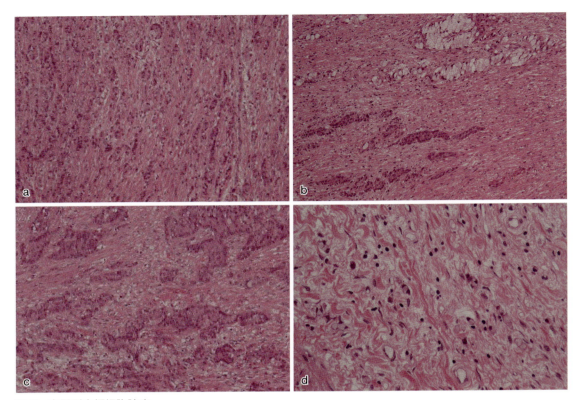

図8 高異型度杯細胞腺癌
a：索状構造や小胞巣構造を形成して浸潤性に増殖している．
b：低異型度成分の存在により杯細胞腺癌であることがわかる．
c：不整なシート状構造の形成もみられる．
d：印環細胞様細胞もみられる．

は低異型度パターンがみられることで杯細胞腺癌の診断に至る．
- 神経周囲や神経への侵襲は，Gradeにかかわらずしばしばみられるが，予後には影響しないとされる．
- 低異型度パターンでは，杯細胞様粘液細胞からなる管状構造を形成して虫垂壁全周性に増生するが，間質反応を欠く．内分泌細胞や顆粒状好酸性胞体を有するPaneth細胞様細胞を種々の程度に混じている．核異型は軽度で核分裂像は少ないが，管状構造の軽度の崩れや融合腺管の形成がみられることや，杯細胞様細胞が小集塊を形成することがある．細胞外粘液がみられ，大型粘液湖を形成することもある．
- 高異型度パターンでは，腫瘍細胞はdesmoplastic changeを伴って浸潤する．腫瘍細胞には粘液性細胞も非粘液性細胞もあり，高度の核異型や異常分裂像を含む核分裂像がみられる．杯細胞様細胞や印環細胞様細胞が集簇することや，複雑な吻合腺管，篩状構造，シート状構造を形成し，壊死を伴うことや通常型腺癌が混在することもある．
- 低異型度パターンと高異型度パターンの占める割合により，Grade 1～3の3段

階に分類される．低異型度パターンが75%を超える場合はGrade 1，50%未満の場合はGrade 3とされる．

- Gradeが高くなると印環細胞癌や他の腺癌との鑑別が問題となり，また虫垂への転移性腺管も杯細胞型腺管と類似するが，低異型度杯細胞腺癌の有無で診断が分かれる．

神経内分泌腫瘍の病理診断

疾患の概要

- 高分化型神経内分泌腫瘍（neuroendocrine tumor：NET），低分化型神経内分泌癌（neuroendocrine carcinoma：NEC），混合型神経内分泌−非神経内分泌腫瘍（mixed neuroendocrine-non-neuroendocrine neoplasm：MiNEN）に大別され，分類は他の消化管に準じている．
- 杯細胞腺癌（旧：杯細胞カルチノイド）は含まれない．
- 『大腸癌取扱い規約（第9版）』では大腸腫瘍の分類に準じたカルチノイド腫瘍として分類されている．

臨床所見

高分化型神経内分泌腫瘍（NET）
- 虫垂先端に好発する（成人67%，小児73%）．
- 大きさは2cm未満がほとんどである．
- 80%が急性虫垂炎切除検体で偶然に見つかる．
- 女性にやや多く，40代に好発するが，小児にも多く予後は良い．
- 頻度は，消化管では虫垂は，小腸，直腸，膵臓，胃に続いて多い．
- ほとんどが切除で治癒し予後は良く，10年生存率は92〜99%である．
- 遠隔転移はまれで，腫瘍径に伴ってリンパ節転移率は上がる．
- カルチノイド症候群の併発は転移性病変ではあるが，通常はごくまれである．

低分化型神経内分泌癌（NEC）
- 虫垂のどの部位にも発生しうる．
- 虫垂では非常にまれだが，大腸のNECと形態学的特徴は同様である．
- しばしば進行病変として見つかり，高悪性度で他の消化管と予後は同様である．

混合型神経内分泌−非神経内分泌腫瘍（MiNEN）
- 大腸に比して虫垂ではまれである．
- 高悪性度で他の消化管と予後は同様である．

病理所見

☞ 第3章 「カルチノイド腫瘍，内分泌細胞癌」

腹膜偽粘液腫の病理診断

疾患の概要

- 臨床診断名であるが，粘液産生性腫瘍が腹腔内に播種し，多量にゼリー状粘液が貯留し，びまん性に散布された状態を指す．Ronnettらは，DPAM（disseminated peritoneal adenomucinosis）とPMCA（peritoneal mucinous carcinomatosis）の2つに分類し，WHO分類（第5版）では3つに分類している（後述）．
- 90％が虫垂由来で，多くはLAMNだが，HAMNや粘液癌もある（**図9**）．ほかに結腸，胃，膵臓，尿膜管などが由来となりうる．
- 卵巣の粘液性腫瘍に由来する症例はごくまれで，成熟奇形腫に伴う粘液性腫瘍では生じうる．腹膜偽粘液腫でみられる卵巣のほかの粘液性腫瘍は二次的な病変である．
- WHO分類（第5版）では，虫垂原発の粘液性腫瘍および腺癌と，それらに関連する腹膜播種病変の組織学的グレード（以下，WHO粘液性病変播種グレード）は，Grade 1～3に分類される（**表1**，**図10**）．原発巣となる虫垂腫瘍のGradeと相関することが多いが，相関しないこともある．
- 腹水細胞診検体では，粘液とともに腫瘍細胞を認めないこともある．腫瘍細胞の有無は予後と関連がないものの，WHO粘液性病変播種グレードのGrade 2相当の核異型の強い腫瘍細胞や印環細胞がみられる（WHO粘液性病変播種グレードのGrade 3）場合，予後は不良である．

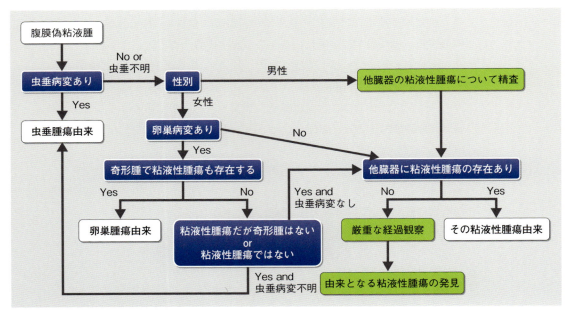

図9　腹膜偽粘液腫の原因

表 1 虫垂原発の粘液性腫瘍および腺癌と，それらに関連する腹膜播種病変の組織学的グレードの組織学的評価基準

腫瘍 Grade	虫垂原発性腫瘍の種類	腹膜播種巣の所見
1	膨張性・圧排性発育と細胞異型の弱い腫瘍（低異型度虫垂粘液性腫瘍：LAMN）	● 細胞外粘液に浮遊する腫瘍細胞に乏しい ● 腫瘍細胞の異型は弱い ● 浸潤性増生はきたしていない
2	膨張性・圧排性発育を伴う細胞異型の強い腫瘍（高異型度虫垂粘液性腫瘍：HAMN）印環細胞を伴わない浸潤性粘液癌	● 多数の腫瘍細胞が浮遊する粘液湖の形成 ● 腫瘍細胞の異型が強い ● 不整形態や先端の先細りのみられる異型腺管の間質反応を伴う浸潤や，腫瘍細胞集塊を有する大型粘液湖の形成とともに小型粘液湖の形成がみられる
3	細胞外粘液に多数の印環細胞の浮遊や浸潤を伴う印環細胞癌	● 細胞外粘液と印環細胞がみられる

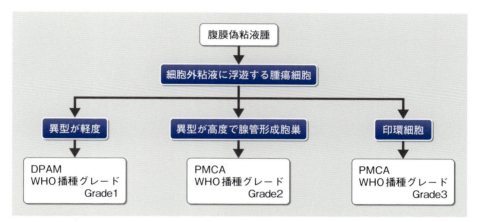

図 10 腹膜偽粘液腫のグレード
DPAM：disseminated peritoneal adenomucinosis，PMCA：peritoneal mucinous carcinomatosis，WHO 播種グレード：虫垂原発の粘液性腫瘍および腺癌と，それらに関連する腹膜播種病変の組織学的グレード

- 腹腔内に貯留するゼリー状粘液に腫瘍細胞を認めない acellular の状態は pM1a，腫瘍細胞（粘液産生細胞）が認められる状態は pM1b とする．

臨床所見

- 予後は播種巣にみられる腫瘍細胞の Grade に相関する．DPAM や WHO 粘液性病変播種グレードの Grade 1 が良好であるのに対して，PMCA や WHO 粘液性病変播種グレードの Grade 2，3 の予後は不良である．印環細胞の存在は，腫瘍細胞の 50％ を超えなくても予後に影響するが，粘液内浮遊にとどまる場合はその限りではない．
- 海外では完全減量手術と腹腔内温熱化学療法が最も有用で標準治療とされているが，現在までわが国において腹膜偽粘液腫治療ガイドラインはない．

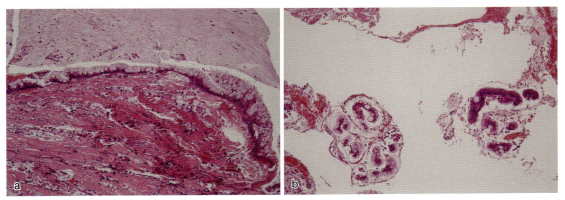

図11 disseminated peritoneal adenomucinosis (DPAM)
WHO 粘液性病変播種グレードの Grade 1
a：粘液豊富で異型に乏しい高円柱細胞が単層に配列している．　b：粘液湖に異型に乏しい腫瘍細胞集塊が浮遊している．

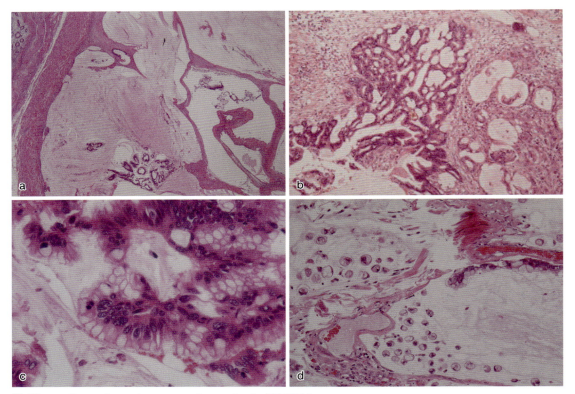

図12 peritoneal mucinous carcinomatosis (PMCA)
a：WHO 粘液性病変播種グレードの Grade 2．細胞外粘液や腫瘍細胞が膨張性・圧排性に発育する．
b：WHO 粘液性病変播種グレードの Grade 2．篩状構造の形成や浸潤がみられる．
c：WHO 粘液性病変播種グレードの Grade 2．浮遊する腫瘍細胞は核異型が強く，核分裂像がみられる．
d：WHO 粘液性病変播種グレードの Grade 3．細胞外粘液に印環細胞が浮遊している．

病理所見

- 診断時には上皮成分の有無とその異型の程度を記載することが推奨される.
- DPAM と WHO 粘液性病変播種グレードの Grade 1 はおおむね相関し,粘液湖の中に遊離した粘液の豊富な異型の軽度な腫瘍細胞で構成されている.核分裂像は腫瘍細胞にはほとんどみられない(**図11**).
- PMCA と WHO 粘液性病変播種グレードの Grade 2,3 はおおむね相関する.WHO 粘液性病変播種グレードは粘液湖の中に浮遊する腫瘍細胞が腺管形成胞巣の場合は Grade 2 で,孤在性の腫瘍細胞は主に印環細胞としてみられ,Grade 3 となる(**図12**).PMCA では,実質器官やリンパ節にも転移するとされるが,由来が HAMN の場合はごくまれである.
- 印環細胞が粘液内にみられる場合は,印環細胞様に見える変性細胞やマクロファージと区別することが必要である.印環細胞が杯細胞腺癌由来であることもある.
- DPAM と WHO 粘液性病変播種グレードの Grade 1 と,PMCA と WHO 粘液性病変播種グレードの Grade 2 については,LAMN と HAMN の鑑別と同様,異型の程度で鑑別されるが,苦慮する症例も少なくない.
- PMCA や WHO 粘液性病変播種グレードの Grade 2 については,播種巣のみで由来が粘液癌であるか HAMN であるかの鑑別は困難である.

(竹村しづき,九嶋亮治)

文献

- Nagtegaai ID, et al. Tumours of the appendix. In : WHO Classification of Tumours Editorial Board. WHO Classification of Tumours : Digestive System Tumours. 5th edition. IARC ; 2019. p.136-54.
- 大腸癌研究会編. 大腸癌取扱い規約. 第9版. 東京：金原出版；2018.
- 菅井 有. 虫垂. 腫瘍性疾患. 深山正久,森永正二郎編. 外科病理学. 第5版. 東京：文光堂；2020. p.599-601.
- 森谷鈴子. 虫垂腫瘍の転移. 本山悌一,坂本穆彦編. 腫瘍病理鑑別診断アトラス 卵巣腫瘍. 東京：文光堂；2012. p.208-10.
- Zauber P, et al. *Ki-ras* gene mutations are invariably present in low-grade mucinous tumors of the vermiform appendix. Scand J Gastroenterol 2011 ; 46 : 869-74.
- Csanyi-Bastien M, et al. A case of pseudomyxoma peritonei of an unexpected origin. Diagn Pathol 2021 ; 16 : 119.
- Nishikawa G, et al. Frequent *GNAS* mutations in low-grade appendiceal mucinous neoplasms. Br J Cancer 2013 ; 108 : 951-8.
- Singhi AD, et al. *GNAS* is frequently mutated in both low-grade and high-grade disseminated appendiceal mucinous neoplasms but does not affect survival. Hum Pathol 2014 ; 45 : 1737-43.
- Ishida M, et al. Prognostic significance of the presence of epithelial cell clusters in the ascites of patients with pseudomyxoma peritonei. Diagn Cytopathol 2019 ; 47 : 1024-7.
- 日本腹膜播種研究会編. 腹膜播種診療ガイドライン 2021年版. 東京：金原出版；2021.

肛門管腫瘍の病理診断と
その鑑別が必要な病変

- 肛門管に発生する悪性腫瘍は，全大腸癌のなかで一般的に1％前後といわれている．
- 肛門管上部は直腸粘膜で覆われており，わが国では直腸型腺癌の割合が多い．そのほか，肛門管には肛門腺由来あるいは痔瘻に合併した癌や扁平上皮癌，乳房外Paget病や悪性黒色腫など多彩な腫瘍がみられる．
- 欧米において直腸型肛門管癌は，通常の直腸癌に含まれ，肛門管癌のほとんどは扁平上皮癌である．

肛門管の解剖（図1）

　肛門縁（有毛皮膚との接合部）から歯状線までが解剖学的肛門管（anatomical anal canal），肛門縁から恥骨直腸筋付着部上縁までが外科的肛門管（surgical anal canal）である．肛門柱の上縁を結ぶ線をHerrmann線（anorectal junction：肛門直腸移行部）ともいい，Herrmann線は恥骨直腸筋の付着部上縁に相当する．一般的には外科的肛門管を肛門管と呼んでおり，『大腸癌取扱い規約（第9版）』（2018年）では，外科的肛門管を肛門管と定義している．しかし，欧米の論文では，解剖学的肛門管を肛門管としているものも多くみられる．

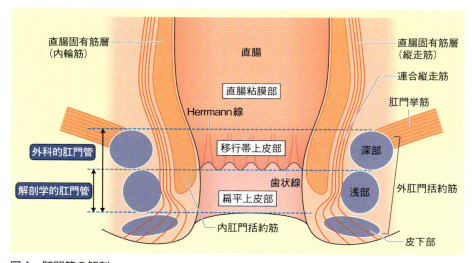

図1　肛門管の解剖

肛門括約筋は，内肛門括約筋と外肛門括約筋からなる．内肛門括約筋は直腸固有筋層（内輪筋）から連続する平滑筋組織で，直腸固有筋層より厚い．外肛門括約筋は随意筋で，横紋筋組織からなる．『大腸癌取扱い規約』では腫瘍が外肛門括約筋に浸潤した場合，これを他臓器浸潤とみなす．内・外肛門括約筋の間を縦走する線維層を連合縦走筋と呼び，直腸の縦走筋，肛門挙筋の線維が一緒になり形成されており，大部分は皮下外括約筋筋束を分散して貫き，肛門周囲の皮膚に付着する．主として平滑筋によってつくられており，骨格筋はみられない．

組織切片上で肛門管の範囲を定める場合には，上限は内括約筋のほぼ上縁を，下限は肛門周囲皮膚との移行部を指標とする．直腸粘膜部（rectal zone），移行帯上皮部（transitional zone：重層立方ないし重層円柱上皮からなる部），および扁平上皮部（squamous zone：重層扁平上皮で毛根，皮脂腺，汗腺を欠く部）に分けられる．扁平上皮部は肛門周囲皮膚（perianal skin）に移行する．肛門管には，粘膜下層から括約筋層にかけて肛門腺が認められ，肛門陰窩に開口する．肛門腺は粘膜下層にとどまることが多いが，内肛門括約筋や，まれに外肛門括約筋にまで進展していることがある．肛門腺の炎症は痔瘻の形成に深くかかわる．

肛門管悪性腫瘍の病理診断

肛門管悪性腫瘍性病変は，その構成組織の多様性から，さまざまな組織型を示す（図2）．欧米において直腸型肛門管癌は通常の直腸癌に含まれ，肛門管癌のほとんどが扁平上皮癌であることは注意を要する．過去2回の大腸癌研究会のアンケート報告によると，わが国における各組織型の頻度は腺癌が最も高く（73〜75%），直腸型（52〜58%），肛門腺由来（8〜15%），痔瘻に合併（7〜9%）の順で頻度が高かった．扁平上皮癌は15〜18%であった．症状は，いずれの組織型でも，痛み（かゆみ），出血・下血，肛門腫瘤を触れるなどである．10年以上の痔瘻罹患歴やCrohn病などは，痔瘻に合併した癌または粘液癌の重要な誘因であり，痔瘻に合併した癌では，難治性肛門周囲膿瘍や激烈な痛み，瘻孔からの粘性物質の漏出などが主訴となることがある．

直腸型腺癌の病理診断

● 直腸型腺癌は，直腸粘膜に被覆される領域から発生したと考えられる腺癌で，多くは通常の大腸癌同様，癌の粘膜内成分を伴う．

● 肉眼型，組織型は直腸癌とおおむね同様であるが，粘液産生能が高く粘液貯留巣を伴う例も少なくない（図3）．

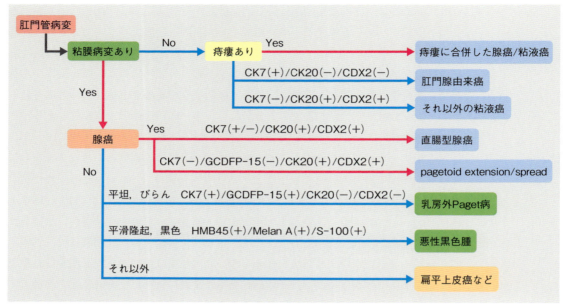

図 2　肛門管悪性腫瘍の鑑別
腺癌は直腸粘膜部および移行帯上皮部から発生し，直腸型腺癌は粘膜病変を伴うことが多いが，肛門腺由来癌や痔瘻に合併した腺癌は粘膜病変が認められないことがある．しばしば直腸型腺癌や痔瘻に合併した腺癌は粘液癌の形態を示すが，肛門腺由来癌は粘液癌とはならないことが多い．肛門管に発生する腺癌で粘液産生能の高い細胞は時に，印環細胞様となり扁平上皮内に進展する（pagetoid extension/spread）．乳房外 Paget 病との鑑別が必要となり，CK7，CK20，CDX2 やアポクリン腺上皮のマーカーである GCDFP-15 の免疫染色が鑑別に有用である．扁平上皮部からは扁平上皮癌や類基底細胞癌などの扁平上皮に由来する腫瘍が発生する．扁平上皮癌は尖圭コンジローマとの鑑別を要することもある．そのほか扁平上皮部からは悪性黒色腫が発生し，図のごとくメラノーマのマーカーが陽性となることで鑑別ができる．

肛門腺由来癌の病理診断

- 粘膜病変を伴わない癌には，肛門腺由来癌と痔瘻癌があり，肛門腺由来癌は，肛門管壁内を主座とし，肛門腺に由来したきわめてまれな腺癌とされている．
- 明らかな瘻孔を伴わない．
- WHO 分類（第 5 版）では，粘液産生に乏しい管状構造を示す腫瘍とされる．
- 免疫組織化学では，正常肛門腺と同様の染色性を示す．すなわち，サイトケラチン（CK）7・MUC5AC 陽性，CK20・CDX2 陰性である．
- 肛門腺由来癌の確定には，免疫組織化学的検討に加えて肛門腺内の *in situ* 病変の有無など慎重な検討が必要である．

痔瘻に合併した腺癌/粘液癌の病理診断

- 痔瘻に合併した腺癌は，10 年以上の痔瘻罹患歴があることが多い．
- 肉眼的に早期の病変は表層から認識しがたいが，進行すると 3 型様の肉眼型を呈することが多い．
- 長期罹患の痔瘻は粘液癌の重要な誘因であり，痔瘻に合併した腺癌では，難治性

肛門管腫瘍の病理診断とその鑑別が必要な病変

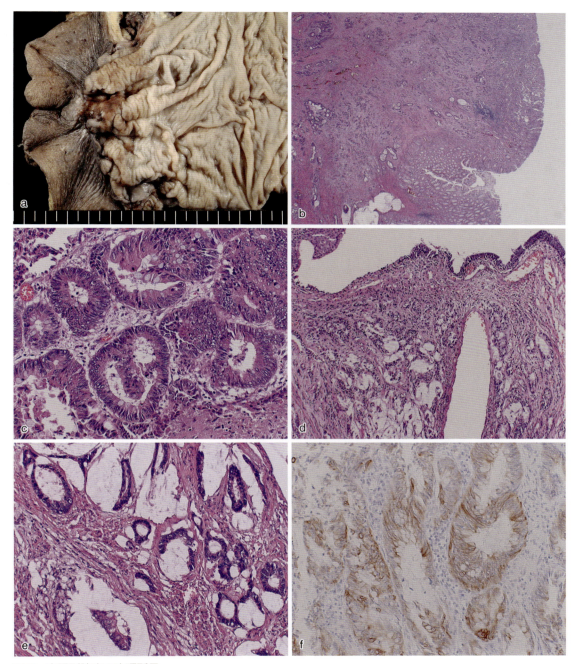

図3 直腸型腺癌の病理所見
a：肛門管腫瘍の手術固定標本．移行帯上皮部を巻き込み，直腸粘膜部と扁平上皮部にまたがるように存在する．褐色調の不整形陥凹病変．
b：直腸粘膜側腫瘍辺縁（HE染色）．粘膜内成分を伴う．
c：腫瘍組織（HE染色）．濃染腫大核と好酸性細胞質をもつ異型腺管からなる高分化腺癌．
d：移行帯上皮部の腫瘍組織（HE染色）．異型のない移行帯上皮の下に細胞外粘液を伴う不整形腺管が増殖する．
e：腫瘍組織（HE染色）．腺癌組織は，時に粘液産生能が高く，粘液癌様に粘液貯留巣を形成することがある．
f：腫瘍組織（CK20免疫染色）．腫瘍細胞はCK20に陽性を示す．

213

肛門周囲膿瘍や激烈な痛み，瘻孔からの粘性物質の漏出などが主訴となることがある．

- 痔瘻に合併した腺癌の組織型は粘液癌が多い（**図4**）．分化型腺癌や扁平上皮癌もみられる．粘液癌の場合は多量の粘液に比べて腫瘍細胞量が少なく，分化型腺癌の場合は癌細胞の異型が乏しいことから，生検診断では注意を要する場合がある．
- 免疫組織化学では，大部分が直腸型腺癌と同様である．
- 時にCrohn病に合併する（**図5**）．

扁平上皮癌の病理診断

- 扁平上皮癌は，肛門扁平上皮部あるいは移行帯上皮部から発生し，ヒトパピローマウイルス（human papillomavirus：HPV）が関与することがある．
- 子宮頸癌同様，HPV 16型やHPV 18型などの高リスク型が，その発生に関与することが多いとの報告もあり，組織の分化度はさまざまで乳頭状増殖を示す場合，尖圭コンジローマとの鑑別を要することもある．
- 以前は独立して記載されていた類基底細胞癌は，現在は扁平上皮癌に分類される．

乳房外Paget病の病理診断

- 乳房外Paget病は，皮膚アポクリン腺由来の癌とされ，肛門管では肛門扁平上皮部に発生する．
- 淡明で豊富な細胞質をもつ大型の腫瘍細胞であるPaget細胞は，表皮内あるいは汗管内に散在性あるいは小胞巣を形成して増殖する．
- Paget細胞は印環細胞癌に類似することから，直腸型腺癌から印環細胞様に進展する腺癌のpagetoid extension/spreadとの鑑別が必要となる．腺癌のpagetoid extension/spreadとは予後や治療法が異なるため，その鑑別は重要である．
- Paget細胞は，皮膚アポクリン腺細胞のマーカーであるGCDFP-15（gross cystic disease fluid protein-15）に陽性を示す．典型的には乳房外Paget病はCK7陽性，CK20陰性，GCDFP-15陽性であり，腺癌のpagetoid extension/spreadはCK7陽性/陰性，CK20陽性，GCDFP-15陰性である．
- 悪性黒色腫やBowen病との鑑別が必要なこともある．

悪性黒色腫の病理診断

- 悪性黒色腫は，肛門腫瘍の0.5〜3.9％を占める．
- 肉眼的にはポリープ状の隆起性病変を示す（**図6**）．メラニン産生により黒色を呈することが多いが，メラニン沈着が目立たないamelanotic melanoma（メラニン欠乏性黒色腫）のこともあるので，前述の乳房外Paget病も含めて鑑別には注意したい．肛門管に発生する悪性黒色腫は，20％がamelanoticとされている．
- 免疫組織化学では，S-100，HMB45，Melan Aが陽性で，サイトケラチンは陰

肛門管腫瘍の病理診断とその鑑別が必要な病変

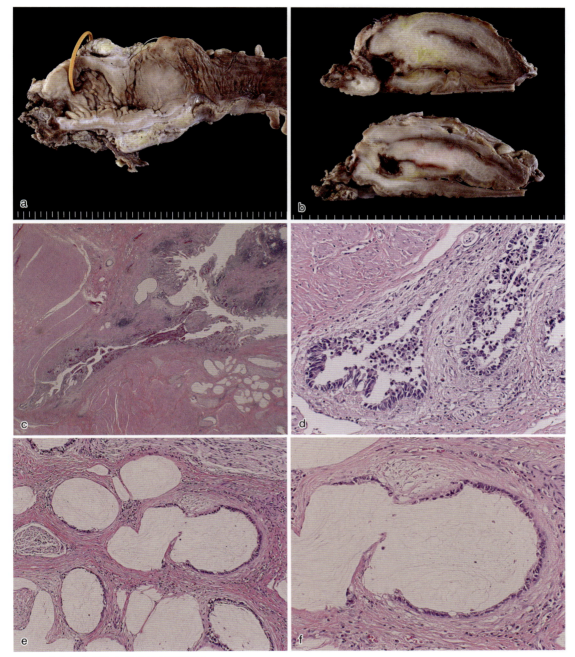

図4 痔瘻に合併した腺癌の病理所見
a：痔瘻に合併した腺癌の手術固定標本．チューブで標識されている部分に瘻孔を認める．粘膜面に明らかな上皮性腫瘍性変化を認めない．
b：瘻孔部の割面．白色調に硬化，肥厚した肛門管壁にスリット状の瘻孔を認める．肉眼的に粘膜面に腫瘤形成はみられない．
c：瘻孔部組織（HE 染色）．肛門管壁内にスリット状の瘻孔を認める．その周囲に粘液貯留巣を伴う．
d：瘻孔近傍の腫瘍組織，粘液産生が目立たない成分（HE 染色）．濃染核の異型上皮からなる不整形腺管を認める．周囲に淡く好塩基性の線維芽細胞の増生を伴う．
e：瘻孔近傍の腫瘍組織，粘液産生豊富な成分（HE 染色）．粘液貯留巣は，線維性間質に囲まれ，部分的に異型上皮細胞に裏打ちされる．
f：瘻孔近傍の腫瘍組織，粘液産生豊富な成分（HE 染色，拡大）．裏打ちする上皮は，濃染腫大核をもち，杯細胞様に細胞質内に粘液を蓄える細胞も散見される．

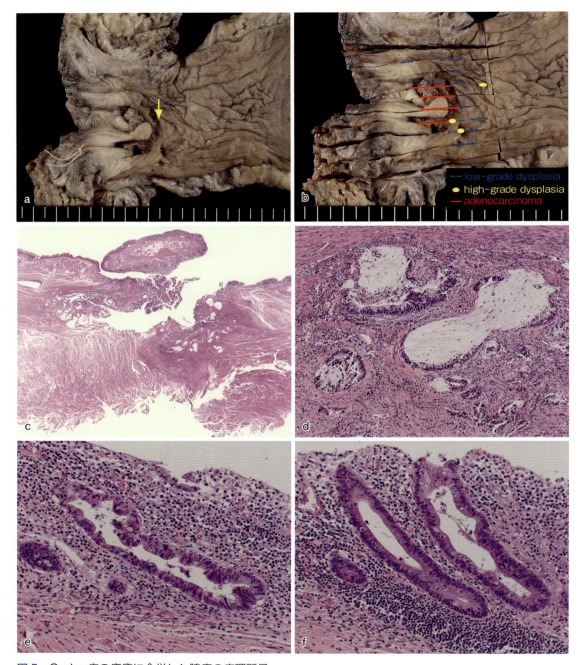

図5 Crohn病の痔瘻に合併した腺癌の病理所見
a：Crohn病の痔瘻に合併した腺癌の手術固定標本．肛門管直腸粘膜部〜扁平上皮部にかけて複雑な瘻孔を認め，skin tag様に見える部分周囲に上皮内成分を疑う結節顆粒状粘膜を認める（→）．
b：Crohn病の痔瘻に合併した腺癌の手術固定標本．腫瘍マッピング図．赤線で示す腺癌は瘻孔に一致して存在し，その周囲に高異型度ないし低異型度のdysplasiaを認める．
c：瘻孔部ルーペ像（HE染色）．skin tag様に見える組織の下に瘻孔があり，瘻孔開口部から周囲に浸潤する癌組織を認める．
d：腺癌組織（HE染色）．細胞外粘液を多く伴う分化型腺癌．
e：癌周囲に散見されたhigh-grade dysplasia（HE染色）．粘液産生能が低下し，濃染が軽度の腫大した核が極性を失いながら増生し，腺管内にとどまる．
f：癌周囲に散見されたlow-grade dysplasia（HE染色）．粘液産生能が低下した軽度異型腺管で，軽度腫大した核が比較的極性を保ったまま表層へ移行する．

肛門管腫瘍の病理診断とその鑑別が必要な病変

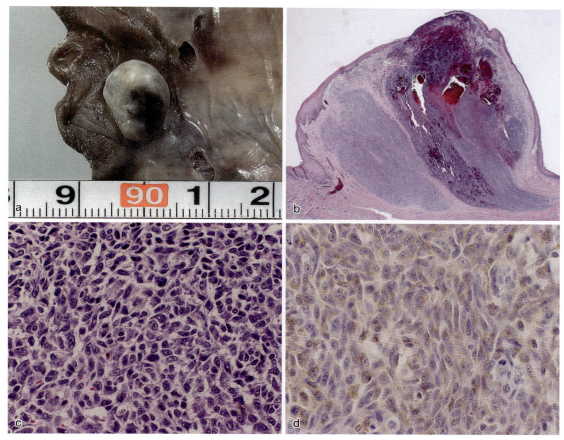

図6　悪性黒色腫の病理所見
a：悪性黒色腫の手術固定標本．扁平上皮領域に黒色調の表面平滑な隆起性病変を認める．
b：腫瘍組織弱拡大像（HE染色）．腫瘍細胞は出血を伴いながら上皮下に圧排性に増殖する．
c：腫瘍組織強拡大像（HE染色）．多形を示す異型細胞は，比較的豊富な細胞質をもち，シート状に増殖する．わずかにメラニン顆粒がみられる．
d：腫瘍組織強拡大像（HMB45免疫染色）．腫瘍細胞はメラノサイトのマーカーであるHMB45に陽性を示す．

性となることから鑑別できる．
● リンパ行性転移をきたしやすい．

肛門管腫瘍の鑑別診断

● **鑑別点1**：直腸型腺癌と肛門腺由来癌/痔瘻に合併した腺癌の鑑別
　• 腫瘍でない直腸粘膜は，CK7陰性，CK20陽性，CDX2陽性，移行帯上皮部や扁平上皮部の基底細胞はCK7陽性，CK20陰性，CDX2陰性を示す．腫瘍でない肛門腺は，2〜3層の重層立方上皮で裏打ちされ，移行帯上皮部同様，CK7陽性，CK20陰性，CDX2陰性を示す．この特徴から，直腸型腺癌はCK7陰性，CK20陽性，CDX2陽性を示し，肛門腺由来癌はCK7陽性，

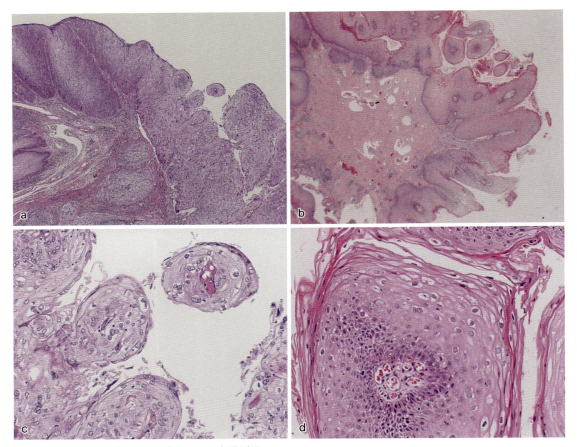

図7 扁平上皮癌と尖圭コンジローマの病理所見
a, c：肛門歯状線上に認められた乳頭状隆起病変（扁平上皮癌）の組織像（HE染色）．不整形核や多核を示す異型扁平上皮細胞が乳頭状に増殖する．
b, d：尖圭コンジローマの組織像（HE染色）．異型のない扁平上皮細胞が乳頭状に増殖する．表層にはコイロサイトーシスを伴う．

　　　　　CK20陰性，CDX2陰性を示すと考えられる．
- 痔瘻に合併した腺癌では，直腸型か肛門腺型かの鑑別は容易ではないが，CK7とCK20，CDX2の免疫染色がその鑑別に有用である．
- **鑑別点2**：扁平上皮癌と尖圭コンジローマの鑑別（図7）
  - 乳頭状増殖を示す扁平上皮性病変の場合，扁平上皮癌と尖圭コンジローマとの鑑別が必要になることがある．
  - 細胞異型度でその鑑別は比較的容易であるが，尖圭コンジローマでは表層にコイロサイトーシスを伴うことが多いことに留意する．
- **鑑別点3**：pagetoid extension/spreadと乳房外Paget病の鑑別（図8，9）
  - 腺癌の扁平上皮へのpagetoid extension/spreadと乳房外Paget病の鑑別は時に難しいが，腺癌病変の有無，GCDFP-15免疫染色（Paget病で陽性，pagetoid extension/spreadで陰性），CK20免疫染色（Paget病で陰性，pagetoid

肛門管腫瘍の病理診断とその鑑別が必要な病変

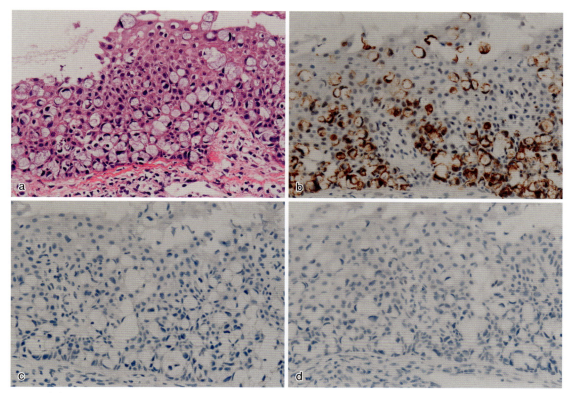

図8 腺癌の pagetoid extension/spread の病理所見
a：HE 染色．細胞質内に粘液を多量に貯留し，核が圧排された印環細胞様異型細胞が扁平上皮内に増殖・伸展する．
b：CK20 免疫染色．pagetoid extension/spread の細胞は，CK20 に陽性を示す．
c：CK7 免疫染色．pagetoid extension/spread の細胞は，CK7 に陰性である．
d：GCDFP-15 免疫染色．pagetoid extension/spread の細胞は，アポクリン細胞のマーカーである GCDFP-15 に陰性である．

extension/spread で陽性）がその鑑別に有用である．
- PAS 染色やアルシアンブルー染色などの粘液染色は，Paget 細胞に陽性の場合もあり，腺癌細胞の pagetoid extension/spread との鑑別には有用でないことがある．

219

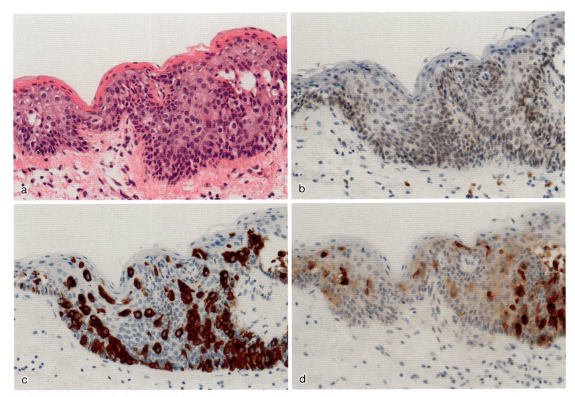

図9 乳房外 Paget 病の病理所見
a：HE 染色．扁平上皮内に大型で類円形の淡明な細胞質をもつ異型細胞が認められる．
b：CK20 免疫染色．Paget 細胞は，CK20 に陰性である．
c：CK7 免疫染色．Paget 細胞は，CK7 に陽性を示す．
d：GCDFP-15 免疫染色．Paget 細胞は，GCDFP-15 に陽性を示す．

（藤原美奈子）

● 文献
- 秋田恵一．骨盤内臓の基本的解剖．辻仲康伸監．大腸肛門病ハンドブック．東京：医学書院；2011．p.11-30．
- 大腸癌研究会編．大腸癌取扱い規約．第9版．東京：金原出版；2018．
- 稲次直樹．日本における肛門管悪性腫瘍性病変の現況．日本大腸肛門病会誌 2008；61：967-70．
- 児玉 真．肛門管腫瘍．八尾隆史，菅井 有編．腫瘍病理鑑別診断アトラス 大腸癌．第2版．東京：文光堂；2021．p.197-203．
- Goldblum JR, et al. Tumours of the anal canal. WHO Classification of Tumours Editorial Board. WHO Classification of Tumours. 5th edition. Digestive System Tumours. Lyon：IARC；2019. p.193-213.

カルチノイド腫瘍，内分泌細胞癌

▶カルチノイド腫瘍と内分泌細胞癌は，組織発生，構成細胞の特性，遺伝子異常，悪性度，予後から別の病態の癌腫であり，細胞・組織所見により厳密に区別して取り扱う．
▶日常の組織診断では，『大腸癌取扱い規約』とWHO分類・第5版を併記する．

現在，わが国の組織分類では，胃癌・大腸癌取扱い規約（以下，日本分類）のカルチノイド腫瘍（carcinoid tumor），内分泌細胞癌（endocrine cell carcinoma）と，WHO分類・第5版（2019年）のneuroendocrine tumor（NET），neuroendocrine carcinoma（NEC）が併用されている（図1，表1，2）．一般に，小腸腫瘍にも，胃・大腸腫瘍の組織分類が用いられている．

消化管原発で，腫瘍性内分泌細胞が特徴的な構造に配列し，毛細血管に富む繊細な間質を伴い，充実性の腫瘍塊を形成して増殖する癌腫に対して，「消化管の内分泌細胞腫瘍（神経内分泌腫瘍）」という総称名が用いられることがある．日本の臨床的・病理学的研究は，「消化管の内分泌細胞腫瘍」には，発生経路の異なる2系統の腫瘍が一括りにされていることを明らかにしてきた（図2）．第一の系統がカルチノイド腫瘍であり，一般に低異型度，低増殖能の内分泌細胞から構成された低悪性度の癌腫である．第二の系統が内分泌細胞癌であり，一般に高異型度，高増殖能の内分泌細胞から構成された高悪性度の癌腫である．日本分類の基本は，カルチノイド腫瘍と内分泌細胞癌は組織発生の異なる別の癌腫であり，細胞異型度等の細胞・組織所見から厳密に区別して，臨床的，病理学的に取り扱うべきであるという一貫した立場である．WHO分類は，WHO分類・第4版（2010年）までは，NETとNECは一連の病態とされてきた．WHO分類・第5版は，日本分類と同様に腫瘍の組織発生を考慮した考え方，細胞・組織所見による鑑別，日本分類に類似した組織分類と運用に改訂された．これにより，純粋型のカルチノイド腫瘍と純粋型のNET，純粋型の内分泌細胞癌と純粋型のNECが対応することになり（表1），純粋型のカルチノイド腫瘍とNET，純粋型の内分泌細胞癌とNECは，内分泌細胞から構成される共通点はあるが，別の病態の癌腫であるという共通の認識になった．

内分泌細胞から構成される癌腫の組織分類では，表1の純粋型の組織型名（カルチノイド腫瘍とNET，内分泌細胞癌とNEC）が基本の組織分類である．複合型は，純粋型成分と他の組織型成分（腺癌成分など）が領域性を形成して共存する癌腫である．純粋型の組織分類と複合型の組織分類を合わせた分類が実地で運用する組織分類である．

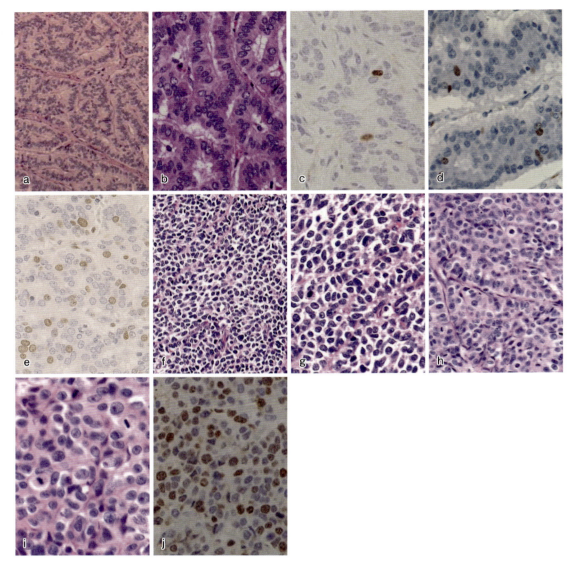

図1 消化管のカルチノイド腫瘍と内分泌細胞癌［WHO 分類・第5版：NET と NEC］

a：カルチノイド腫瘍［NET］．腫瘍細胞の索状配列．
b：カルチノイド腫瘍［NET］．低異型度細胞．
c：カルチノイド腫瘍［NET G1］．Ki-67 免疫染色．
d：カルチノイド腫瘍［NET G2］．Ki-67 免疫染色．
e：カルチノイド腫瘍［NET G3］．Ki-67 免疫染色．
f：内分泌細胞癌［NEC］．小細胞型．シート状増殖．
g：内分泌細胞癌［NEC］．小細胞型．高 N/C 比で細胞質に乏しい裸核様の小型細胞．
h：内分泌細胞癌［NEC］．大細胞型．大結節状胞巣．核の柵状配列．
i：内分泌細胞癌［NEC］．大細胞型．弱好酸性細胞質を有する大型細胞．
j：内分泌細胞癌［NEC］．大細胞型．Ki-67 免疫染色．Ki-67 指数＞20％．

カルチノイド腫瘍，内分泌細胞癌

表1 消化管のカルチノイド腫瘍・NET と内分泌細胞癌・NEC の日本分類と WHO 分類・第5版
（主に胃〜大腸）

内分泌細胞の腫瘍成分の細胞異型度	構成成分	内分泌細胞の腫瘍成分	腺癌成分	日本分類（胃癌取扱い規約〈2017 年〉，大腸癌取扱い規約〈2018 年〉）[*1]	WHO 分類・第5版（2019 年）を一部改変した記載案[*1]	WHO 分類・第5版（2019 年）[*2]
低異型度	純粋型	＋	－	カルチノイド腫瘍	Neuroendocrine tumor (NET), G1	Neuroendocrine tumor (NET), G1
					Neuroendocrine tumor (NET), G2	Neuroendocrine tumor (NET), G2
					Neuroendocrine tumor (NET), G3	Neuroendocrine tumor (NET), G3
高異型度	純粋型	＋	－	内分泌細胞癌	Neuroendocrine carcinoma (NEC)	Neuroendocrine carcinoma (NEC)
高異型度	複合型[*3]	多量（70%以上）	少量（30%未満）	腺癌を伴う内分泌細胞癌[*4]（内分泌細胞癌＞腺癌）	Neuroendocrine carcinoma (NEC) with adenocarcinoma	Neuroendocrine carcinoma (NEC)
		多量（30%以上）	多量（30%以上）	内分泌細胞癌を伴う腺癌[*4]（腺癌＞内分泌細胞癌）	Mixed neuroendocrine-non-neuroendocrine neoplasm (MiNEN)	Mixed neuroendocrine-non-neuroendocrine neoplasm (MiNEN)
		少量（30%未満）	多量（70%以上）		Adenocarcinoma with neuroendocrine carcinoma (NEC)	Adenocarcinoma with neuroendocrine differentiation[*5]

*1：核分裂頻度と Ki-67 指数の実数値を記載する．
*2：WHO 分類・第5版の NET と NEC は，組織形態により分類する．
*3：癌巣に占める内分泌細胞癌・NEC 成分と腺癌成分の量的割合を記載する．
*4：両者を合わせて，腺内分泌細胞癌と称することもある．
*5：内分泌細胞の腫瘍成分が NEC の場合には，その存在を記載する．

表2 消化管の神経内分泌腫瘍の WHO 分類・第5版

組織型	分化度	Grade	核分裂頻度（核分裂/2 mm^2）	Ki-67 指数
NET, G1	Well differentiated	Low	<2	<3%
NET, G2		Intermediate	2〜20	3〜20%
NET, G3		High	>20	>20%
NEC, small cell type（SCNEC）	Poorly differentiated	High	>20	>20%
NEC, large cell type（LCNEC）			>20	>20%
MiNEN	Well or poorly differentiated	Variable	Variable	Variable

NET：neuroendocrine tumor, NEC：neuroendocrine carcinoma, SCNEC：small cell neuroendocrine carcinoma, LCNEC：large cell neuroendocrine carcinoma, MiNEN：mixed neuroendocrine-non-neuroendocrine neoplasm

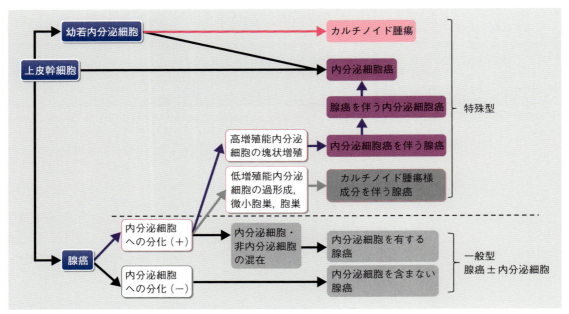

図2　消化管の内分泌細胞腫瘍の組織発生の主要経路の仮説（主に胃〜大腸）

　以下に，日本分類による小腸・大腸のカルチノイド腫瘍と内分泌細胞癌の鑑別診断の手順，次にカルチノイド腫瘍と内分泌細胞癌の特性などについて概説する．最後に，日本分類とWHO分類・第5版の異同と本稿に関連する腫瘍の組織発生経路の仮説について整理したい．

カルチノイド腫瘍，内分泌細胞癌の鑑別診断

- カルチノイド腫瘍と内分泌細胞癌の鑑別診断の手順と項目を図3に示す．
- **鑑別点1**：内分泌細胞への分化
  - HE染色標本にカルチノイド腫瘍や内分泌細胞癌を疑わせる充実性胞巣が存在する場合には，内分泌細胞への分化を確認する．
  - 内分泌細胞への分化は，電顕検索や鍍銀染色による内分泌顆粒の証明および内分泌マーカーのクロモグラニンA，insulinoma-associated protein 1 (INSM1)，シナプトフィジン，CD56と各種ホルモンの免疫染色により確認される．免疫染色が汎用されている．
  - 免疫染色の留意点は，染色結果は腫瘍細胞の内分泌細胞への分化程度，固定条件，染色法，抗原賦活法などの諸条件で変動すること，すべての内分泌マーカーが陽性を示すわけではないこと，内分泌マーカーは非内分泌系細胞にも非特異的に陽性を呈する場合があることである．そのため，複数マーカーを併用して判定することが肝要である．

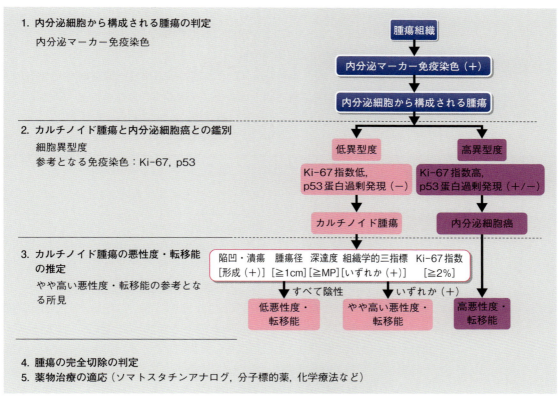

図3 消化管のカルチノイド腫瘍と内分泌細胞癌の病理診断の手順と項目

- 内分泌細胞から構成される腫瘍の確定は，複数の内分泌マーカーの免疫染色を総合して，内分泌細胞から構成されると想定した充実性腫瘍を構成する大部分の細胞（約2/3または70％以上）が内分泌マーカー陽性である場合になされる．

● **鑑別点2**：内分泌細胞の細胞異型
- 内分泌細胞から構成される腫瘍と判定された場合，次にカルチノイド腫瘍と内分泌細胞癌を鑑別する．両者の悪性度と治療方針が大きく異なるからである．
- カルチノイド腫瘍と内分泌細胞癌を鑑別診断する基本は，腫瘍細胞の異型度，すなわち，細胞の大きさ・多形性・異型性，N/C比（核・細胞質比），核の大きさと多形性・異型性，核分裂の多寡である（図1）．
- カルチノイド腫瘍は小型から中型の低異型度細胞からなり，核分裂像はないか，まれである（図1a～e）．主に索状，リボン状，小～大結節状，腺房状の胞巣をなし，脈管侵襲はまれで，腫瘍細胞の壊死はみられない．
- 内分泌細胞癌は，小型から大型の高異型度細胞からなり，高頻度の核分裂像，シート状から充実結節状胞巣を主体とする増殖，高頻度で高度の脈管侵襲と腫瘍細胞の壊死がみられる（図1f～j）．

● **鑑別点3**：内分泌細胞の細胞増殖能

- Ki-67 免疫染色では，細胞増殖能がカルチノイド腫瘍では一般に低いのに対して，内分泌細胞癌では高いことが鑑別に有用である（**図1c〜e，j**）.
- **鑑別点4**：内分泌細胞のp53免疫染色
  - p53免疫染色では，p53過剰発現（びまん性のp53陽性の濃染核）が内分泌細胞癌では約半数例にみられるが，カルチノイド腫瘍にはないこと（陽性核が散在性にみられることはある）が鑑別に役立つ.

カルチノイド腫瘍の病理診断

疾患の概要

- カルチノイド腫瘍は，低異型度，低増殖能の腫瘍性内分泌細胞が，充実性，索状，ロゼット状，腺房状胞巣などの特徴的な構築に配列し，毛細血管に富む繊細な間質を伴って，緩徐に増殖する低悪性度の癌腫である（**図1，表1，2**）.
- カルチノイド腫瘍の組織発生の主要経路は，消化管上皮の幹細胞由来で内分泌細胞への分化能を獲得した幼若内分泌細胞からの発生である（**図2**）. カルチノイド腫瘍が微小腫瘍でも非内分泌系細胞を含まないこと，Ⅰ型胃カルチノイド腫瘍の形成過程に内分泌細胞過形成，内分泌細胞微小胞巣（endocrine cell micronest：ECM），腫瘍性内分泌細胞の胞巣（微小カルチノイド腫瘍）以外の関与がないことが，この主経路を支持する.
- 純粋型のカルチノイド腫瘍は，WHO分類・第5版の純粋型のNETに対応する（**表1**）.

臨床所見

発生部位

- 消化管のカルチノイド腫瘍は，日本では直腸，十二指腸，胃に多く，虫垂が次ぐ. 欧米では小腸，虫垂に多く，次いで直腸の順とされている.

小腸カルチノイド腫瘍

- わが国では，空腸11.4%，回腸41.8%，終末回腸46.8%とされ，終末回腸に多く，空腸に少ない. 多発性腫瘍症例が高頻度（46.8%）に報告されている.
- カルチノイド症候群（皮膚紅潮，下痢，喘息様発作など）が，セロトニン産生カルチノイド腫瘍（後述）の肝転移症例にみられることがある.

虫垂カルチノイド腫瘍

- 頻度は，切除虫垂の0.46%（日本）の報告がある.
- 虫垂先端部に好発し，根部には少ない.

大腸カルチノイド腫瘍

- 直腸に好発し，特に下部直腸に多い.
- 直腸カルチノイド腫瘍の報告例の多くは単発例であり，多発例はまれである

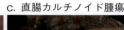

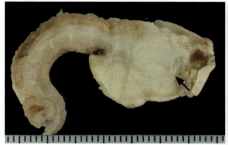
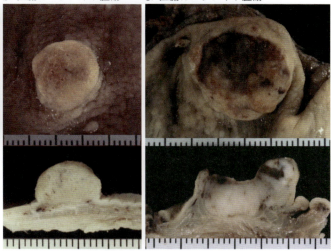

図4 カルチノイド腫瘍 [WHO分類・第5版：NET] の肉眼所見と割面所見
a：虫垂カルチノイド腫瘍．割面の肉眼所見．虫垂先端部は腫大し，灰白色調の腫瘤を形成（→）．腫瘍組織は漿膜下層に浸潤する．
b：直腸カルチノイド腫瘍．粘膜下腫瘍様隆起で，表面粘膜は淡黄色調．割面は淡黄色調で，粘膜下層に膨張性腫瘤を呈する．
c：直腸カルチノイド腫瘍．粘膜下腫瘍様隆起で，頂部に潰瘍形成．割面は灰白色調で，膨張性に固有筋層に浸潤する．

（1.4～3％）．

病理所見

肉眼所見の形成機序

- カルチノイド腫瘍は，粘膜深部に発生し，緩徐に発育しながら，粘膜筋板をすり抜けて粘膜下層に浸潤する．微小・小カルチノイド腫瘍は，粘膜内から粘膜下層浅層部に小胞巣の集団として見出される．
- 肉眼所見の基本は，粘膜下層の腫瘍組織による粘膜下腫瘍様隆起である（図4）．

肉眼所見

- 十二指腸第一部のBrunner腺の密な部位では，カルチノイド腫瘍は粘膜下層のBrunner腺領域を圧排性に増殖して腫瘤を形成する．十二指腸第一部と第二部のBrunner腺の疎な領域や空腸，回腸では，粘膜下層が厚く，内腔も広いため，カルチノイド腫瘍は大きくなると，粘膜深層から粘膜下層を主座に膨張性発育の腫瘍塊を形成し，固有筋層以深へと進展する．
- 虫垂では，粘膜下層が狭く，内腔が狭いために，腫瘍細胞は虫垂壁内を胞巣を形成して浸潤性から膨張性に増殖し，固有筋層以深にも及ぶ（図4a）．
- 直腸，結腸では，粘膜下層が厚く，内腔も広いため，カルチノイド腫瘍は大きくなると粘膜深層から粘膜下層を主座に膨張性発育の腫瘍塊を形成し，固有筋層以深へと進展する（図4b，c）．
- カルチノイド腫瘍の表面は，黄白色調ないし黄色調を呈する（図4b）．腫瘍組織

が粘膜内に多量に増殖すると，頂部に粘膜模様の不明瞭化やびらん，陥凹を生じ，粘膜脱落により潰瘍を形成する（**図4c**）.

●大きなカルチノイド腫瘍の割面は，灰白色ないし黄色の境界明瞭な結節を呈する（**図4**）.

組織学的所見

●カルチノイド腫瘍は，比較的広い弱好酸性微細顆粒状の細胞質と，微細青紫色のクロマチンをもつ円形から卵円形の小型核を均一に有する小型の低異型度内分泌細胞から構成され，特有な細胞配列の胞巣を形成して増殖する（**図1a〜e**）.

●一般に核分裂像はみられないか，まれである．脈管侵襲はないか，まれである．通常，腫瘍細胞の壊死はみられない．

●癌巣内に腺癌や腺腫を共存することは通常ない．

免疫組織化学的所見

●免疫染色では，内分泌マーカーとホルモンマーカーが頻用される．

●細胞増殖能は低い（一般に Ki-67 指数 0.4% 前後）（**図1c〜e**）.

●免疫染色での p53 過剰発現はない．

●粘液形質マーカーは陰性である．

●特殊染色では，ビクトリアブルー染色（弾性線維染色．静脈侵襲の確認），ポドプラニン（D2-40）免疫染色（リンパ管内皮細胞染色．リンパ管侵襲の確認）が悪性度判定に有用である（**図5**）.

●免疫染色によるソマトスタチン受容体 2a（SSTR2a）や p-mTOR の検出が薬物治療（ソマトスタチンアナログ製剤や mTOR 阻害薬）の適用と治療効果の予測に役立つ（**図3**）.

悪性度・転移能の推定

●深部浸潤や転移した悪性度の高いカルチノイド腫瘍は，頂部に陥凹・潰瘍形成のある場合，腫瘍径 1 cm 以上の場合，固有筋層以深への浸潤の場合，組織学的三指標①細胞異型の増加（核の大型化や大小不同・多形性，核密度の増加，核配列の乱れ），②核分裂像の増加（$2/2\ mm^2$以上），③脈管侵襲のいずれかがみられる場合，Ki-67 指数の増加（2% 以上）の場合であることが多い（**図3**，**5**）.

●WHO 分類・第5版では，核分裂数と Ki-67 指数によって G1，G2，G3 にグレード分類する（**表2**）.

構成細胞の特性による亜分類

●ホルモンマーカー免疫染色により，セロトニン（Ser）細胞主体に構成されるセロトニン産生カルチノイド腫瘍（従来の銀親和性カルチノイド腫瘍）と，ペプチドホルモン（PeH）細胞主体に構成されるペプチドホルモン産生カルチノイド腫瘍（従来の好銀性カルチノイド腫瘍）に大別される（**図6**）.

カルチノイド腫瘍，内分泌細胞癌

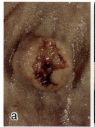
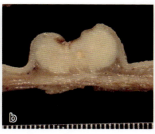
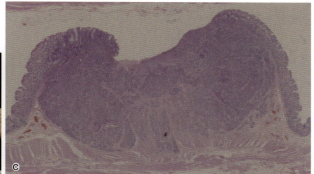
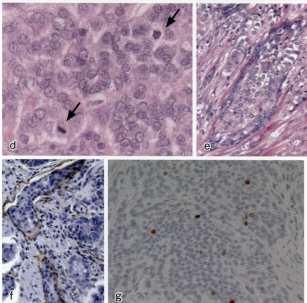

図5 悪性度・転移能の高い直腸カルチノイド腫瘍［WHO分類・第5版：NET］の特徴
a：肉眼所見．陥凹・潰瘍の形成．
b：aの割面像．
c：大きさ≧1 cm，固有筋層以深への浸潤．
d：核異型度・核密度の増加．核配列の乱れ．核分裂数（→）の増加．
e：ビクトリアブルー染色．静脈侵襲．
f：ポドプラニン（D2-40）免疫染色．リンパ管侵襲．
g：Ki-67指数の増加．

- セロトニン産生カルチノイド腫瘍は，発生部位にかかわらず，腫瘍はほぼ均一にSer細胞から構成される（図6a〜e）．ペプチドホルモン産生カルチノイド腫瘍は，発生部位ごとに異なる1〜数種類のPeH細胞が高頻度，高程度に出現する腫瘍が多い．
- HE染色では，セロトニン産生カルチノイド腫瘍の腫瘍細胞内には，赤褐色の微細顆粒（Ser含有内分泌顆粒に相当）がみられる（図6e）．ペプチドホルモン産生カルチノイド腫瘍の腫瘍細胞内には，赤褐色の微細顆粒はみられない（図6j）．

発生部位別の特徴

- 十二指腸第一部カルチノイド腫瘍は，ペプチドホルモン産生カルチノイド腫瘍である．吻合リボン状，索状配列を主体とする腫瘍が多い（図7a）．腫瘍細胞はガストリン系ホルモン陽性が高頻度，高密度で多く，次いで，ソマトスタチン（Som）陽性もみられる．

229

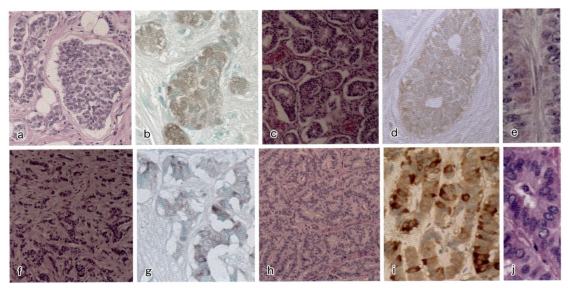

図6 カルチノイド腫瘍［WHO分類・第5版：NET］の亜分類と発生部位別の特徴
a：セロトニン産生カルチノイド腫瘍．虫垂カルチノイド腫瘍．小結節状胞巣．
b：セロトニン産生カルチノイド腫瘍．虫垂カルチノイド腫瘍．セロトニン陽性．
c：セロトニン産生カルチノイド腫瘍．直腸カルチノイド腫瘍．腺房状胞巣を伴う索状胞巣．
d：セロトニン産生カルチノイド腫瘍．直腸カルチノイド腫瘍．セロトニン陽性．
e：セロトニン産生カルチノイド腫瘍．直腸カルチノイド腫瘍．腫瘍細胞内に赤褐色調の微細顆粒がみられる．
f：ペプチドホルモン産生カルチノイド腫瘍．虫垂カルチノイド腫瘍．短索状胞巣．
g：ペプチドホルモン産生カルチノイド腫瘍．虫垂カルチノイド腫瘍．ペプチドYY陽性．
h：ペプチドホルモン産生カルチノイド腫瘍．直腸カルチノイド腫瘍．索状，吻合リボン状胞巣．
i：ペプチドホルモン産生カルチノイド腫瘍．直腸カルチノイド腫瘍．膵ポリペプチド陽性．
j：ペプチドホルモン産生カルチノイド腫瘍．直腸カルチノイド腫瘍．腫瘍細胞内に赤褐色調の微細顆粒はみられない．

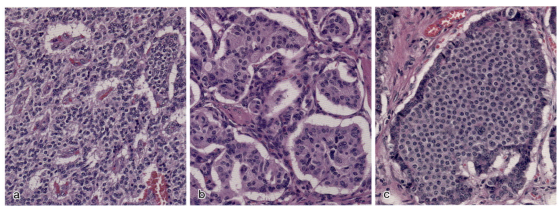

図7 カルチノイド腫瘍［WHO分類・第5版：NET］の発生部位別の特徴
a：十二指腸第一部カルチノイド腫瘍．吻合リボン状配列．
b：十二指腸第二部（主乳頭部）カルチノイド腫瘍．小結節状胞巣．
c：回腸カルチノイド腫瘍．大結節状胞巣．

●十二指腸第二部カルチノイド腫瘍は，ペプチドホルモン産生カルチノイド腫瘍である．十二指腸第一部と同様なカルチノイド腫瘍も発生する．十二指腸主・副乳頭および近傍には，小結節状，腺房状配列を主体とする腫瘍が多い（**図7b**）．砂粒体様の石灰化を有することがある．腫瘍細胞はSom陽性が多い．

●空腸，回腸カルチノイド腫瘍はセロトニン産生カルチノイド腫瘍である．大〜小結節状胞巣を主体とし（**図7c**），腺腔構造を伴うこともある．

●虫垂カルチノイド腫瘍の多くはセロトニン産生カルチノイド腫瘍である（**図6a**，**b**）．小〜大結節状胞巣を主体とする．ペプチドホルモン産生カルチノイド腫瘍は低頻度である（**図6f〜j**）．腫瘍細胞は小集団や短索状や小腺腔状胞巣を主体とする．腫瘍細胞はペプチドYY（PYY），グルカゴン様ペプチド1（GLP-1）陽性が多い．

●直腸ではペプチドホルモン産生カルチノイド腫瘍が多い．ペプチドホルモン産生カルチノイド腫瘍は，索状，吻合リボン状配列の胞巣を特徴とする（**図6h**）．免疫染色では膵ポリペプチド（pancreatic polypeptide：PP），PYY，グリセンチン，GLP細胞が高頻度ないし高密度に発現する．セロトニン産生カルチノイド腫瘍は少ない．セロトニン産生カルチノイド腫瘍は，小結節状胞巣や腺房状胞巣を伴う索状胞巣を特徴とする（**図6c〜e**）．

鑑別診断

非腫瘍性内分泌細胞微小胞巣（ECM）との鑑別診断

●虫垂の微小カルチノイド腫瘍の定義として，
①豊富な弱好酸性から淡明な細胞質と，大型で円形から卵円形の核を有する低異型度内分泌細胞から均一に構成される大きさ$100\,\mu m$以上の胞巣，または
②①と同様な細胞から構成される胞巣からなる大きさ$100\,\mu m$以上の胞巣集簇巣，が提案されている（**図8**）．

内分泌細胞癌との鑑別診断

●鑑別診断の基本は腫瘍細胞の異型度である．

非内分泌系腫瘍との鑑別診断

●グロムス腫瘍の増殖の主座は固有筋層である．グロムス腫瘍細胞は小円形核をもつ円形細胞を呈する．グロムス腫瘍細胞はα-smooth muscle actin（α-SMA）陽性である．シナプトフィジンが一部に陽性となることがあるが，クロモグラニンA，CD56は陰性である．

●顆粒細胞腫は，豊富な細顆粒状細胞質を呈し，PAS陽性顆粒をもち，S-100蛋白陽性である．

●形質細胞腫，悪性リンパ腫は，びまん性に増殖し，胞巣を形成しない．形質細胞およびリンパ球マーカーが陽性である．

●神経節細胞性傍神経節腫は，十二指腸第二部に好発する．上皮様（神経内分泌）細胞，紡錘形細胞，神経節細胞様細胞の3種類の分化を示す細胞の増殖から構成

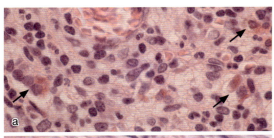
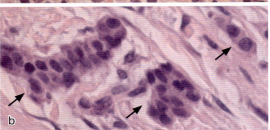

図8　虫垂の非腫瘍性内分泌細胞微小胞巣と微小カルチノイド腫瘍

a：狭い弱好酸性細胞質をもつ細胞の連珠状，滴状の胞巣（→）．変性，消失する非腫瘍性の内分泌細胞微小胞巣と考えられる．
b：豊富な弱好酸性細胞質と大型円形の核を有する低異型度細胞から均一に構成される索状，小結節状胞巣（→）．腫瘍性胞巣（微小カルチノイド腫瘍）と考えられる．

されている．カルチノイド腫瘍には，紡錘形細胞（S-100 蛋白染色陽性），神経節細胞様細胞（シナプトフィジン染色陽性）の増生はない．
- 非特異的に内分泌マーカー陽性を呈する腫瘍は，複数マーカーの免疫染色で鑑別する．

内分泌細胞癌の病理診断

疾患の概要

- 内分泌細胞癌は，高異型度で高増殖能の腫瘍性内分泌細胞が充実性，シート状，索状，ロゼット状，腺房状胞巣などの特徴的な構築に配列し，毛細血管に富む繊細な間質を伴い，充実性の腫瘍塊を形成して，急速に増殖し，早期から高度な静脈・リンパ管侵襲と転移をきたす予後不良な高悪性度の癌腫である（**図1**，**表1**，**2**）．
- 癌巣に内分泌細胞癌と腺癌が共存する場合は，腺内分泌細胞癌とも称される．
- 胃から大腸の内分泌細胞癌の組織発生の主要経路は，先行した粘膜内の管状腺癌内に腺癌細胞の分化により出現する高増殖能の腫瘍性内分泌細胞の塊状増殖により，内分泌細胞癌を伴う腺癌，腺癌を伴う内分泌細胞癌を経て形成される経路である（**図2**）．内分泌細胞癌と腺癌との高率の共存，内分泌細胞癌の小病巣例を含む癌巣構築の解析および内分泌細胞癌成分と随伴腺癌成分のp53過剰発現と*TP53*遺伝子変異パターンの共通性（胃）がこの主要経路を支持する．
- カルチノイド腫瘍から内分泌細胞癌が発生する経路はないと考えられている．
- 純粋型の内分泌細胞癌はWHO分類・第5版の純粋型のNECに対応する（**表1**）．

臨床所見

発生部位

- 消化管の内分泌細胞癌（腺内分泌細胞癌を含む．本項，以下同じ）は胃と大腸に多く，十二指腸，小腸，虫垂に少ない．
- 十二指腸，小腸では，内分泌細胞癌は十二指腸乳頭部に多い．
- 大腸の内分泌細胞癌は直腸（60％）に最も多く，次いでS状結腸（15％），上行結腸（10％），横行結腸（10％）である．

発生頻度

- 大腸の内分泌細胞癌はまれである（大腸癌の0.1〜0.2％）．

悪性度

- 十二指腸乳頭部内分泌細胞癌は，転移・再発（80％），癌死（63％）が多い．
- 直腸と結腸の内分泌細胞癌は，肝転移（40〜76％），リンパ節転移（40〜48％）が多く，1年以内の癌死（77〜80％）が多い．

病理所見

肉眼所見の形成機序

- 胃から大腸の内分泌細胞癌は，先行した粘膜内管状腺癌の癌腺管深部内に，腺癌細胞の分化により出現する増殖能の高い腫瘍性内分泌細胞の塊状増殖により形成されることが多い（図2）．この場合，腺癌部分は粘膜内を主座とし，内分泌細胞癌部分は腺癌に連続してその深部の粘膜深部から粘膜下層以深を主座として増殖していることが多い．

肉眼所見

- 癌巣内で内分泌細胞癌部分が共存腺癌部分に対して相対的に少量の場合には，癌巣は腺癌部分を主体とする「内分泌細胞癌を伴う腺癌」であり，肉眼的には腺癌の形態としてとらえられることが多い（図9a，b）．
- 高増殖能の内分泌細胞癌部分が，腺癌部分の粘膜深部から粘膜下層を主座に膨張性増殖して増量するにつれて，内分泌細胞癌部分が主体となった粘膜下腫瘍様所見のある隆起型や中心陥凹を有する隆起型ないし潰瘍限局型を呈する「腺癌を伴う内分泌細胞癌」の形態となる（図9c，d）．
- 内分泌細胞癌部分が増大することや，癌性潰瘍が拡大することにより，腺癌部分が崩壊・脱落すると，癌巣は純粋な内分泌細胞癌となる（図9e，f）．
- 内分泌細胞癌の割面は灰白色，髄様である（図9f）．

組織学的所見

- 内分泌細胞癌は，高異型度の内分泌細胞から構成され，核分裂像が多く，腫瘍細胞の壊死やロゼット様構造を伴う充実結節状胞巣やシート状胞巣で，線維毛細血管性の間質を伴い，充実性に増殖することが特徴である（図10a，b）．
- 内分泌細胞癌は，主体を占める腫瘍細胞の所見から，小細胞型と大細胞型に分類

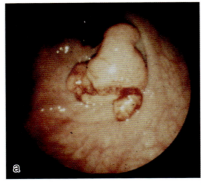
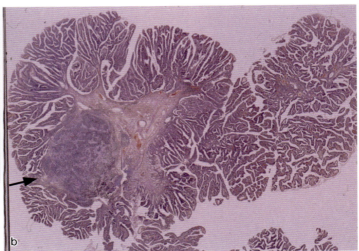

図9 大腸の内分泌細胞癌［WHO分類・第5版：NEC］の肉眼所見と割面所見

a：直腸の内分泌細胞癌を伴う腺癌［MiNEN］．0-Ⅰ+Ⅱa型，深達度SM，腫瘍径30 mm．
b：直腸の内分泌細胞癌を伴う腺癌［MiNEN］．腺腫内管状腺癌の深部に，内分泌細胞癌部分（6 mm）（→）がみられる．
c：盲腸の腺癌を伴う内分泌細胞癌［MiNEN］．1型，深達度SS，腫瘍径40 mm．
d：盲腸の腺癌を伴う内分泌細胞癌［MiNEN］．粘膜と粘膜下層浅層の腺腫内管状腺癌．内分泌細胞癌部分は粘膜下層を主座に粘膜深部から漿膜下層に増殖する．
e：直腸の内分泌細胞癌［NEC］．2型，深達度A，腫瘍径65 mm．
f：直腸の内分泌細胞癌［NEC］．割面は灰白色調．

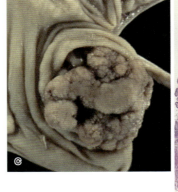
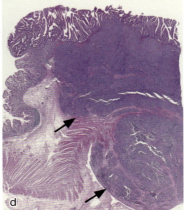
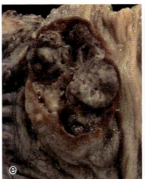
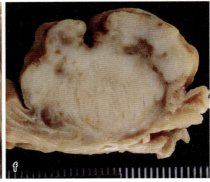

される（図1f〜j）．小細胞型と大細胞型は腫瘍内に単独でみられたり，両方の細胞型が共存・混在したり，相互に移行していることもある．

● 小細胞型は，高N/C比で細胞質に乏しい裸核様細胞や狭い弱好酸性細胞質を有する小型から中型の腫瘍細胞からなる（図1f，g）．腫瘍細胞は，小型から中型でクロマチンに富む円形ないし短紡錘形核を有し，核小体は目立たないことが多

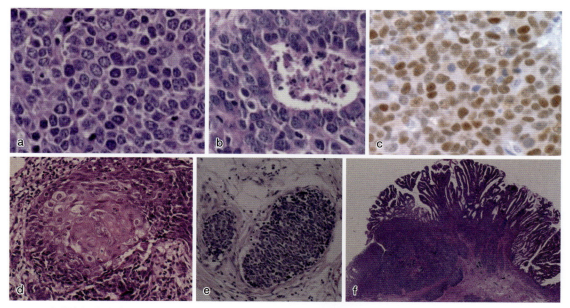

図10 内分泌細胞癌［WHO分類・第5版：NEC］の細胞・組織所見
a：高異型度内分泌細胞.　　b：腫瘍細胞の壊死.　　c：p53免疫染色でp53蛋白過剰発現.
d：腫瘍細胞の扁平上皮化生.　　e：静脈侵襲.　　f：腺癌，腺腫の共存.

い．腫瘍細胞はシート状に比較的単調に増殖することが多く，時にロゼット様構造を示す．中型細胞が充実結節状胞巣で増殖し，ロゼット様構造や小腺腔，腺腔様構造を伴うこともある．

- 大細胞型では，腫瘍細胞は大型で，中等量から豊富な弱好酸性細胞質を有する（図1h～j）．核は大型で円形ないし短紡錘形で，時に多形性を示す．核内は淡明または微細から粗なクロマチンを有し，核小体が目立つことがある．腫瘍細胞は充実結節状胞巣で増殖することが多く，幅広い索状配列やロゼット様構造，小腺腔，腺腔様構造を形成することがある．充実結節状胞巣の辺縁部で細胞が核の柵状配列を呈することがある（図1h）．
- 高度の脈管侵襲，高率な管状腺癌・管状絨毛腺腫・管状腺腫の共存が特徴であり，癌細胞の扁平上皮化生もみられる（図10d～f）．

免疫組織化学的所見

- 内分泌マーカー免疫染色では，クロモグラニンA，INSM1，シナプトフィジン，CD56が種々の程度に陽性となる（図11）．
- 既知のアミン・ペプチドホルモン染色は陰性であることが多い．Ser，PYY，Som，PP細胞が少数みられることがある．
- Ki-67染色ではKi-67指数が高い（20～90％）．
- p53免疫染色ではp53蛋白過剰発現が高頻度（40～70％）にみられる（図10c）．
- SSTR2a染色は陰性が多い．

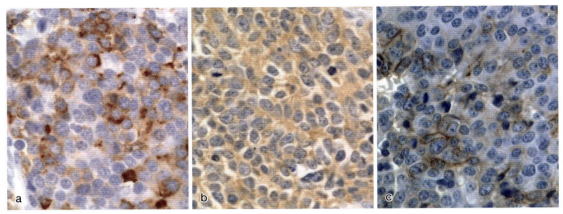

図11 内分泌細胞癌［WHO分類・第5版：NEC］の内分泌マーカー染色
a：クロモグラニンA染色　　b：シナプトフィジン染色　　c：CD56染色

- ポドプラニン（D2-40）免疫染色によるリンパ管侵襲，ビクトリアブルー染色による静脈侵襲の確認が有用である．

鑑別診断

カルチノイド腫瘍との鑑別診断
- 鑑別診断の基本は，腫瘍細胞の異型度である．

内分泌細胞を含む一般型腺癌
- 乳頭腺癌や管状腺癌，低分化腺癌などの一般型腺癌に，腺癌細胞の分化により多数の腫瘍性内分泌細胞が腺癌細胞に混在して，散在性，非充実性に出現することがある（図12）．このような癌は，「内分泌細胞に分化した癌細胞を有する乳頭腺癌や管状腺癌，低分化腺癌」であり，内分泌細胞癌（腺内分泌細胞癌）とは診断しない．内分泌細胞癌は，腫瘍性内分泌細胞の充実性腫瘍塊である．
- このような腺癌では，腫瘍性内分泌細胞の腺管状配列，非内分泌系細胞の混在，低増殖能（Ki-67免疫染色）が鑑別に役立つ．

非内分泌系円形・多角形細胞腫瘍との鑑別診断
- 充実型低分化腺癌は，内分泌マーカー陰性により除外される．少数の内分泌マーカー陽性細胞がみられる場合には，「少数の内分泌細胞を混じる充実型低分化腺癌」と判定する（図13a）．
- 未分化癌は，内分泌マーカー陰性である．
- 悪性リンパ腫，特に，びまん性大細胞型B細胞リンパ腫が鑑別対象になる．悪性リンパ腫では，腫瘍細胞に結合性がなく，充実結節状胞巣を形成しない．悪性リンパ腫はリンパ球マーカー陽性，上皮マーカー陰性，内分泌マーカー陰性である（図13b）．
- 悪性黒色腫では，メラニン色素を欠くか乏しい腫瘍が鑑別対象になる．悪性黒色腫はS-100蛋白，HMB45陽性である（図13c）．

カルチノイド腫瘍，内分泌細胞癌

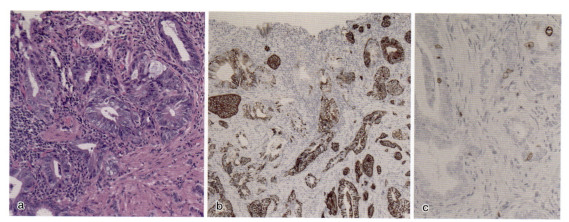

図12　内分泌細胞への分化を示す管状腺癌
a：直腸の管状腺癌．
b：シナプトフィジン染色で，腺管上皮列に腫瘍性内分泌細胞が増加しているが，充実性結節を呈さない．
c：Ki-67免疫染色では，腫瘍性内分泌細胞の細胞増殖能は低い．内分泌細胞に分化した癌細胞を有する管状腺癌と判定される．

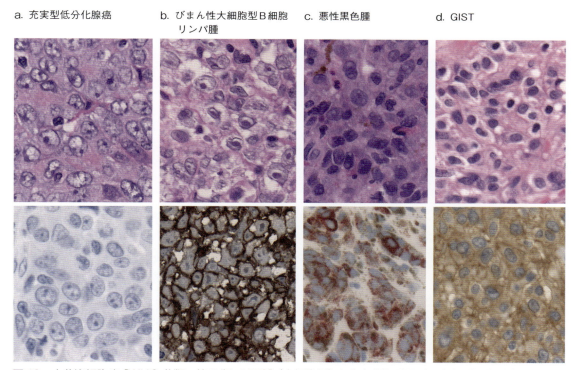

図13　内分泌細胞癌［WHO分類・第5版：NEC］（大細胞型）と非内分泌系円形・多角形細胞腫瘍の鑑別
a：充実型低分化腺癌．クロモグラニンAなどの内分泌マーカー陰性．
b：びまん性大細胞型B細胞リンパ腫．CD20陽性．
c：悪性黒色腫．HMB45陽性．
d：GIST（類上皮様細胞型）．KIT陽性．

- GIST（消化管間質腫瘍）の類上皮様細胞型が鑑別対象になる．GISTの増殖の主座は固有筋層である．類上皮様細胞型GISTでは，繊細な毛細血管性間質を伴う充実結節状胞巣を形成することはない．GISTはKIT・CD34陽性，内分泌マーカー陰性である（**図13d**）．
- 非特異的に内分泌マーカー陽性を呈する腫瘍は，複数マーカーの免疫染色で鑑別する．

複合型腫瘍の病理診断と組織発生経路

複合型腫瘍の病理診断

カルチノイド腫瘍，内分泌細胞癌では腺癌や他の腫瘍成分の領域性を形成した併存がみられることがあり，複合型腫瘍と称される（**表1**）．複合型腫瘍の病理診断では，内分泌細胞から構成された成分と非内分泌細胞から構成された成分の存在を明記し（**表1**の日本分類およびWHO分類・第5版を一部改変した記載案），それぞれの成分の量的割合，核分裂頻度，Ki-67指数を記載しておくことが必要である．また，日常の病理診断では，診療方針を決定するために日本分類とWHO分類・第5版を併記することが望ましい．具体的には下記のように診断する．

- 日本分類では，内分泌細胞から構成される成分と非内分泌細胞から構成される成分の多寡から，以下のように2分類で診断する．非内分泌細胞から構成される成分が日本分類の腺癌の場合には，①腺癌を伴う内分泌細胞癌（内分泌細胞癌＞腺癌）と②内分泌細胞癌を伴う腺癌（腺癌＞内分泌細胞癌）と診断する（**表1**）．腺癌が粘膜内癌（上皮内癌）の場合にも適用される．
- WHO分類・第5版（**表1**）では，以下のように3分類で診断する．
  - ①NEC成分70%以上・非NEC成分30%未満の癌腫はNECと診断する．
  - ②NEC成分と非NEC成分がともに30%以上の癌腫は，mixed neuroendocrine-non-neuroendocrine neoplasm（MiNEN）と診断する．
  - ③NEC成分30%未満・非NEC成分70%以上の癌腫はadenocarcinoma with neuroendocrine differentiation（非NEC成分が腺癌の場合）と診断する．
- WHO分類・第5版のMiNENは，内分泌細胞から構成される成分がNECまたはNETの場合に適用される．MiNENの診断では，病巣を構成する内分泌細胞から構成される成分と非内分泌細胞から構成される成分の組み合わせから，mixed adenocarcinoma-NEC（SCNEC，LCNEC），mixed adenocarcinoma-NETなどとする．
- WHO分類・第5版のMiNENには，以下の留意点がある．
  - ①非内分泌細胞から構成される成分がWHO分類・第5版のprecursor（preinvasive）腫瘍（非浸潤腫瘍，adenoma/dysplasia）の場合には用いない．
  - ②内分泌細胞から構成される成分と非内分泌細胞から構成される成分がclonal

カルチノイド腫瘍，内分泌細胞癌

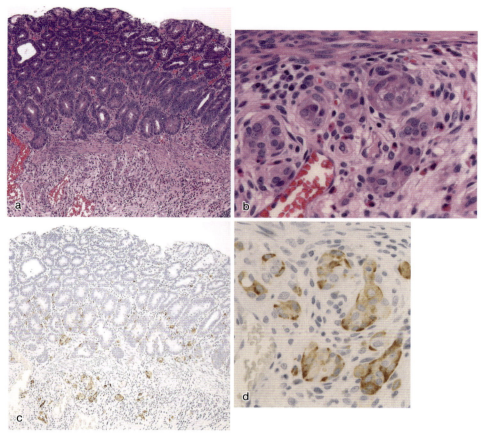

図14　直腸のカルチノイド腫瘍様成分を伴う腺癌
a：粘膜内の管状腺癌と粘膜下層の胞巣．
b：粘膜下層の胞巣は低異型度細胞から構成される．
c：クロモグラニンA染色で，腺管内の内分泌細胞過形成，腺管外の内分泌細胞の胞巣，粘膜下層の胞巣が陽性．
d：クロモグラニンA染色で，粘膜下層の胞巣を構成する細胞はびまん性に陽性．

な関係にあると推定する癌腫に適用する．
③化学療法前にMiNENと診断されていなければ，術前化学療法後の腫瘍にMiNENは用いない．
- WHO分類・第5版（**表1**）では，内分泌細胞から構成される成分が30%未満でも，NECの場合には，診断名のカテゴリー（例：adenocarcinoma）は変更しないが，NECの存在を記載する．SCNECは臨床的に重要であるので少量でも記載する．

複合型腫瘍の組織発生経路の仮説

- 直腸や胃において，管状腺癌からカルチノイド腫瘍様成分が形成されたと推定される複合型癌腫が低頻度であるが報告されている（**図14**）．WHO分類・第5版

の MiNEN では mixed adenocarcinoma-NET として記載された. **図2**と**図14**では，この複合型癌腫を「カルチノイド腫瘍様成分を伴う腺癌」と仮に記載した．病巣構築の解析からみて，このカルチノイド腫瘍様成分は，管状腺癌成分に出現した低異型度・低増殖能の腫瘍性内分泌細胞に由来し，腺管上皮列内の腫瘍性内分泌細胞の増生から，腺管外の腫瘍性内分泌細胞の胞巣を経て形成されたと考えられる．

- 組織発生の主要経路の仮説からは，本稿で対象とする腫瘍性内分泌細胞から構成される癌腫は，日本分類でこれまでに示されてきた2系統の癌腫の枠組みのなかで整理される（**図2**）．

　① 第一の系統は，幼若内分泌細胞の腫瘍化に由来する「カルチノイド腫瘍（純粋型）」である．

　② 第二の系統は，先行した腺癌細胞内に腺癌細胞の異分化として出現した高異型度・高増殖能の腫瘍性内分泌細胞に由来する「内分泌細胞癌（純粋型）・腺内分泌細胞癌（複合型）」および低異型度・低増殖能の腫瘍性内分泌細胞に由来する「カルチノイド腫瘍様成分を伴う腺癌（複合型）」である．

- 「カルチノイド腫瘍（純粋型）」と「カルチノイド腫瘍様成分を伴う腺癌（複合型）」は，別の病態であると考えられる．「カルチノイド腫瘍（純粋型）」と「カルチノイド腫瘍様成分」は組織発生経路を異にする腫瘍構成成分である．

（岩渕三哉）

● 文献

- 日本胃癌学会編. 胃癌取扱い規約. 第15版. 東京：金原出版；2017.
- 大腸癌研究会編. 大腸癌取扱い規約. 第9版. 東京：金原出版；2018.
- WHO Classification of Tumours Editorial Board. WHO Classification of Tumours. 5th edition. Digestive System Tumours. Lyon：IARC；2019. p.13-635.
- 岩渕三哉. カルチノイド腫瘍と内分泌細胞癌. 八尾隆史，菅井 有編. 腫瘍病理鑑別診断アトラス 大腸癌. 第2版. 東京：文光堂；2021. p.83-102.
- 岩渕三哉. 内分泌細胞腫瘍. 病理と臨床 2020；38：1018-25.
- 遠城寺宗知，渡辺英伸. 消化管カルチノイドの病理組織学. 胃と腸 1975；10：615-24.
- 岩渕三哉ほか. 腸カルチノイドの病理. 胃と腸 1989；24：869-82.
- Nishikura K, et al. Carcinogenesis of gastric endocrine cell carcinoma：analysis of histopathology and *p53* gene alteration. Gastric Cancer 2003；6：203-9.
- 岩渕三哉ほか. 虫垂の内分泌細胞微小胞巣と微小カルチノイド腫瘍—形態的特徴と定義. ホルモンと臨床 2002；50（増刊号）：238-45.
- 岩渕三哉，佐野壽昭. 消化管（肝，胆管を含む）の内分泌細胞腫瘍. 病理と臨床 1999；17：1253-62.
- 原岡誠司，岩下明德. 消化管内分泌細胞腫瘍の病理学的特徴—下部消化管（小腸・大腸）を中心に. 胃と腸 2013；48：971-80.

GIST

POINT
▶ GISTには，異なる遺伝子背景を有する亜型が存在する．
▶ 適切な分子標的治療には，正確な病理診断とリスク評価が必須である．
▶ GISTの診断は，肉眼的観察と適切な免疫染色を併用すれば難しくない．

　臨床的に発見，切除されるGIST（gastrointestinal stromal tumor：消化管間質腫瘍）のほとんどは，消化管固有筋層に連続して発生するが，きわめてまれに消化管以外（大網，腸間膜）に発生するGIST（extragastrointestinal stromal tumor：EGIST）の報告もある．しかし，EGISTとして報告されている症例の一部には，消化管壁から腹腔内へ壁外性に増殖し，ごくわずかに固有筋層と連続している症例も含まれている可能性がある．さらに，まれに膀胱や肝臓に発生したGISTの報告があるが，消化管に発生したGISTの癒着や浸潤，原発不明の小さなGISTが転移した可能性もあり，基本的にGISTは，その発生母地とされるCajal介在細胞（interstitial cells of Cajal：ICC）が存在する消化管の固有筋層に発生する腫瘍と考え，EGISTの診断については，消化管壁との連続性やGIST以外の腫瘍である可能性について，慎重に検討する必要がある．

　GISTは，消化管のどの部位に発生しても基本的な組織像は類似しているが，異なる遺伝子の異常を背景とする複数の亜型が存在し，それぞれ発生部位の偏りや，分子標的治療に対する反応性に違いがある．適切な治療方針の決定には，GISTの正確な診断と，術後治療にかかわるリスク評価，さらに異なる遺伝子的背景を正確に鑑別していくことが必要で，治療における病理診断の果たす役割はきわめて重要である．

　本稿ではGISTの病理診断，リスク評価，異なる遺伝子的背景を有するGISTの亜分類とその特徴について述べる．

GISTの病理診断

疾患の概要

● 以前，消化管に発生する平滑筋肉腫，平滑筋芽腫，消化管自律神経腫瘍（gastrointestinal autonomic nerve tumor：GANT）と呼ばれていたほとんどの腫瘍はGISTと考えられるが，粘膜筋板，固有筋層内に発生する平滑筋腫にもしばしば

遭遇し，GIST との鑑別を要する．

● 腫瘍サイズ，増殖能によりリスク分類され，術後の再発予測に役立つ．

● 再発，転移症例やハイリスク症例の術後治療に使用する分子標的薬が存在し，適切な治療の選択には正確な病理診断が不可欠である．

● 異なる遺伝子的背景を有する亜型が存在し，分子標的薬に対する反応が異なる．

異なる遺伝子の異常を有する GIST の亜分類

● 異なる遺伝子的背景を有する GIST の亜分類を**表 1** に示す．

● *c-kit* 遺伝子変異 GIST：最も多くみられる遺伝子異常で，GIST 全体の 75〜80% 程度にみられる．*c-kit* 遺伝子変異を有する GIST の大部分は，分子標的薬のイマチニブが有効であるが，エクソン 9 に変異のある GIST はイマチニブに一次耐性を示すことが多く，主に小腸に発生する．

　• *c-kit* 遺伝子の生殖細胞系列変異を有する GIST 家系が報告されており，筋層間神経層に ICC の過形成，胃，小腸に GIST の多発がみられる．

● *PDGFRA* 遺伝子変異 GIST：GIST の 10% 程度にみられる．肉眼的に出血，囊胞状変性を示すことが多く，以前，平滑筋芽腫と診断されていた腫瘍に相当する．組織学的には，腫瘍の少なくとも一部にラブドイドな類上皮型腫瘍細胞の増殖を認め，腫瘍内に肥満細胞の浸潤を伴う．ほとんどは胃に発生し，比較的予後は良いが，半数以上はイマチニブに一次耐性を示す．

表 1 GIST の亜分類

	c-kit 遺伝子変異 GIST	*PDGFRA* 遺伝子変異 GIST	*BRAF* 遺伝子変異 GIST	SDH 欠失 GIST	NF1 関連 GIST
頻度	75〜80%	10% 程度	1% 程度	2〜5%	1〜2%，NF1 患者の 7% 程度
性差	なし	なし	なし	若年者では女性優位	なし
発症年齢	成人（60 代にピーク）	成人	成人	小児，若年成人	若年者から成人まで
発生部位	胃＞小腸＞大腸＞その他	胃＞＞その他	小腸＞胃	胃	小腸＞胃
ICC の過形成	家族性症例にあり	なし	なし	なし	あり
多発の有無	基本的に孤発（家族性は多発）	基本的に孤発	基本的に孤発	多発	多発
イマチニブの有効性	有効	半数に一次耐性	一次耐性	一次耐性	一次耐性
予後	変異部位，リスクグレードによる	比較的，予後良好	比較的，予後良好	肝転移，播種，リンパ節に転移するが，比較的，予後良好	経過は比較的緩徐だが，多発により完全切除が困難な症例がある

ICC：Cajal 介在細胞，SDH：コハク酸脱水素酵素，NF1：神経線維腫症 1 型

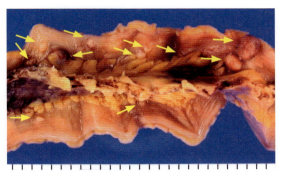

図1 神経線維腫症1型（NF1）患者に発生したGIST
GISTの多発が小腸全長にわたってみられ（→），数百個は発生していたものと考える．

- ***BRAF* 遺伝子変異 GIST**：GIST の 1％ 程度にみられる．*c-kit*，*PDGFRA* 遺伝子変異のない成人 GIST にみられ，胃，小腸のいずれにも発生する．
- **SDH（succinate dehydrogenase：コハク酸脱水素酵素）欠失 GIST**：GIST の 2〜5％ に存在する．ほとんどは小児〜若年成人女性の胃に多発するが，成人の GIST にも少数存在する．SDH を構成するサブユニットの *SDHA*，*SDHB*，*SDHC*，*SDHD* それぞれの遺伝子変異が報告されており，多くの症例は同じ生殖細胞系列変異を伴っている．また，*SDHC* 遺伝子プロモーター領域の異常メチル化を示す症例も存在し，やはり小児〜若年成人女性の胃に GIST が多発してみられる．前者には傍神経節腫を合併する遺伝性の Carney-Stratakis 症候群が，後者には傍神経節腫と肺軟骨腫を合併する非遺伝性の Carney triad が存在する．
- **神経線維腫症1型（neurofibromatosis type 1：NF1）関連 GIST**：NF1 患者の一部に GIST の合併がみられる．あらゆる年齢層に発症し，若年者の発症例も少なくない．主に小腸に多発するが，胃に発生することもある．数個〜数百個の腫瘍を形成するが，これらを播種と間違えて判断しないよう注意を要する（図1）．筋層間神経層に ICC の過形成を伴う．
- その他，*KRAS* や *NTRK* 融合遺伝子変異を有する GIST の報告もあるが，きわめてまれであり，二次的な変異や真の GIST ではない可能性がある．

臨床所見

好発年齢，性
- 孤発性の GIST は 60 代の発生が最も多く，性差はみられないが，前述したように，GIST には種々の亜型が存在し，若年発症，性差のみられる GIST もまれに存在する（表1）．

発生頻度，部位
- 10万人に1〜2人程度で，GIST の約 2％ が小児，若年成人に発生する．
- 約 70％ は胃に発生し，小腸に 20〜30％，大腸（ほとんどは直腸）に 5％ 以下程度，まれに食道固有筋層にも発生する．腸間膜，大網に発生する GIST（EGIST）も存在するが，きわめてまれである．

表2 Miettinen/AFIP 分類

腫瘍因子		再発リスク分類（%）[※※5]			
腫瘍径（cm）	核分裂像数 （/50HPFs）[*4]	胃	小腸	十二指腸	直腸
≦2	≦5	none (0)	none (0)	none (0)	none (0)
>2〜≦5	≦5	very low (1.9)	low (4.3)	low (8.3)	low (8.5)
>5〜≦10	≦5	low (3.6)	moderate (24)	high (34)[*2]	high (57)[*2]
>10	≦5	moderate (12)	high (52)		
≦2	>5	none (0)[*1]	high (50)[*1]	データなし[*3]	high (54)
>2〜≦5	>5	moderate (16)	high (73)	high (50)	high (52)
>5〜≦10	>5	high (55)	high (85)	high (86)[*2]	high (71)[*2]
>10	>5	high (86)	high (90)		

※ ：多数例の長期間観察データに基づく，再発・転移のパーセンテージである.
[*1]：該当症例数が少ない.
[*2]：症例数が少なく，該当する上下のグループを合算したデータである.
[*3]：該当する症例がなかったため，データなしとしている.
[*4]：本分類における強拡大 50 視野は約 5 mm^{2}に相当する.
[*5]：訳者注：リスクカテゴリー none は very low とほぼ同等と見なすことが可能である.
（Miettinen M, Lasota J. Gastrointestinal stromal tumors：pathology and prognosis at different sites. Semin Diagn Pathol 2006；23：70-83 より引用）

- 小児，若年成人女性に発生する SDH 欠失 GIST は胃に発生する.

悪性度

- 放射線，一般的な抗癌剤に感受性がないため，以前は腫瘍の再発，転移は腫瘍による死亡に相関していたが，分子標的薬の登場以降，GIST の転移・再発と患者の生命予後は必ずしも相関しない. そこで，ここでいう「悪性度」とは，腫瘍の転移・再発リスクを指すものとする.

- これまでに複数の GIST 再発リスク分類が提唱されているが，現在，広く用いられている代表的な 2 つの分類を**表2**，**3** に示す. 胃原発 GIST と比較し，胃以外に発生する GIST は転移・再発リスクが高いと報告されており，Miettinen/AFIP（Armed Forces Institute of Pathology）分類では胃，小腸，十二指腸，直腸発生 GIST を，modified Fletcher/Joensuu 分類では胃と胃以外に発生する GIST を区別してリスク評価を行っている. いずれの分類も，再発高リスク群を効率的に抽出することが可能である.

- 分裂像を計測する際の強拡大 50 視野は 5 mm^{2}に換算するため，接眼レンズの視野数に応じてカウントする視野の数が異なることに留意する（**表4**）.

治療法

- 切除可能な原発巣の治療は，腫瘍の外科的切除が第一選択である.

- 不完全切除の可能性が高いと判断される GIST に対し，『GIST 診療ガイドライン』では「イマチニブによる術前補助療法を行うことを弱く推奨する」としている. また，再発リスクの高い GIST 切除症例については，イマチニブによる術後

GIST

表3 modified Fletcher/Joensuu 分類

腫瘍因子		再発リスク分類	
腫瘍径（cm）	核分裂像数（/50HPFs）[*]	胃	胃以外
≦2	≦5	very low	very low
>2〜≦5	≦5	low	low
>5〜≦10	≦5	intermediate	high
≦2	>5〜≦10	intermediate	high
>2〜≦5	>5〜≦10	intermediate	high
>5〜≦10	>5〜≦10	high	high
腫瘍径>10 cm（核分裂像数にかかわらず）		high	high
核分裂像数>10/50HPFs（腫瘍径にかかわらず）		high	high
腫瘍破裂あり（腫瘍径，核分裂像数にかかわらず）		high	high

訳者注：文献1で提唱され，文献2で改訂されている．本ガイドラインでは文献2の内容を維持しつつ，表の構成を改変した．
1. Joensuu H. Risk stratification of patients diagnosed with gastrointestinal stromal tumor. Hum Pathol 2008 ; 39 : 1411-9.
2. Rutkowski P, et al. Validation of the Joensuu risk criteria for primary resectable gastrointestinal stromal tumour—the impact of tumour rupture on patient outcomes. Eur J Surg Oncol 2011 ; 37 : 890-6.
[*]訳者注：原文には強拡大50視野の定義に関する記載はないが，本ガイドラインにおいては5 mm^2 に置き換える．
（日本癌治療学会編. GIST 診療ガイドライン. 第4版. 東京：金原出版；2022 より引用）

表4 顕微鏡の接眼レンズ視野数と視野面積の関係

顕微鏡視野数	視野直径 (mm)	1 視野面積 (mm^2)	上段：各視野数での 5 mm^2 相当の視野の数 下段：各視野数での強拡大 50 視野の合計面積，ならびに 5 mm^2 相当への換算式
14	0.35	0.096	52.1 50 視野=4.8 mm^2, ×1.04
16	0.40	0.126	39.7 50 視野=6.3 mm^2, ×0.79
18	0.45	0.159	31.4 50 視野=7.95 mm^2, ×0.63
20	0.50	0.196	25.5 50 視野=9.8 mm^2, ×0.51
22	0.55	0.238	21 50 視野=11.9 mm^2, ×0.42
24	0.60	0.283	17.7 50 視野=14.15 mm^2, ×0.35
26	0.65	0.332	15.1 50 視野=16.6 mm^2, ×0.30

（日本癌治療学会編. GIST 診療ガイドライン. 第4版. 東京：金原出版；2022 より引用）

補助療法が強く推奨されている．手術不能，転移・再発GISTについては，イマチニブによる治療が強く推奨される．
- 分子標的治療に遺伝子解析，亜分類は必須ではないが，イマチニブに対する耐性の予測ができるため，他の分子標的薬（スニチニブ，レゴラフェニブ）への変更を迅速に判断するための補助となりうる．
- 転移巣の外科的切除については，分子標的薬による治療と比較して，生存期間を延長するとの明らかなエビデンスはなく，『GIST診療ガイドライン』では「行わないことを弱く推奨する」としている．

病理所見

- 肉眼的にGISTは，貝柱様の充実性増殖を示し（図2），ハイリスク症例では出血，囊胞変性を伴うこともあるが，腫瘍細胞に広汎な壊死をみることはまれである（図3）．基本的に未治療のGISTに線維化はみられない．GISTとの鑑別を要す

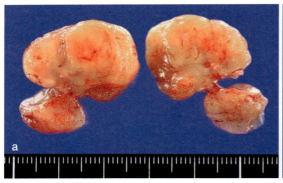 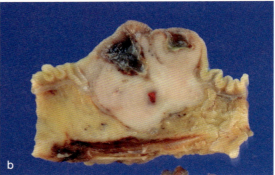

図2 小腸に発生したGIST
a：新鮮手術検体．ホタテの貝柱様で，線維化はみられない．
b：ホルマリン固定検体．中心潰瘍を伴うが，腫瘍の凝固壊死はみられない．

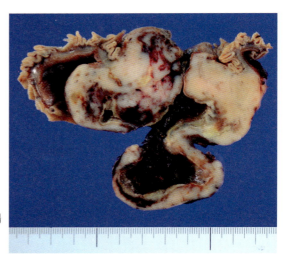

図3 高度な囊胞変性を伴う小腸GIST
腫瘍の凝固壊死は軽度である．

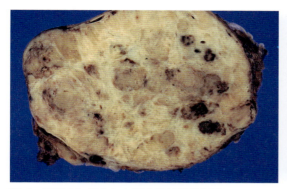

図4 腹腔内に発生した孤立性線維性腫瘍
白色の線維化が目立つ．GISTの肉眼像とはまったく異なる．

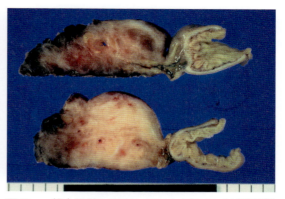

図5 一部小腸壁に浸潤していたデスモイド型線維腫症
線維化が目立ち，硬い．GISTの肉眼像とはまったく異なる．

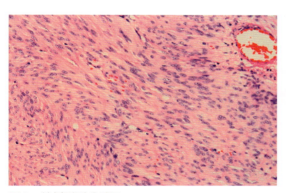

図6 紡錘形型GIST

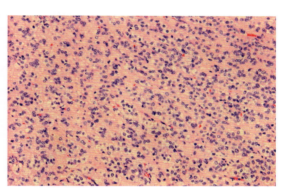

図7 類上皮型GIST

る他の多くの軟部腫瘍は，白色の線維化を伴っている症例がほとんどで（図4，5），肉眼的に鑑別可能である．組織診断をする前に，割面の肉眼像を確認することを"強く"推奨したい．
- 組織学的に卵円形，紡錘形，葉巻状と形容される核を有した腫瘍細胞の錯綜増生からなる紡錘形型（図6）と，比較的広い胞体を示す腫瘍細胞がシート状に増生する類上皮型（図7）が存在し，多くの症例では両者が混在している．
- palisading（柵状構造）の目立つ症例が存在するが，GISTの特徴的所見であり，神経鞘腫と診断してはならない（図8）．
- 小腸GISTの約半数には，skeinoid fiberと呼ばれる，好酸性物質が球状から棍棒状の形態を示す構造物がみられ，小腸に発生するGISTの特徴である（図9）．
- まれに多形性の非常に強いGISTが存在するが，KIT陽性で，悪性度は必ずしも高くない．
- 生検による診断は，針生検やボーリング生検，超音波内視鏡下生検などにより腫瘍が十分量採取され，免疫染色を併用すれば可能であるが，生検検体のみでのリスク評価は，十分な視野数を確保することが困難であり，推奨しない．

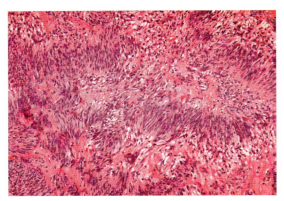

図8 palisadingの目立つGIST

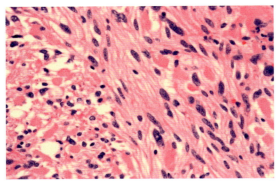

図9 小腸GISTにみられるskeinoid fiber（好酸性の毛糸玉状膠原線維）

- 手術所見で被膜破綻，あるいは近傍の腹膜に播種のみられた症例は再発リスクがきわめて高いので，切り出しを行う前に十分に観察する．必要があれば執刀医に術中の所見を問い合わせ，標本作製前に被膜破綻部位を確認する．
- リスク評価に必要な分裂像をカウントする際には，分裂像の最も多い領域を選択してカウントする．Ki-67（MIB-1）免疫染色を併用すると，増殖のホットスポットを確認しやすい（図10）．

免疫組織化学的所見

- GISTの確定診断は，免疫組織化学的にKITの発現を確認する．以前，GISTのマーカーとされていたCD34の発現は，種々の軟部腫瘍で観察され，GISTのマーカーにはならない．小腸原発GISTの半分程度はCD34陰性である．
- KITの免疫染色には，ウサギモノクローナル抗体の使用が推奨される．
- 他の軟部腫瘍との鑑別には，KITのほか，必要に応じてDOG1，デスミン，S-100，CD34，STAT6，β-カテニン，ALK，HMB45などの抗体を併用して行う（図11）．
- Ki-67（MIB-1）免疫染色は，リスク評価における増殖細胞のホットスポットの選択に役立つ．

鑑別診断と診断上の問題点

- 消化管，腹腔内に発生する軟部腫瘍が鑑別となる．具体的には平滑筋腫，平滑筋肉腫，神経鞘腫，孤立性線維性腫瘍，デスモイド，炎症性筋線維芽細胞腫，PEComa（血管周囲性類上皮細胞腫）などがあげられる．
- 前述のGISTの組織学的特徴と免疫染色により鑑別を行っていく（図11）．ポリクローナル抗体やマウスモノクローナル抗体を用いたKITの免疫染色は，しばしば非特異的な陽性像を示すことがあり，誤診につながる可能性があるので，鑑別診断の際には注意を要する．

GIST

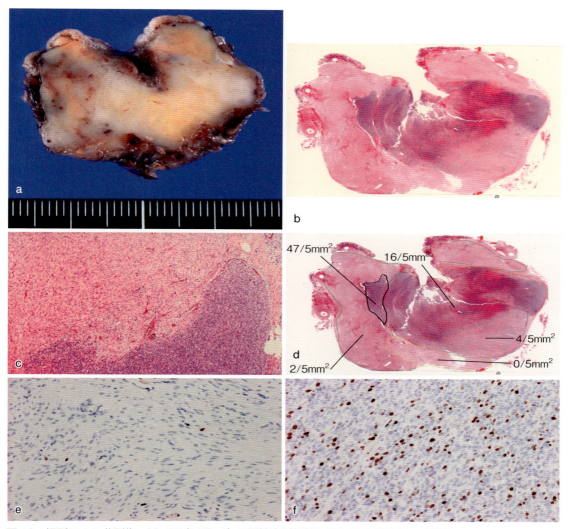

図10 場所により分裂像，Ki-67（MIB-1）の陽性率が極端に異なる GIST（十二指腸）
患者の希望で術後補助療法は行わず，他院で2年後に巨大肝転移が発見された．
a, b：細胞密度の異なる部分が斑状に混在する GIST.
c：b の強拡大像．
d：それぞれの領域で異なる分裂像数が計測される．最も高い領域を本例の分裂像数とした．
e：Ki-67（MIB-1）の陽性率が最も低い領域．
f：Ki-67（MIB-1）の陽性率が最も高い領域．

● 平滑筋腫では，しばしば腫瘍内に KIT 陽性を示す紡錘形の肥満細胞や Cajal 様細胞が浸潤・増生していることがあり，これらの陽性像から GIST と判定してはならない（図12）．GIST との鑑別を要する他の多くの軟部腫瘍では，腫瘍内に肥満細胞の浸潤を認めるが，胃に発生する *PDGFRA* 遺伝子変異 GIST を除き，GIST 内に肥満細胞の浸潤をみることはない．

1998年に Hirota らがはじめて GIST における KIT の発現，*c-kit* 遺伝子異常を

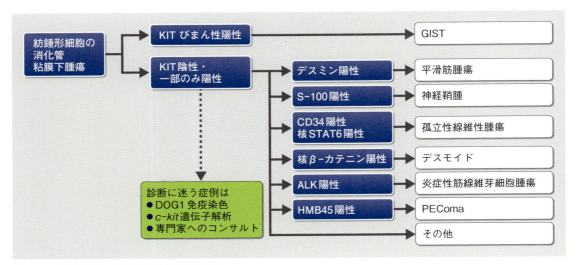

図11　免疫染色によるGISTの鑑別診断
（日本癌治療学会編．GIST診療ガイドライン．第4版．東京：金原出版；2022より引用）

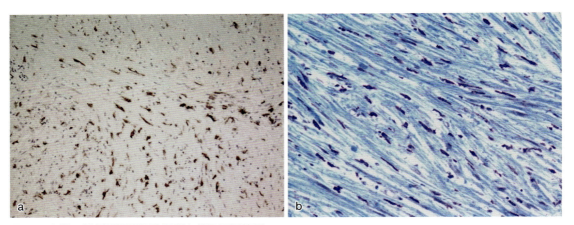

図12　多数の紡錘形肥満細胞浸潤を伴う平滑筋腫
平滑筋腫内には，しばしばKIT陽性を示す紡錘形の細胞が多数みられるが（a），トルイジンブルー染色でメタクロマジーを示す肥満細胞の浸潤である（b）．SDH欠失GISTを除き，GIST内に肥満細胞の浸潤をみることはない．

報告し，GISTの概念が大きく変わって以来，すでに20年以上が経過し，GISTの診断，分子標的薬による治療は世界中の臨床現場に定着してきた．特徴的な肉眼所見，組織所見，適切な免疫染色を用いれば，GISTの病理診断は難しくないはずである．しかし，現在でも小数例ではあるが，誤った病理診断により，GISTではない腫瘍に対して長い間，分子標的薬による治療が行われていたなどの症例がある．分子標的薬による治療は特異性が非常に高いがゆえ，病理の誤診による患者の不利益はきわめて大きい．薬物治療にまったく反応しないGIST症例に遭遇した際は，一度，はじめの病理診断を見直すことを推奨したい．

（櫻井信司）

●文献

- Hirota S, et al. Gain-of-function mutations of *c-kit* in human gastrointestinal stromal tumors. Science 1998；279：577-80.
- Heinrich MC, et al. *PDGFRA* activating mutations in gastrointestinal stromal tumors. Science 2003；299：708-10.
- Ricci R. Syndromic gastrointestinal stromal tumors. Hered Cancer Clin Pract 2016；14：15.
- Takazawa Y, et al. Gastrointestinal stromal tumors of neurofibromatosis type Ⅰ（von Recklinghausen's disease）. Am J Surg Pathol 2005；29：755-63.
- Miettinen M, Lasota J. Gastrointestinal stromal tumors：pathology and prognosis at different sites. Semin Diagn Pathol 2006；23：70-83.
- Joensuu H. Risk stratification of patients diagnosed with gastrointestinal stromal tumor. Hum Pathol 2008；39：1411-9.
- Rutkowski P, et al. Validation of the Joensuu risk criteria for primary resectable gastrointestinal stromal tumour—the impact of tumour rupture on patient outcomes. Eur J Surg Oncol 2011；37：890-6.
- 日本癌治療学会編. GIST 診療ガイドライン. 第4版. 東京：金原出版；2022.

悪性リンパ腫

- 消化管は皮膚とともに節外性リンパ腫の発生頻度が高い．
- リンパ腫の診断は内視鏡的には困難で，病理組織診断が重要となる．
- リンパ腫の診断は生検組織の観察だけで結論を出すのは難しいが，正確な診断が治療法，予後にかかわる．

　消化管はリンパ組織のよく発達した組織であり，節外性リンパ腫の発生する臓器として，皮膚とともに頻度の高い臓器である．非上皮性腫瘍であれば，常に鑑別にあげる必要がある．リンパ腫のWHO分類（第5版）の概要が発表され，病型の数は増多の一途をたどっているが，小腸，大腸に発生するリンパ腫は比較的限られており，新しい分類においてもそこまで大きな変更点はない．一般的に，悪性度の高いリンパ腫であれば癌との鑑別が問題となるような大きな腫瘤を形成し，低悪性度のものであれば比較的浅い病変を形成することが多いが，内視鏡像から診断に至ることは困難であり，病型の決定は病理組織診断に託されることになる．ただし，腸管症関連T細胞リンパ腫のようにセリアック病の病歴が診断に必須となる疾患や，Burkittリンパ腫のように遺伝子転座を求められる疾患もあり，総合的な判断が必要となる．
　以下に，下部消化管を中心とするリンパ腫の鑑別診断の手順について述べる．

B細胞性リンパ腫の鑑別診断

　小腸，大腸に発生するB細胞性リンパ腫は，年の単位で病変が進行するindolentリンパ腫ではMALTリンパ腫，濾胞性リンパ腫，マントル細胞リンパ腫，月単位で進行するaggressiveリンパ腫ではびまん性大細胞型B細胞リンパ腫，さらに週単位で進行する高度aggressiveリンパ腫としてBurkittリンパ腫があげられる．これらの鑑別には細胞像，組織像，免疫染色が必要であり，鑑別診断の流れを図1に示す．

小型〜中型細胞で構成されるB細胞性リンパ腫の鑑別の進め方

- 鑑別点1：細胞の大きさ
  - 直径で成熟リンパ球の1〜1.5倍程度の大きさが小型〜中型に相当する．
- 鑑別点2：増殖パターン

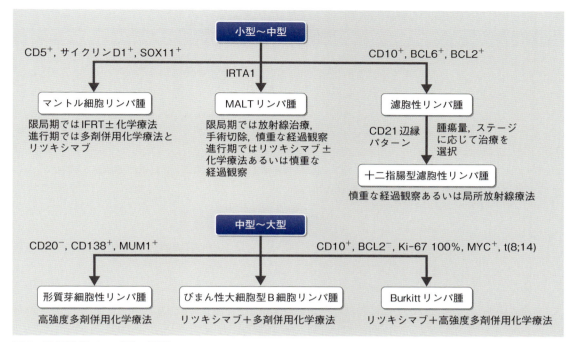

図1 B細胞性リンパ腫の鑑別
IFRT：involved field irradiation therapy

- 濾胞性リンパ腫では，腫瘍性濾胞の形成できっちりとした結節状の病変を形成する．
- MALTリンパ腫，マントル細胞リンパ腫は，ぼんやりとした結節状構造を示すこともあるが，濾胞性リンパ腫のような結節状構造はつくらない．

● **鑑別点3**：免疫組織化学
- CD20，CD3でB細胞，T細胞の分布を確認する．
- 濾胞性リンパ腫が疑われる組織像であれば，CD10，BCL6，BCL2の免疫染色でいずれも陽性であることを確認する．
- マントル細胞リンパ腫が疑われる組織所見であれば，CD5，サイクリンD1あるいはSOX11の免疫染色で確認する．なお，CD5は非腫瘍性のT細胞と比較して弱く染色されることに注意が必要である．
- CD5やCD10が染まらない場合は，HE所見と合わせてMALTリンパ腫の可能性を考慮する．濾胞性リンパ腫，マントル細胞リンパ腫の除外も必要である．

中型〜大型細胞で構成されるB細胞性リンパ腫の鑑別の進め方

● **鑑別点1**：細胞形態
- 成熟リンパ球の1.5倍以上の大きさで，2倍より大きい場合は大型と表現される．
- 繊細なクロマチンパターンが認められれば，芽球様（blastoid）と表現する．
- 明瞭な核小体が1つぽつんとみられる場合は，免疫芽球様（immunoblastic）

第3章 病理鑑別診断の実際

表1 消化管リンパ腫で用いる免疫組織化学（B 細胞性リンパ腫）

	CD138	CD79a	CD20	CD5	CD10	BCL2	BCL6	サイクリン D1	EBER	Ki-67
MALT	−/+	+	+	−	−	+	−	−	−	low
FL	−	+	+	−	+	+/−	+	−	−	low
MCL	−	+	+	+	−	+	−	+	−	low
DLBCL	−	+	+	+/−	+/−	+/−	+/−	−	−/+	high
BL	−	+	+	−	+	−	+	−	−	～100%
PBL	+	−/+	−	−	−/+	−	−	−	+/−	high

MALT：MALT リンパ腫，FL：濾胞性リンパ腫，MCL：マントル細胞リンパ腫，DLBCL：びまん性大細胞型 B 細胞リンパ腫，
BL：Burkitt リンパ腫，PBL：形質芽細胞性リンパ腫

と評価する.
- 不揃いな複数の核小体が目立つ場合は，中心芽細胞様（centroblastic）と表現する.
- **鑑別点2**：増殖パターン
  - ほぼびまん性の増殖パターンを示す. starry sky 像があれば Burkitt リンパ腫や high-grade B-cell lymphoma を考慮する.
  - 結節状構造を示すグレードの高い濾胞性リンパ腫は，きわめてまれである.
- **鑑別点3**：免疫組織化学（**表1**）
  - CD20，CD3 で B 細胞，T 細胞を確認する. どちらも陽性にならない場合は形質細胞への分化の可能性を考え，CD79a，CD138，MUM1 を追加する.
  - CD10 陽性，BCL2 陰性で Ki-67 がほぼ 100% の細胞に陽性であり，なおかつ blastoid な中型細胞が starry sky を示しながら増殖する場合は，FISH（fluorescence *in situ* hybridization）による *MYC, BCL2, BCL6* の転座を確認する.
  - CD5 が陽性であれば，blastoid 型マントル細胞リンパ腫の可能性を考慮する.

NK/T 細胞性リンパ腫の鑑別診断

　消化管では B 細胞性リンパ腫の頻度が高いが，空腸，回腸では他部位と比較して T 細胞性リンパ腫の頻度が高いことが知られている. 節外性 NK/T 細胞リンパ腫，単形性上皮向性腸管 T 細胞リンパ腫，腸管症関連 T 細胞リンパ腫は，いずれも aggressive な経過をたどる T 細胞性リンパ腫である. また，一般的に NK/T 細胞性リンパ腫は予後不良であるが，緩徐な経過をたどる胃腸管緩徐進行性 T 細胞リンパ腫も存在する. 鑑別診断の流れを**図2**に示す.

- **鑑別点1**：細胞形態
  - 腫瘍細胞に大小不同，多形性がみられる場合は，腸管症関連 T 細胞リンパ腫，節外性 NK/T 細胞リンパ腫の可能性を考える.
  - 中型で均一な細胞形態がみられる場合は，単形性上皮向性腸管 T 細胞リンパ腫，あるいは胃腸管緩徐進行性 T 細胞リンパ腫の可能性を考える.

悪性リンパ腫

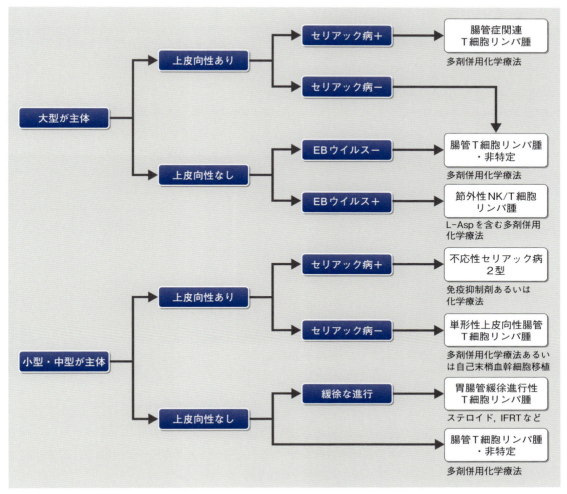

図2　NK/T 細胞性リンパ腫の鑑別
L-Asp：L-アスパラギナーゼ，IFRT：involved field irradiation therapy

- ●鑑別点2：上皮との関連
  - 上皮内リンパ球が目立つ場合は，単形性上皮向性腸管 T 細胞リンパ腫，腸管症関連 T 細胞リンパ腫の可能性を考慮する．
- ●鑑別点3：セリアック病との関連
  - セリアック病に関連するのであれば，腸管症関連 T 細胞リンパ腫の可能性を考慮する．
  - 細胞が小型で腫瘍形成がなく，T 細胞の単クローン性が証明されると，不応性セリアック病2型の可能性を考慮する．
- ●鑑別点4：免疫組織化学（**表2**）
  - CD8 陽性，CD56 陽性で組織像が合致すれば，単形性上皮向性腸管 T 細胞リンパ腫の可能性を考慮する．
  - 腫瘍細胞が EBER-ISH 陽性で，細胞傷害性マーカーが陽性であれば，節外性

表2　消化管リンパ腫で用いる免疫組織化学（NK/T細胞性リンパ腫）

	CD2	CD3	CD4	CD5	CD7	CD8	CD56	CD103	EBER	TIA1
ENKTL	+	+	−	−/+	+/−	−/+	+/−	−	+	+
MEITL	+	+	−	−	+	+	+	+	−	+
EATL	+	+	−	−	+	−/+	−	+	−	+

ENKTL：節外性NK/T細胞リンパ腫，MEITL：単形性上皮向性腸管T細胞リンパ腫，EATL：腸管症関連T細胞リンパ腫

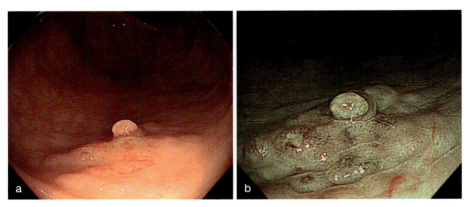

図3　直腸MALTリンパ腫の内視鏡像
a：白色光観察　　b：NBI (narrow band imaging) 観察

　　NK/T細胞リンパ腫の可能性を考慮する．
- セリアック病の病歴があり，CD103陽性，組織像が合致すれば，腸管症関連T細胞リンパ腫の可能性を考慮する．
- どこにも当てはまらなければ，腸管T細胞リンパ腫・非特定とする．
- HTLV-1（human T-lymphotropic virus type 1）の有無を常に念頭におく．

MALTリンパ腫の病理診断

疾患の概要

- 粘膜関連リンパ組織に発生する，濾胞辺縁帯のB細胞由来の腫瘍である．以下の基準で診断する．
  ① 大きな腫瘤を形成することはなく，浅いびらんや低い隆起性病変として認められる（図3）．
  ② ややくびれた形態を示す，中型細胞主体の腫瘍である．
  ③ 病変全体像を観察すると，ぼんやりとした結節状の構造を示す（図4a）．
  ④ 腺管の変形，破壊を示すlymphoepithelial lesion（LEL）が特徴的である（図4b）．

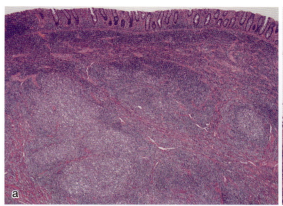
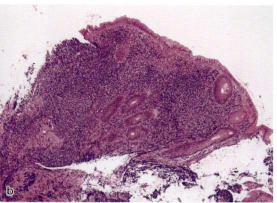
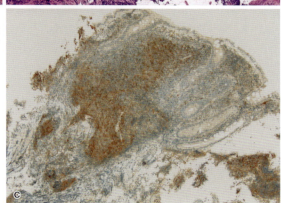

図4 MALTリンパ腫の組織像
a：粘膜〜粘膜下組織にかけて，ぼんやりとした結節状の構造（vague nodular pattern）を示すリンパ腫細胞の増殖がみられる．
b：MALTリンパ腫の生検組織像．
c：免疫染色でIRTA1が陽性である．

⑤免疫組織化学でIRTA1の特異度が高い（**図4c**）が，他の低悪性度B細胞性リンパ腫の除外が重要である．

⑥Ki-67 labeling index（標識率）は低率である．

臨床所見

- **好発年齢，性**：50代以降に好発し，性差はない．
- **発生頻度**：最も多く発生するのは胃であるが，MALTリンパ腫の2〜28％は腸に発生する．
- **遺伝子異常（WHO分類）**：t(11;18)/*BIRC3-MALT1*，t(14;18)/*IGH-MALT1*，t(3;14)/*IGH-FOXP1*，t(1;14)/*IGH-BCL10*，トリソミー3，トリソミー18．
- **予後**：悪性転化がなければきわめて良好である．

マントル細胞リンパ腫の病理診断

疾患の概要

- 成熟B細胞腫瘍で，95％以上でt(11;14)/*IGH-CCND1*によるサイクリンD1の

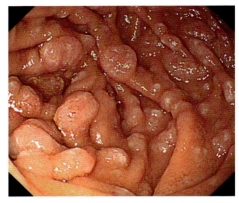

図5　小腸マントル細胞リンパ腫の内視鏡像
いわゆる，multiple lymphomatous polyposis（MLP）と呼ばれる多発ポリープ病変が認められる．

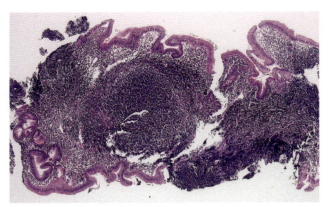

図6　マントル細胞リンパ腫の弱拡大像
結節状パターンを示しながら腫瘍細胞の増殖がみられる．

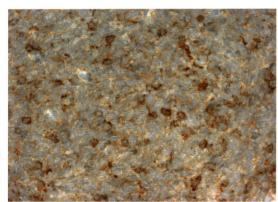

図7　マントル細胞リンパ腫のCD5免疫組織化学
リンパ腫細胞は，背景のT細胞と比較して薄く染色されている．

過剰発現が証明される．

① 内視鏡的には多彩な組織像を呈するが，multiple lymphomatous polyposis（MLP）を呈することがある（図5）．
② 核にくびれを有する小型から中型で均一な細胞で構成される．
③ 結節状（図6）からびまん性の増殖パターンを示す．
④ 免疫組織化学でCD5陽性（図7），サイクリンD1陽性，SOX11陽性である．

臨床所見

- **好発年齢，性**：60代に好発し，男女比は2：1である．
- **発生頻度**：全リンパ腫の3〜10％程度で，リンパ節に好発し，消化管浸潤の頻度も高い．
- **遺伝子異常**：95％以上で，t(11;14)/*IGH-CCND1* が証明される．
- **予後**：古典的なマントル細胞リンパ腫は予後不良の疾患であったが，現在では無増悪生存期間（progression free survival：PFS）で5年程度，全生存期間（overall

survival：OS）では10年程度まで向上してきている．また，消化管原発のマントル細胞リンパ腫は，節性のマントル細胞リンパ腫と比較して予後良好であることの可能性が示されている．*TP53*の変異，Ki-67 labeling index 30％以上で予後不良である．

濾胞性リンパ腫の病理診断

疾患の概要

- 濾胞中心細胞由来の腫瘍で，濾胞状の構造を示す．消化管に発生する濾胞性リンパ腫の多くは十二指腸型濾胞性リンパ腫であり，非常にindolentな経過をたどり，悪性転化することはまれである．通常型の濾胞性リンパ腫が消化管に病変を形成することもある．
  ① 十二指腸型濾胞性リンパ腫は内視鏡では，白色顆粒状の隆起性病変として認められる（図8a）．"十二指腸型"であっても病変は広く小腸に広がっていることが多い（図8b）．
  ② 中型が主体で，くびれを有する腫瘍細胞の結節状増殖がみられる（図9a）．
  ③ 大型の中心芽細胞が混在している．
  ④ CD10陽性（図9b），BCL6陽性でかつBCL2陽性（図9c）である．
  ⑤ 十二指腸型濾胞性リンパ腫では，病変は浅いところに限局し，濾胞樹状細胞が濾胞の辺縁に分布する（図10）．

臨床所見

- **好発年齢，性**：50代に好発し，性差はない．

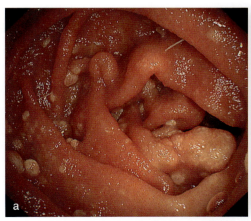 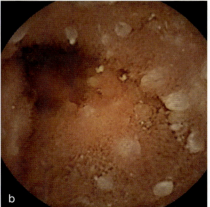

図8　十二指腸型濾胞性リンパ腫の内視鏡像
a：白色顆粒状の隆起性病変として認められる．
b：カプセル内視鏡で小腸内に多発病変が観察される．

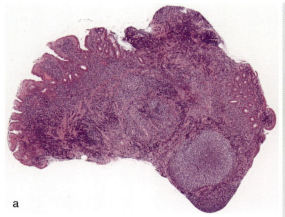
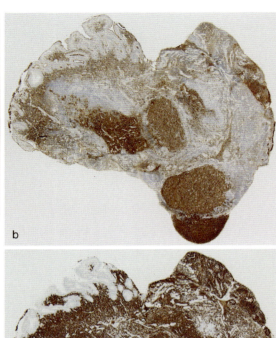

図9 濾胞性リンパ腫の組織像
a：HE弱拡大像．腫瘍細胞の結節状増殖がみられる．
b：腫瘍細胞はCD10陽性である．
c：腫瘍細胞はBCL2陽性である．

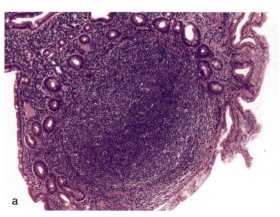
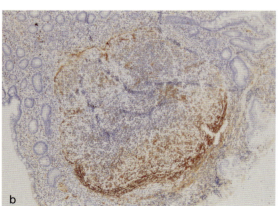

図10 十二指腸型濾胞性リンパ腫の組織像
a：腫瘍濾胞は粘膜の浅い部分に形成されている．
b：CD21免疫染色で，濾胞樹状細胞が濾胞辺縁に分布していることが確認される．

- **発生頻度**：十二指腸型濾胞性リンパ腫は全消化管リンパ腫の4％で，十二指腸型以外の濾胞性リンパ腫もまれにみられる．
- **遺伝子異常**：90％の頻度で，t(14;18)/*IGH-BCL2*が証明される．
- **予後**：消化管原発の濾胞性リンパ腫はきわめて良好であるが，まれに悪性転化をきたすことがある．

びまん性大細胞型B細胞リンパ腫，非特定の病理診断

疾患の概要

- 大型のリンパ腫細胞のびまん性増殖で，ほかで定義づけされるリンパ腫を除外したものをいう．
  ① 潰瘍を伴う腫瘤を形成する（図11）．
  ② 成熟リンパ球の2倍を超える大型細胞の増殖で，中心芽細胞様（centroblastic）あるいは免疫芽球様（immunoblastic）の形態を示す（図12）．
  ③ B細胞マーカー陽性で，Ki-67 labeling indexは通常，40％を超える．
  ④ blastoidな細胞形態で，*MYC*と*BCL2*のリアレンジのあるものは除く（diffuse large B-cell lymphoma/high-grade B-cell lymphoma with *MYC* and *BCL2* rearrangement）．
  ⑤ blastoidな細胞形態で，11qの異常のあるものは除く（high-grade B-cell lymphoma with 11q aberrations）．
  ⑥ EBウイルス陽性は除く（Epstein-Barr virus-positive diffuse large B-cell lymphoma）．
  ⑦ blastoidな形態で，④，⑤やBurkittリンパ腫は除く（high-grade B-cell lymphoma, not otherwise specified）．

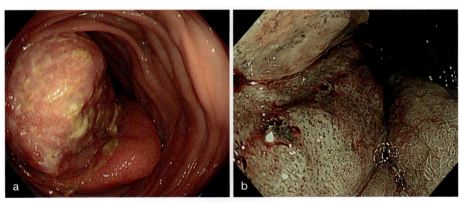

図11 びまん性大細胞型B細胞リンパ腫の内視鏡像
a：白色光観察　　b：NBI（narrow band imaging）観察

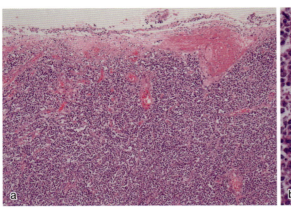
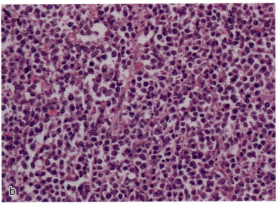

図12　びまん性大細胞型 B 細胞リンパ腫の組織像
a：びまん性増殖を示す腫瘍細胞がみられる．　　b：腫瘍細胞の大きさは，成熟リンパ球の 2 倍を超える．

臨床所見

- **好発年齢，性**：60 代に好発し，やや男性に多い．
- **発生頻度**：消化管原発リンパ腫で最も頻度が高く，およそ 60% 程度を占める．
- **遺伝子異常**：びまん性大細胞型 B 細胞リンパ腫はヘテロな疾患単位であるが，NF-κB 経路，PI3K/AKT/mTOR 経路，B 細胞シグナリングの異常などが指摘されている．
- **予後**：5 年生存率は，おおむね 60% 程度である．

Burkitt リンパ腫の病理診断

疾患の概要

- 週単位で病変が進行する高悪性度の B 細胞性リンパ腫である．
  ① blastoid な形態を示す中型の腫瘍細胞がびまん性増殖を示す（図13）．
  ② starry sky 像がみられる（図14）．
  ③ 免疫組織化学で CD10 陽性，BCL2 陰性，MYC 陽性（図15），Ki-67 labeling index がほぼ 100% である．
  ④ 免疫グロブリンと *MYC* 遺伝子のリアレンジがある．通常は t(8;14) である．

臨床所見

- **好発年齢，性**：子どもか若年成人に好発し，男女比は 2：1〜3：1 である．
- **発生頻度**：全消化管リンパ腫の 1% 以下と非常にまれであり，回盲部に多い．
- **遺伝子異常**：*MYC* 転座が診断に必須であり通常は IGH との転座 t(8;14) であり，陰性の場合は IGL との転座 t(2;8)t(8;22) もみられる．

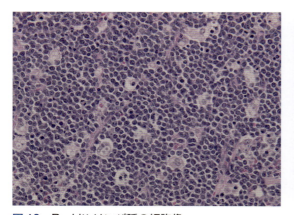

図13 Burkittリンパ腫の細胞像
blastoidな形態を示す中型の腫瘍細胞のびまん性増殖がみられる．

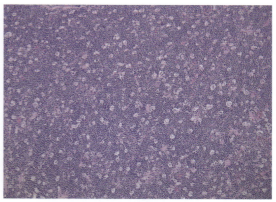

図14 Burkittリンパ腫の弱拡大像
アポトーシスに陥った細胞を貪食する組織球が，あたかもstarry skyのように散りばめられている．

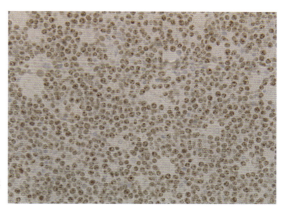

図15 Burkittリンパ腫のMYC陽性像

- 予後：強度の高い治療を選択できると，70〜90％で治癒が期待できる．

節外性NK/T細胞リンパ腫の病理診断

疾患の概要

- NK細胞あるいは細胞傷害性T細胞の腫瘍で，EBウイルス感染を伴うものである．
  ① 非常に異型，多形の目立つ腫瘍細胞で，壊死を伴うことが多い（図16）．
  ② 血管中心性あるいは血管破壊性を示す（図17）．
  ③ 免疫組織化学で，CD2陽性，CD3陽性，CD56陽性，細胞傷害性マーカー陽性，あるいはCD2陽性，CD3陽性，CD5陽性，CD8陽性，CD56陰性，細胞傷害性マーカー陽性でEBER-ISH陽性（図18）が必須である．

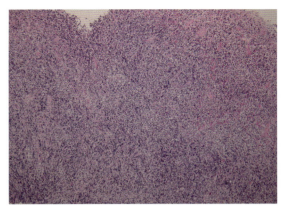

図16 節外性 NK/T 細胞リンパ腫の弱拡大像
びまん性増殖を示す腫瘍で, 非常に多彩な細胞からなる印象を受ける.

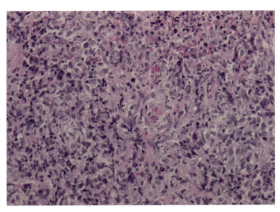

図17 節外性 NK/T 細胞リンパ腫の強拡大像
多形性を示す腫瘍細胞の増殖がみられ, 中央には血管の破壊像を認める.

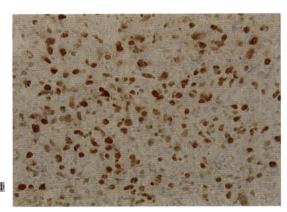

図18 節外性 NK/T 細胞リンパ腫の EBER-ISH 陽性像

臨床所見

- **好発年齢, 性**：40歳あたりに好発し, 男性に多い.
- **発生頻度**：全消化管リンパ腫の5%以下であり, 小腸, 大腸に多い.
- **遺伝子異常**：EB ウイルス感染に伴うが, 発症の機序は明らかではない.
- **予後**：きわめて予後不良で, 生存期間中央値は2.8〜7.8か月である.

単形性上皮向性腸管T細胞リンパ腫の病理診断

疾患の概要

- 上皮内T細胞由来の腫瘍で, セリアック病と関連のないものをいう.
    ① 中型主体の非常に揃った細胞形態がみられる (図19).

悪性リンパ腫

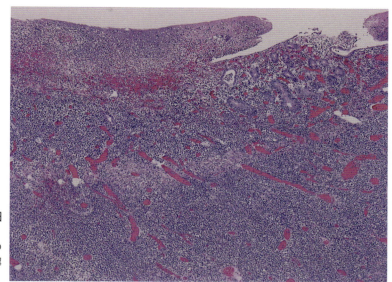

図19 単形性上皮向性腸管T細胞リンパ腫の弱拡大像
表面にびらんを伴い，中型が主体の均一な腫瘍細胞のびまん性増殖が認められる．

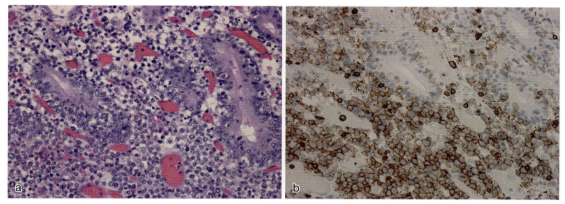

図20 単形性上皮向性腸管T細胞リンパ腫の組織像
a：HE染色でも上皮内に腫瘍細胞が浸潤していることが見てとれる．
b：CD3免疫染色を行うと，よりハイライトされる．

②上皮内に腫瘍細胞が浸潤する（図20a）．

③免疫組織化学で，CD3陽性（図20b），CD5陰性，CD8陽性，CD56陽性である．

臨床所見

- **好発年齢，性**：50代に好発し，男女比2：1である．小腸に潰瘍を伴う腫瘤を形成する．
- **発生頻度**：全消化管リンパ腫の1％以下である．
- **遺伝子異常**：*MYC*の増幅，*STAT5B*の変異などがある．
- **予後**：きわめて予後不良で，生存期間中央値7か月である．

265

表3　消化管リンパ腫の病期分類

Ⅰ期	消化管に限局した病変 単発または非連続性の多発病変
Ⅱ期	原発巣から腹腔内進展あるいはリンパ節浸潤 Ⅱ1 所属リンパ節 Ⅱ2 遠隔リンパ節
Ⅱ$_E$期	漿膜を越えて隣接臓器へ浸潤
Ⅳ期	広範な播種あるいは横隔膜を越えたリンパ節浸潤

（Rohatiner A, et al. Report on a workshop convened to discuss the pathological and staging classifications of gastrointestinal tract lymphoma. Ann Oncol 1994；5：397-400 より引用）

腸管症関連Ｔ細胞リンパ腫の病理診断

疾患の概要

● 上皮内 T 細胞由来の腫瘍で，セリアック病と関連のあるものをいう．
　① 中型から大型で，不均一な腫瘍細胞がみられる．
　② 背景に種々の炎症細胞の浸潤を伴う．
　③ セリアック病に伴う絨毛の萎縮，平坦化がみられる．
　④ 免疫組織化学で，CD5 陰性，CD4 陰性，CD8 陰性，CD103 陽性である．
　⑤ 小型細胞主体で増殖能が低い場合は，不応性セリアック病 2 型という．

臨床所見

● **好発年齢，性**：50 代以上の高齢に多く，やや男性優位である．
● **発生頻度**：わが国ではきわめてまれである．
● **遺伝子異常**：*JAK-STAT* 系，RAS 経路の異常がみられる．
● **予後**：きわめて不良で，生存期間中央値 10 か月未満である．

　消化管は節外臓器のなかではリンパ腫の発生頻度の高い臓器であり，ステージングに関しても独自のシステムが用いられている（**表3**）．日常診療において，消化管リンパ腫を診断する頻度は上皮性悪性腫瘍に比べると圧倒的に低いが，そこまでまれな疾患ではなく，病理医にとっては避けて通れない．リンパ腫であるか否か，リンパ腫であったらどの病型に当てはまるのか，限られた生検組織の観察で結論を出すことは難しいかもしれないが，治療法，予後にかかわってくるので，正確な診断が求められる．また，現在では FISH 解析も診断に必須となるなど，インハウスの病理検査室で診断が完結できない時代になっており，今後はさらに遺伝子情報を付加した診断になっていくものと推測される．病理診断の基本が組織所見であることは今後も変わらないので，本稿がその一助となれば幸甚である．

（田中健大）

悪性リンパ腫

●文献

- Alaggio R, et al. The 5th edition of the World Health Organization Classification of Haemato-lymphoid Tumours：Lymphoid Neoplasms. Leukemia 2022；36：1720-48.
- Jain P, Wang ML. Mantle cell lymphoma in 2022-A comprehensive update on molecular pathogenesis, risk stratification, clinical approach, and current and novel treatments. Am J Hematol 2022；97：638-56.
- Morello L, et al. Mantle cell lymphoma of mucosa-associated lymphoid tissue：A European Mantle Cell Lymphoma Network Study. Hemasphere 2019；4：e302.
- Swerdlow SH, et al. WHO Classification of Tumours of Haematopoietic and Lymphoid Tissues. Lyon：IARC；2017. p.291-7.
- Kim SJ, et al. Extranodal natural killer/T-cell lymphoma involving the gastrointestinal tract：analysis of clinical features and outcomes from the Asia Lymphoma Study Group. J Hematol Oncol 2013；6：86.
- Tan SY, et al. Type Ⅱ EATL (epitheliotropic intestinal T-cell lymphoma)：a neoplasm of intra-epithelial T-cells with predominant $CD8\alpha\alpha$ phenotype. Leukemia 2013；27：1688-96.
- de Baaij LR, et al. A New and validated clinical prognostic model (EPI) for enteropathy-associated T-cell lymphoma. Clin Cancer Res 2015；21：3013-9.
- Rohatiner A, et al. Report on a workshop convened to discuss the pathological and staging classifications of gastrointestinal tract lymphoma. Ann Oncol 1994；5：397-400.

遺伝性大腸・小腸腫瘍
―家族性大腸腺腫症，Lynch症候群，Peutz-Jeghers症候群，若年性ポリポーシス症候群

▶遺伝性大腸・小腸腫瘍において，遺伝形式は顕性遺伝（優性遺伝）であるものが多い．
▶特徴的な病理組織学的所見が診断契機となることがある．
▶既往歴・家族歴などを含めた臨床情報が，病理組織学的診断の参考となることがある．

　遺伝性大腸・小腸腫瘍とは，腫瘍の発生に遺伝要因（生殖細胞系列の病的バリアント）が影響していることが明らかとなっている大腸・小腸（空腸・回腸）腫瘍の総称である．代表的な遺伝性大腸・小腸腫瘍（**表1**）のほかにも，*MSH3*関連ポリポーシス，*NTHL1*関連ポリポーシス，*PTEN*過誤腫症候群，Li-Fraumeni症候群などの遺伝性腫瘍でも大腸・小腸腫瘍のリスクが高い．

　本稿では，代表的な遺伝性大腸・小腸腫瘍として，家族性大腸腺腫症，Lynch症候群，Peutz-Jeghers症候群，若年性ポリポーシス症候群について解説する．

家族性大腸腺腫症（FAP）の病理診断

疾患の概要

- **疫学**：わが国の全人口における頻度は，17,400人に1人．
- **遺伝形式**：顕性遺伝（優性遺伝）．
- **原因遺伝子**：第5染色体長腕上（q22.2）に存在する癌抑制遺伝子である*APC*（adenomatous polyposis coli）．

分子生物学的特徴

- 家族性大腸腺腫症（familial adenomatous polyposis：FAP）の原因遺伝子である*APC*は，15個のエクソンからなる2,843個のアミノ酸で構成されるAPC蛋白質をコードする遺伝子である．APC蛋白質はβ-カテニンと結合することでWntシグナル系が過剰に活性化するのを抑制する．
- FAPでは，*APC*の生殖細胞系列の病的バリアント（1st hit）に2nd hitとして野生型アリルに病的バリアントが加わることで*APC*の正常な機能が欠失することが腺腫および続発する大腸癌の原因と考えられている．
- *APC*病的バリアントは，臨床的にFAPと診断されてもその20〜30％で検出されない．

遺伝性大腸・小腸腫瘍

表1　代表的な遺伝性大腸・小腸腫瘍

疾患名	原因遺伝子	遺伝形式	頻度	腫瘍性病変
家族性大腸腺腫症（FAP）	*APC*（5q22.2）	AD	1万〜2万人に1人	大腸癌，胃癌，十二指腸乳頭部癌，デスモイド腫瘍，甲状腺乳頭癌，脳腫瘍，骨腫など
Lynch症候群（LS）	*MLH1*（3p22.2） *MSH2*（2p21-p16.3） *MSH6*（2p16.3） *PMS2*（7p22.1） *EPCAM*（2p21）	AD	250〜1,000人に1人	大腸癌，子宮内膜癌，胃癌，卵巣癌，小腸癌，胆道癌，膵臓癌，腎盂・尿管癌，脳腫瘍，皮脂腺腫瘍
Peutz-Jeghers症候群（PJS）	*STK11*（19p13.3）	AD	5万〜20万人に1人	大腸癌，胃癌，小腸癌，膵臓癌，乳癌，子宮頸部癌など
若年性ポリポーシス症候群（JPS）	*SMAD4*（18q21.2） *BMPR1A*（10q23.2）	AD	10万〜16万人に1人	大腸癌，胃癌，小腸癌，膵臓癌など
*MUTYH*関連ポリポーシス（MAP）	*MUTYH*（1p34.1）	AR	不明	大腸癌，十二指腸乳頭部癌，甲状腺癌，皮脂腺腫瘍など
先天性ミスマッチ修復遺伝子欠損症（CMMRD）	*MSH6*（2p16.3） *PMS2*（7p22.1） ＊	AR	不明	大腸癌，小腸癌，子宮内膜癌など
ポリメラーゼ校正関連ポリポーシス（PPAP）	*POLE*（12q24.33） *POLD1*（19q13.33）	AD	不明	（*POLE*）大腸癌，十二指腸癌，脳腫瘍 （*POLD1*）大腸癌，子宮内膜癌，乳癌，脳腫瘍
遺伝性消化管間質腫瘍（HGST）	*KIT*（4q12） *PDGFRA*（4q12） *SDHD*（11q23） *NF1*（17q11.2）	AD	200万に1人	消化管間質腫瘍（主に小腸）

＊：*MLH1*，*PMS2*の報告もある．
AD：顕性遺伝（優性遺伝），AR：潜性遺伝（劣性遺伝）
MAP：*MUTYH*-associated polyposis, CMMRD：constitutional mismatch repair deficiency, PPAP：polymerase proofreading-associated polyposis, HGST：hereditary gastrointestinal stromal tumor

- 遺伝型と表現型（大腸腺腫の密度や大腸外随伴病変など）の間に相関性（genotype-phenotype correlation）が報告されており，密生型ではコドン1250〜1464，attenuated型では5'側や3'側の領域や選択的スプライシング領域のバリアントが認められることが多いとされている．

診断

- 臨床的診断もしくは遺伝学的検査で診断される．
- 臨床的診断は，下記の①または②に合致する場合にFAPと診断する．
  ①大腸にほぼ100個以上の腺腫を有する．家族歴を問わない．
  ②腺腫の数は100個に達しないが，FAPの家族歴を有する．
  ただし，①では*MUTYH*関連ポリポーシス（潜性遺伝〈劣性遺伝〉）に代表される他の遺伝性腺腫性ポリポーシスや体細胞*APC*モザイクなどとの鑑別が必要で

あり，顕性遺伝（優性遺伝）に矛盾しない家族歴や大腸外随伴病変の有無の確認と遺伝学的検査の検討が必要である．
- 遺伝学的検査は，家族歴や表現型などの臨床所見が明らかでないケースの診断，at risk な血縁者に対する早期診断，他の遺伝性腺腫性ポリポーシスとの鑑別などを目的として検討され，*APC* 病的バリアントが同定された場合に FAP と診断する．

大腸・小腸腫瘍

ポリポーシス

- FAP では胃と大腸にポリポーシスが認められ，大腸では腺腫性ポリポーシス，胃では胃底腺ポリポーシスが認められる（図1）．
- 空腸と回腸でも多発することがある．
- 大腸ポリポーシスはほぼ全例で認められ，大腸腺腫数（密度）により，attenuated 型（大腸腺腫数が 10〜100 個未満），密生型（大腸腺腫数が無数で正常粘膜を覆うほど），それ以外を非密生型と呼称することがあるが，密生型と非密生型を分類する臨床的意義は乏しい．

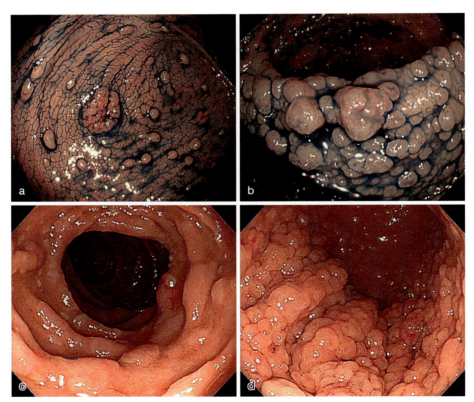

図1　家族性大腸腺腫症（FAP）における消化管ポリポーシスの内視鏡所見
a：大腸（非密生型）　　b：大腸（密生型）　　c：十二指腸　　d：胃

遺伝性大腸・小腸腫瘍

表2 修正 Spigelman 分類

状態	得点		
	1	2	3
ポリープ数	1〜4	5〜20	20
ポリープの大きさ（mm）	1〜4	5〜10	10
異型度	軽度	中等度	高度
組織構造	管状	管状-絨毛状	絨毛状

病期 Stage	合計得点	サーベイランス方法
0	0	4 年ごとの内視鏡検査
I	1〜4	2〜3 年ごとの内視鏡検査
II	5〜6	1〜3 年ごとの内視鏡検査
III	7〜8	6〜12 か月ごとの内視鏡検査
IV	9〜12	・6〜12 か月ごとの内視鏡検査（専門家による サーベイランスが望ましい） ・外科的評価 ・手術
V	十二指腸癌	手術

（Spigelman AD, et al. Upper gastrointestinal cancer in patients with familial adenomatous polyposis. Lancet 1989；2：783-5.より引用）

● 大腸癌の発症リスク因子であることから，定期的な内視鏡サーベイランスとともに予防的大腸切除や継続的な内視鏡による腺腫摘除が行われている．

● 十二指腸腺腫・ポリポーシスは FAP の約 30〜90% に合併し，大腸ポリポーシスと比べてやや低頻度であるが，40 歳から年齢依存性に高くなる．十二指腸癌（乳頭部癌を含む）発症リスク因子であり，一般集団に対する十二指腸癌の相対リスクは 250 倍以上である．

● 十二指腸腺腫に対する治療は，腺腫の個数，最大径，組織構造，異型度を用いた修正 Spigelman 分類（**表2**）で病期を判定し，治療方針を検討する．

● 空・回腸腺腫・ポリポーシスの発生には，十二指腸ポリープの発生と正の相関がみられることがメタアナリシスの結果により報告されており，近位空腸で認められる頻度が高い．一方で，空・回腸ポリープからの発癌頻度は不明である．

大腸癌

● 大腸癌は FAP の死因第 1 位であり，20 歳未満ではまれであるが，40 代で約 50%，放置すれば 60 歳頃には約 90% で発生する．そのため，大腸癌が発生する前に大腸を切除すること（予防的大腸切除）がきわめて重要であり，大腸全摘・回腸嚢肛門（管）吻合術や結腸全摘・回腸直腸吻合術などの手術治療が検討される．

● 一方，大腸癌を合併した場合は，進行度を考慮した術式，薬物療法が選択される．

小腸癌

● 小腸癌の大部分は十二指腸癌（乳頭部癌を含む）であり，生涯発症リスクである 4〜12% の大部分を占める．

- 空・回腸癌の発症リスクは 0.1～0.4％ で報告は少ないが，大腸全摘・回腸嚢肛門（管）吻合術の回腸嚢内や人工肛門に腺腫や回腸癌の報告が散見される．
- 十二指腸癌を合併した場合は，進行度を考慮した術式，薬物療法が選択される．

特徴的な臨床所見

デスモイド腫瘍

- デスモイド腫瘍（desmoid tumor：DT）は，WHO の分類で desmoid-type fibromatosis に分類されるが，非転移性で局所浸潤性の強い腫瘍性病変で，発症様式から全体の約 90％ を占める散発性（孤発性）DT と，FAP に関連する DT に分けられる．FAP に関連する DT の発症リスクは一般集団の約 850 倍で，大腸切除後に発生することが多く，散発性 DT では全身のいかなる部位にも発生するのに対して約 70％ は腹腔内に発生する．
- 組織学的には，線維芽細胞あるいは筋線維芽細胞が単調に増生を伴い，細胞密度はさまざまで異型性や多形性および異常分裂像は通常認められない（図2）．
- 免疫組織化学で β-カテニンの核での陽性像は診断価値が高く，α-SMA（smooth muscle actin）やデスミンも多くの例で陽性，S-100 陰性，CD34 陰性，KIT 陰性などの所見が得られれば診断可能であるが，散発性と FAP の鑑別は困難である．
  - β-カテニン陽性像は，散発性 DT，FAP いずれの DT でも 80％ 以上で確認

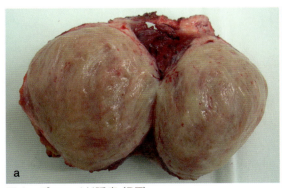
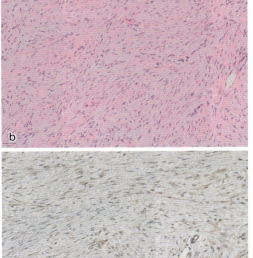

図2　デスモイド腫瘍（DT）
a：腹腔内 DT 標本（割面）
b：組織像（HE 染色，弱拡大）
c：組織像（β-カテニン免疫染色）
紡錘形を示す線維芽細胞様腫瘍細胞が密に増殖している．β-カテニンの核内発現が認められる．

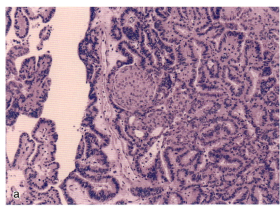 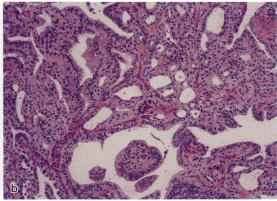

図3 甲状腺癌の病理像
a：桑実化生（morula）． b：乳頭状増殖とともに内部にコロイド物質を欠く濾胞構造が認められる（cribriform）．

されるが，散発性DTでは*CTNNB1*体細胞バリアントに起因するβ-カテニンのリン酸化・ユビキチン化低下による蓄積が原因であるのに対して，FAPのDTでは*APC*の病的バリアントに起因する短縮型APC蛋白質とアキシンの複合体形成障害によるβ-カテニン分解能低下による蓄積が原因と考えられている．
- なお，FAPでは臨床的な所見のみでも診断可能である．

甲状腺癌
- 甲状腺癌（大部分が乳頭癌）はFAPの1〜6%に合併する大腸外随伴病変であり，特に若年女性での発症が多く，FAPに先行して診断されることがある．
- 組織学的には，乳頭癌が83.3%と最多で，特徴的な組織学的所見として，CMPTC（cribriform-morular variant of papillary thyroid carcinoma）と呼ばれる，内部にコロイドを欠く濾胞構造ないしは篩状構造と桑実化生が認められることがある（図3）．近年の大規模研究でFAPに合併した甲状腺癌の26%でCMPTCが認められることや，CMPTCの約50%がFAPの合併例であったことが報告されており，若年女性の甲状腺乳頭癌におけるCMPTCはFAPの合併を疑う比較的，特異性の高い所見である．

Lynch症候群（LS）の病理診断

疾患の概要

- **疫学**：一般集団における頻度は，米国の研究では340人に1人（米国）であるが，日本人集団での頻度は報告されていない．
- **遺伝形式**：顕性遺伝（優性遺伝）．
- **原因遺伝子**：4種類のミスマッチ修復遺伝子（*MLH1*, *MSH2*, *MSH6*, *PMS2*）

第3章 病理鑑別診断の実際

の生殖細胞系列における病的バリアントおよび，*EPCAM* の3' 側の生殖細胞系列における欠失．

分子生物学的特徴

- Lynch 症候群（Lynch syndrome：LS）の原因遺伝子（**表1**）は，DNA 複製時における DNA ポリメラーゼの校正機構をすり抜けた1塩基置換や数塩基までの挿入・欠失の認識にかかわるミスマッチ修復蛋白質をコードするミスマッチ修復遺伝子であり，癌抑制遺伝子に分類される．
- *EPCAM* はミスマッチ修復にかかわる遺伝子ではないが，*MSH2* の5' 側に位置することからエクソン9（最終エクソン）を含む3' 側の欠失型バリアントの場合は下流の *MSH2* を高度にメチル化し発現の抑制を惹起することでミスマッチ修復機能に関係する．LS に合併する腫瘍では，これらの遺伝子の生殖細胞系列の病的バリアントに加え，機能欠失型の体細胞バリアント（2nd hit）が野生型アレルに生じることで，対応するミスマッチ修復蛋白質発現低下・消失が起こり，正常なミスマッチ修復機構に異常が生じる．その結果，腫瘍細胞内では1塩基置換や数塩基の挿入・欠失などの頻度が 10〜1,000 倍高くなることで癌関連遺伝子や癌抑制遺伝子などの変異（バリアント）が蓄積し，癌化すると考えられている．
- ミスマッチ修復機構の異常は，免疫組織化学（IHC）によるミスマッチ遺伝子蛋白質の発現解析や，マイクロサテライト領域と呼ばれるゲノムのなかに存在する1〜数塩基の繰り返し配列領域の不安定性を評価するマイクロサテライト不安定性（microsatellite instability：MSI）検査により判定可能である．腫瘍部の凍結材料またはホルマリン固定パラフィン包埋標本を用いて評価される．癌腫により多少異なるが，両検査の一致率は良好であり，大腸癌における一致率は 90% 以上と報告されている．
- ミスマッチ修復蛋白質は細胞核に局在し，増殖細胞により強く発現するため，ミスマッチ修復機能が欠失している癌・腺腫では蛋白質の発現は認められない（**図4**，**5**）．IHC による評価では，腫瘍細胞におけるミスマッチ修復蛋白質の発現性を4つのパターンで分類することで，ミスマッチ修復機能欠失のみならず，原因となっている遺伝子の推定も可能となることが多い（**表3**）．

診断

- LS の診断は，遺伝学的検査におけるミスマッチ修復遺伝子（*EPCAM* の一部を含む）の生殖細胞系列病的バリアントの同定のみで行われ，臨床所見では診断できない．

大腸・小腸腫瘍

ポリポーシス

- LS では，大腸と小腸に通常，ポリポーシスは認められない．

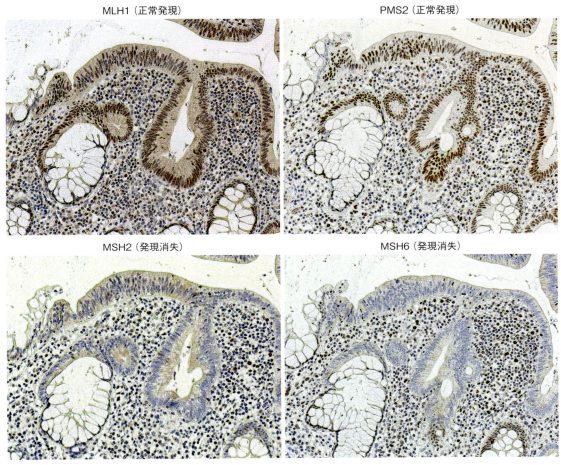

図4 大腸癌の免疫組織化学（IHC）
大腸癌に対するミスマッチ修復蛋白質のIHC．正常細胞核と癌細胞核でMLH1蛋白質とPMS2蛋白質の発現が認められるが，MSH2蛋白質とMSH6蛋白質の癌細胞核での発現が認められない．MSH2病的バリアントに起因するミスマッチ修復機能欠失が推定される．

大腸癌

- 大腸癌はLSの浸透率が高い関連腫瘍で，散発性大腸癌の好発年齢が65歳前後であるのに比べて45歳前後と発症年齢が早く，20歳未満での発症はまれである．80歳までの累積発生リスクと推定平均年齢は原因遺伝子で異なり，MLH1（46〜61％，44歳），MSH2（33〜52％，44歳），MSH6（10〜44％，42〜69歳），PMS2（8.7〜20％，61〜66歳）と報告されている．

- LSに合併した大腸癌では，MSI-Hの組織学的所見として知られている，①腫瘍内リンパ球浸潤（tumor-infiltrating lymphocytes：TIL），②髄様増殖，③粘液癌・印環細胞癌様分化，④Crohn様リンパ球反応（Crohn's-like lymphoid reaction）が認められることがある（図6）．治療は，散発性大腸癌に準じて進行度を考慮した術式，薬物療法が選択される．

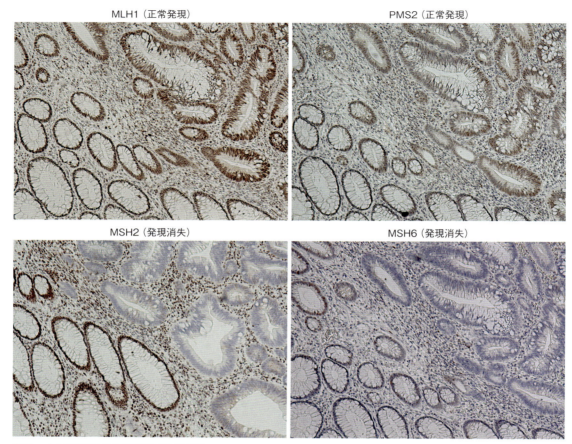

図5　大腸腺腫の免疫組織化学（IHC）
大腸腺腫に対するミスマッチ修復蛋白質のIHC．正常細胞核ではMSH2蛋白質とMSH6蛋白質の発現が認められるのに対して，腺腫細胞核でMSH2蛋白質とMSH6蛋白質の発現が認められない．腺腫においてもミスマッチ修復機能欠失が認められることがある．

表3　ミスマッチ修復蛋白質の発現パターンと原因遺伝子の推定

推定される原因遺伝子	腫瘍細胞核におけるミスマッチ修復蛋白質の発現				推定される蛋白質発現消失の原因
	MLH1	MSH2	MSH6	PMS2	
MLH1	発現なし	発現あり	発現あり	発現なし	*MLH1* バリアントもしくはメチル化
MSH2	発現あり	発現なし	発現なし	発現あり	*MSH2* バリアント
MSH6	発現あり	発現あり	発現なし	発現あり	*MSH6* バリアント
PMS2	発現あり	発現あり	発現あり	発現なし	*PMS2* バリアント

ミスマッチ修復蛋白質の発現・消失は，4つの染色パターンに分類することで原因遺伝子の推定が可能である．

小腸癌

- LSにおける小腸癌の生涯リスクは2.5〜4.2％，*MLH1* と *MSH2* バリアント保有者の胃・小腸癌のリスクは8〜16％で，*MSH6* と *PMS2* 病的バリアント保持者よりも相対的に高い．十二指腸と空腸での発生頻度が最も高く，診断時年齢の中央値は52歳である．

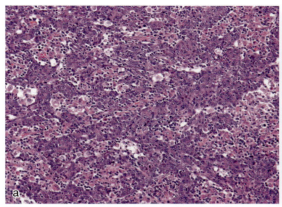
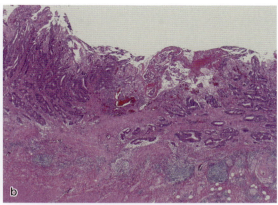
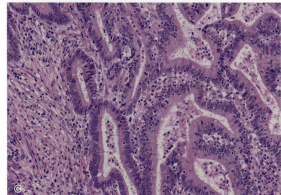

図6 MSI-H大腸癌に特徴的な組織学的所見
a：medullary growth pattern.
b：Crohn様リンパ球反応（Crohn's-like lymphoid reaction）.
c：腫瘍内リンパ球浸潤（TIL）.

Peutz-Jeghers症候群（PJS）の病理診断

疾患の概要

- **疫学**：一般集団における頻度は5万〜20万人に1人.
- **遺伝形式**：顕性遺伝（優性遺伝）.
- **原因遺伝子**：第19染色体短腕上（19p13.3）に存在する*STK11*（serine-threonine kinase 11）の生殖細胞系列の病的バリアント.

分子生物学的特徴

- Peutz-Jeghers症候群（Peutz-Jeghers syndrome：PJS）の原因遺伝子である*STK11*は433個のアミノ酸残基からなる蛋白質をコードしており，AMP活性化プロテインキナーゼ（AMPK）をリン酸化して活性化するセリン-スレオニンキナーゼであり，細胞周期や分化の抑制やアポトーシスへの誘導，DNA障害に対する修復機能などを担っている．一方で，PJSにおける*STK11*バリアントと

過誤腫性ポリープや大腸癌の発生メカニズムに関しては，現在のところ解明されていない．

診断

- PJS は，臨床診断基準のいずれかの項目を満たす，または，遺伝学的検査で *STK11* の生殖細胞系列における病的バリアントがヘテロ接合性に同定された場合は PJS と診断される．
- 臨床診断基準は，Begg らが提唱した基準が国際的に用いられており，下記の 4 項目のうち，いずれかの 1 項目に合致した場合に診断される．
  ① 組織学的に確認された 2 つ以上の Peutz-Jeghers 型ポリープを認める．
  ② PJS の家族歴があり，個数を問わずに Peutz-Jeghers 型ポリープを認める．
  ③ PJS の家族歴があり，特徴的な粘膜皮膚色素斑を認める．
  ④ 特徴的な皮膚粘膜色素斑を認め，個数を問わずに Peutz-Jeghers 型ポリープを認める．
- わが国では，「小児・成人のための Peutz-Jeghers 症候群 診療ガイドライン（2020 年版）」において，遺伝学的検査に基づく診断の位置づけを明確化した診断基準が提唱されており，孤発例や臨床診断基準を満たさない場合に *STK11* バリアント検索を目的として遺伝学的検査の検討が提案されている．

大腸・小腸腫瘍

ポリポーシス

- PJS では，食道を除く全消化管に過誤腫性ポリープ（Peutz-Jeghers ポリープ：PJ ポリープ）の多発が認められる．特に十二指腸から上部空腸での発生頻度が高く，小腸 77.9%，大腸 17.6%，胃 4.5% と報告されている．
- 肉眼的形状は有茎性から亜有茎性で軽度の発赤を伴う（**図 7**）．表面構造は管状ないし樹枝状構造が混在し，大きいポリープでは粘膜筋板の樹枝状増生を反映した分葉状・多結節状形態を呈し，1 本の茎から分葉するものもある．
- 病理学的には，異型の乏しい腺管の過誤腫的過形成，粘膜筋板からの平滑筋筋線維束の樹枝状増生の所見を有し，PJ ポリープとも呼ばれる．また，異形成の乏しい細胞が筋層への浸潤する偽浸潤を認めることがある．
- ポリープの増大は，慢性的な出血による貧血や腸重積などの消化管通過障害による腹痛や嘔吐などの原因となり，15 mm 以上に増大したポリープは切除が推奨される．

大腸癌

- PJS の大腸癌累積罹患率は 39% で，診断時平均年齢が 42〜46 歳と，散発性大腸癌と比較して若年性である．そのため，8 歳からサーベイランスを開始することが推奨されている．
- 発生時は，散発性大腸癌に準じた治療が行われる．

遺伝性大腸・小腸腫瘍

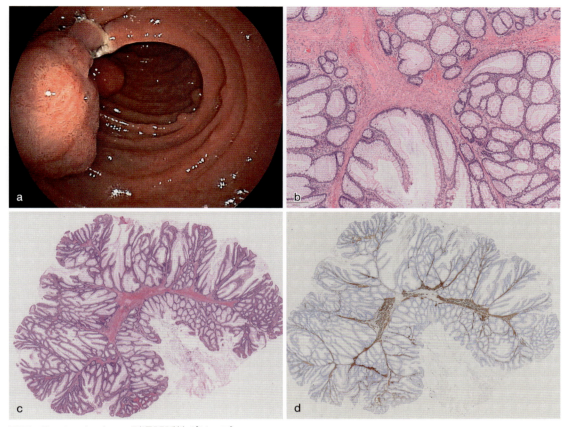

図7 Peutz-Jeghers型過誤腫性ポリープ
a：内視鏡像（空腸）　b：病理組織像（HE染色，弱拡大）
c：病理組織像（HE染色，ルーペ像）　d：病理組織像（デスミン免疫染色，ルーペ像）

小腸癌
- 累積罹患率は13％で，診断時平均年齢が37～42歳と，大腸癌よりもより若年性に発症する．サーベイランスは，大腸癌と同様に8歳から開始することが推奨されている．

その他の特徴的な臨床所見

色素斑
- 出生時から，口唇，頬粘膜，四肢末端（指腹，指尖，趾腹，踵部）などに1～5mm大で黒褐色ないしは茶褐色の色素斑が認められ，特に口唇に多発することが多い（図8）．
- 病理学的には，表皮基底層でメラニン色素，メラノサイトの増加が認められ，メラニンのメラノサイトからケラチノサイトへの遊走が炎症により阻害されていることが原因として考えられている．

279

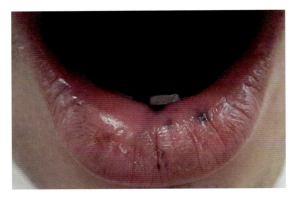

図8 Peutz-Jeghers症候群（PJS）における色素斑（口唇部）

腫瘍性病変

- PJSでは，食道を除く全消化管と消化管以外（乳房，膵臓，子宮，卵巣，肺，精巣など）に種々の悪性腫瘍が認められ，悪性腫瘍の相対危険度は9.9と報告されている．悪性腫瘍の累積リスクは，20歳で2.8％，40歳で35.2％，70歳で83.0％と報告されており，40歳を超えると急速に高くなる．大腸癌，小腸癌以外では，乳癌（24〜54％），卵巣癌（21％），子宮頸部腺癌（10〜23％），子宮体癌（9％），精巣癌（9％），肺癌（7〜17％），膵臓癌（11〜36％）と報告されている．
- さらに，PJSに合併する特徴的な腫瘍として，女性の輪状細管を伴う卵巣性索腫瘍，卵巣粘液腫瘍，最小偏奇腺癌，男性では大細胞石灰化セルトリ細胞腫瘍があげられている．

若年性ポリポーシス症候群（JPS）の病理診断

疾患の概要

- **疫学**：一般集団における頻度は10万〜16万人に1人．
- **遺伝形式**：顕性遺伝（優性遺伝）．
- **原因遺伝子**：第18染色体長腕上（18q21.2）に存在する*SMAD4*（SMAD family member 4）と，第10染色体長腕上（10q23.2）に存在する*BMPR1A*（bone morphogenetic protein receptor, type 1A）の生殖細胞系列の病的バリアント．

遺伝子異常，エピジェネティクス変化

- 若年性ポリポーシス症候群（juvenile polyposis syndrome：JPS）の原因遺伝子として特定されている*SMAD4*と*BMPR1A*は，ともにTGF（transforming growth factor）-β経路による細胞増殖抑制のシグナル伝達系に関連する蛋白質をコードし，細胞の増殖やアポトーシスを制御する癌抑制遺伝子に分類されている．*SMAD4*と*BMPR1A*の病的バリアントの同定率はそれぞれ20〜30％程度（*SMAD4* 17〜35％，*BMPR1A* 17〜25％）で，およそ40％のJPSでは病的バ

リアントが同定されていない.

● 遺伝子バリアントと過誤腫性ポリープや大腸癌の発生メカニズムに関しては，現在のところ解明されていない.

診断

● JPS は，臨床的に下記の①，②，③のいずれかを満たす，または，遺伝学的検査で *SMAD4* と *BMPR1A* のいずれかで生殖細胞系列における病的バリアントがヘテロ接合性に同定された場合は JPS と診断される.
① 結腸や直腸に 5 つ以上の若年性ポリープがある.
② 全消化管（2 臓器以上）に複数の若年性ポリープを認める.
③ 個数を問わず若年性ポリープがあり，かつ，若年性ポリープの家族歴がある.
④ *SMAD4* または *BMPR1A* の病的バリアントの同定.

大腸・小腸腫瘍

ポリポーシス

● JPS では，過誤腫性ポリープ（若年性ポリープ：JP ポリープ）の多発が認められる.ポリポーシスの存在部位により，大腸限局型（juvenile polyposis coli：JPC），胃限局型（juvenile polyposis of the stomach：JPST），全消化管型（generalized juvenile polyposis：GJP）の 3 つの病型に分類され，病型と消化管悪性腫瘍の発生には相関性が認められる.欧米では，JPC 57%，GJP 36% であるのに対して，わが国は JPC 36%，JPST 36%，GJP 27% と報告されている.

● JP ポリープの肉眼的形状は，小さいものでは広基性，大きいものでは亜有茎性から有茎性で，色調は発赤調でしばしば白苔を伴い「腐った野イチゴ様」と称されることがあり，密在すると過剰な粘液産生も加わり，鍾乳洞の石柱様外観を呈するものもある（図 9）.

● 組織学的には，炎症性細胞浸潤と浮腫を伴った密な間質組織と，粘膜固有層を主座とした異型を欠く腺管増生と嚢胞状拡張が特徴で，Peutz-Jeghers ポリープでみられる筋線維の増殖は認めない.また，JPS では典型的な JP ポリープ以外に，炎症性，過形成，腺腫性ポリープなど多彩な組織像を呈するポリープが認められることがある.ポリープの大きさが増大するにつれて腺腫や癌の頻度が高くなることが報告されており，局所粘膜の過形成から炎症性変化，過誤腫性 JP ポリープ，腺腫の発生を経て腺癌化する hamartoma-adenocarcinoma sequence が提唱されている.

● ポリープは 20 歳未満で見つかる例が多く，ポリープの脱落に伴う消化管出血による貧血やポリープの肛門脱出，消化管通過障害による腹痛や嘔吐などの消化器症状を引き起こす.また，若年性ポリープ多発例では蛋白漏出性胃腸症をきたし，乳児型では発育障害を伴うことがある.

● 消化器癌の予防や腸重積の予防を目的として，5〜10 mm 以上のポリープは内視

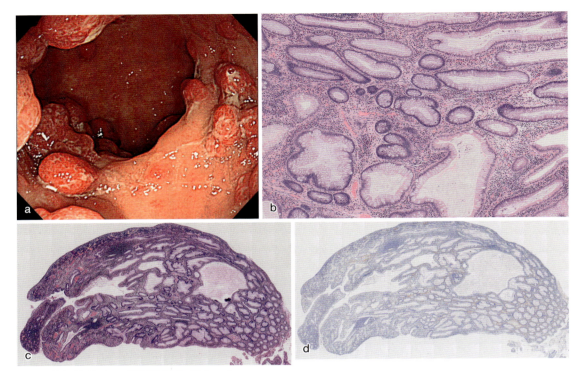

図9　若年性ポリープ型過誤腫性ポリープ
a：内視鏡像（大腸）　　b：病理組織像（HE染色，弱拡大）
c：病理組織像（HE染色，ルーペ像）　　d：病理組織像（デスミン免疫染色，ルーペ像）

鏡的ポリープ切除が検討され，密生例などでは外科的切除術が検討される．また，治療抵抗性の貧血や低蛋白血症を呈するJPSTでは，予防的胃切除術が考慮される．

大腸癌
- JPSの大腸癌生涯発症リスクは39～68％で，診断時平均年齢は34～44歳と，散発性大腸癌と比較して若年性である．下部消化管内視鏡検査によるサーベイランスは，おおむね12歳から開始し，ポリープの密度や大きさにより1～3年間隔で実施することが推奨されている．
- 発生時は，散発性大腸癌に準じて治療が行われる．

小腸癌
- 小腸癌の合併は，わが国の症例集積研究では1％（2/171例），海外では11％（6/56例）と報告されている．

その他の特徴的な臨床所見

先天性障害
- 腸回転異常，Meckel憩室，水頭症，口蓋裂，心血管奇形，多指症，精神運動発達遅延，停留精巣などの形成不全を伴うことがある．

遺伝性大腸・小腸腫瘍

● 鼻出血，皮膚粘膜の毛細血管拡張，肺・肝・脳に生じる動静脈短絡が認められた場合は，遺伝性出血性毛細血管拡張症（hereditary hemorrhagic telangiectasia：HHT）の合併の可能性があり，*SMAD4*病的バリアントである可能性がある．

（鈴木興秀，東　守洋，石田秀行）

● 文献

・大腸癌研究会編．遺伝性大腸癌診療ガイドライン 2024 年版．東京：金原出版；2024．
・Spigelman AD, et al. Upper gastrointestinal cancer in patients with familial adenomatous polyposis. Lancet 1989；2：783-5．
・Ishida H, et al. Identification of *APC* gene mutations in jejunal carcinomas from a patient with familial adenomatous polyposis. Jpn J Clin Oncol 2013；43：929-34．
・Grzymski JJ, et al. Population genetic screening efficiently identifies carriers of autosomal dominant diseases. Nat Med 2020；26：1235-9．
・Lindor NM, et al. Immunohistochemistry versus microsatellite instability testing in phenotyping colorectal tumors. J Clin Oncol 2002；20：1043-8．
・Bertagnolli MM, et al. Microsatellite instability predicts improved response to adjuvant therapy with irinotecan, fluorouracil, and leucovorin in stage Ⅲ colon cancer：Cancer and Leukemia Group B Protocol 89803. J Clin Oncol 2009；27：1814-21．
・Ferguson SE, et al. Performance characteristics of screening strategies for Lynch syndrome in unselected women with newly diagnosed endometrial cancer who have undergone universal germline mutation testing. Cancer 2014；120：3932-9．
・Wang Y, et al. Differences in Microsatellite Instability Profiles between Endometrioid and Colorectal Cancers：A Potential Cause for False-Negative Results? J Mol Diagn 2017；19：57-64．
・Smyth EC, et al. Mismatch Repair Deficiency, Microsatellite Instability, and Survival：An Exploratory Analysis of the Medical Research Council Adjuvant Gastric Infusional Chemotherapy（MAGIC）Trial. JAMA Oncol 2017；3：1197-203．
・日本臨床腫瘍学会編．大腸癌診療における遺伝子関連検査等のガイダンス．第 5 版．東京：金原出版；2023．
・Genetic/Familial High-Risk Assessment：Colorectal.Version 1.2021. National Comprehensive Cancer Network Clinical Practice Guidelines in Oncology（NCCN Guidelines）．
https://www.nccn.org/professionals/physician_gls/pdf/genetics_colon.pdf
・Beggs AD, et al. Peutz-Jeghers syndrome：a systematic review and recommendations for management. Gut 2010；59：975-86．
・Yamamoto H, et al. Clinical Guidelines for Diagnosis and Management of Peutz-Jeghers Syndrome in Children and Adults. Digestion 2023；104：335-47．
・Matsumoto T, et al. Clinical Guidelines for Diagnosis and Management of Juvenile Polyposis Syndrome in Children and Adults-Secondary Publication. J Anus Rectum Colon 2023；7：115-25．

第3章　病理鑑別診断の実際

癌と鑑別が必要な良性病変

非腫瘍性ポリープ/ポリポーシス

POINT

▶大腸非腫瘍性ポリープ/ポリポーシスの鑑別診断には肉眼形態，腺管，粘膜筋板，間質の所見を総合する．

▶肉眼形態は粘膜下腫瘍様か，有茎・亜有茎かを鑑別する．

▶腺管は，鋸歯状・過形成・囊胞状・再生性・延長蛇行の変化，異所性組織の有無を確認する．

▶粘膜筋板・間質は，筋板の樹枝状増生，線維筋症，間質の浮腫，炎症所見，びらんなどを確認する．

　　　大腸の非腫瘍性ポリープ/ポリポーシスは，ポリポーシス症候群によるもの，機械的刺激や炎症によるもの，過誤腫性のものと原因は多彩で，肉眼所見，組織所見も多種多様である．非腫瘍性ポリープには臨床的意義が乏しいものもあるが，悪性腫瘍との鑑別が問題となる病変も含まれるため，病理診断学的特徴と鑑別診断のポイントを理解しておく必要がある．

大腸非腫瘍性ポリープ/ポリポーシスの鑑別診断

　　　大腸の非腫瘍性ポリープ/ポリポーシスの鑑別診断には，そのポリープの組織学的な本態を把握することが重要で，その本態が肉眼形態に反映されている．鑑別に必要な所見としては，肉眼形態，腺管の状態，粘膜筋板の変化，間質の所見であり，それらを組み合わせて鑑別診断する．鑑別診断の流れを**図1**に示す．

大腸非腫瘍性ポリープ/ポリポーシス鑑別の進め方

●**鑑別点1**：肉眼形態
- 組織所見から肉眼形態が成り立っているので，肉眼形態は鑑別診断の参考となる．
- 肉眼形態が粘膜下腫瘍様（非上皮様）か，有茎・亜有茎（上皮様）かを鑑別する．

●**鑑別点2**：腺管の状態
- 腫瘍性変化をまず除外する．
- 腺管の変化としては，鋸歯状変化（過形成性ポリープ），過形成性変化（Peutz-Jeghers型ポリープ），囊胞状拡張（Cronkhite-Canada症候群，若年性ポリープ），腺管の再生性変化（粘膜脱症候群），腺管の延長蛇行（cap polyposis），

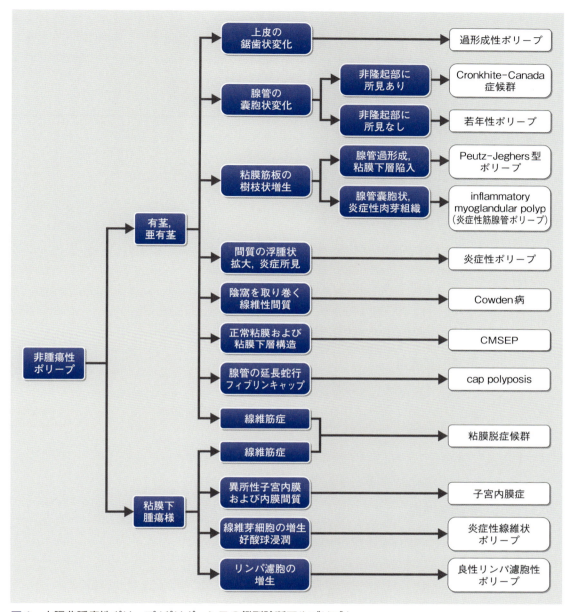

図1 大腸非腫瘍性ポリープ/ポリポーシスの鑑別診断アルゴリズム
CMSEP：colonic muco-submucosal elongated polyp

　　　　　異所性子宮内膜（子宮内膜症）の有無を確認する．
- **鑑別点3**：粘膜筋板の所見
  - 大腸非腫瘍性ポリープでは，粘膜筋板の樹枝状増生や，粘膜筋板から連続性に伸びる線維筋性線維の増生からなる線維筋症の所見がしばしば観察され，鑑別診断の決め手となりうる．

- **鑑別点 4**：間質（粘膜固有層）の所見
  - 間質の浮腫状変化，炎症所見およびその分布，線維筋症，表面のびらん形成，フィブリンキャップ，線維芽細胞増生などの所見が，それぞれの病変で認められる．

過形成性ポリープの病理診断

疾患の概要

- 過形成性ポリープ（hyperplastic polyp）は，大腸ポリープのなかで最も頻度の高い病変である．
- 過形成性ポリープは，microvesicular hyperplastic polyp（MVHP）と goblet cell-rich hyperplastic polyp（GCHP）に分類される．
- MVHP は，sessile serrated lesion（SSL, sessile serrated adenoma/polyp）を介して，マイクロサテライト不安定性（microsatellite instability：MSI）陽性癌に進展する前駆病変と考えられている．

遺伝子異常

- MVHP は *BRAF* 変異が多いのに対し，GCHP は *KRAS* 変異が多い．

臨床所見

- 通常，5 mm 以下の半球状に隆起した白色調のポリープ．
- 40 歳以上の男性の S 状結腸，直腸に好発する．

病理所見

- 管腔内に向かって鋸歯状変化を示す腺管の増生からなる．
- 腺管は直線状の延長を示す．
- MVHP は鋸歯状変化が目立ち，細かい空胞状の細胞質を有する（**図 2**）．
- GCHP は杯細胞が目立ち，鋸歯状変化は粘膜表層に限られる（**図 3**）．

鑑別診断と診断上の問題点

- その他の鋸歯状病変が鑑別となる．
- 古典的鋸歯状腺腫（traditional serrated adenoma：TSA）は表面が乳頭状，絨毛状構造を示す．核は鉛筆状，細胞質は好酸性である．腺管外への芽出像を示す．
- SSL は平坦隆起を示し，鋸歯状腺管の拡張，非対称性の分岐，腺底部の走行異常を示す．

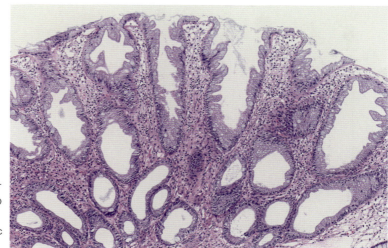

図2 過形成性ポリープ（MVHP）の組織像（HE 染色）

管腔内に向かって鋸歯状変化を示す腺管の増生があり、細かな空胞状の細胞質を有する。
MVHP：microvesicular hyperplastic polyp

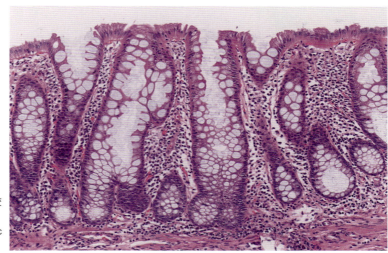

図3 過形成性ポリープ（GCHP）の組織像（HE 染色）

腺管内に杯細胞が目立ち、鋸歯状変化は粘膜表層に限られる。
GCHP：goblet cell-rich hyperplastic polyp

若年性ポリープ，若年性ポリポーシス症候群の病理診断

疾患の概要

- 若年性ポリポーシス（juvenile polyposis）は、常染色体顕性遺伝で、直腸に好発する過誤腫である．

遺伝子異常

- *SMAD4* や *BMPR1A* 遺伝子変異が原因遺伝子として報告されている．

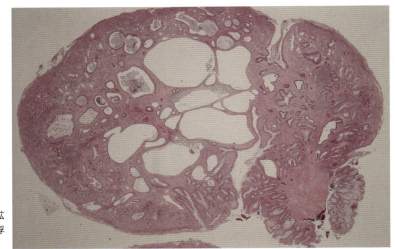

図4　若年性ポリープの組織像（HE染色）
非腫瘍性腺管が大小不同の囊胞状拡張を示し，間質は炎症細胞浸潤，浮腫を伴う．表面にびらん形成がある．

臨床所見

- 乳幼児，特に10歳以下に好発する．
- 直腸，S状結腸に好発し，通常，単発である．大きさは1～数cmで有茎性または無茎性であることが多い．

病理所見

- 非腫瘍性腺管が大小不同の囊胞状拡張を示し，種々の程度の走行の乱れを認める（図4）．
- 間質は，毛細血管の増生，炎症性細胞浸潤および浮腫を伴う．
- 平滑筋の増生はほとんどない．表面にびらん形成がある．

鑑別診断と診断上の問題点

- inflammatory myoglandular polyp（炎症性筋腺管ポリープ）は，腺管構造や間質の状態が類似するが，平滑筋の増生が目立つところが鑑別点となる．
- Peutz-Jeghers型ポリープは，平滑筋の樹枝状増生があり，腺管の分葉状構造をとる．

Peutz-Jeghers型ポリープ，Peutz-Jeghers症候群の病理診断

疾患の概要

- Peutz-Jeghers症候群は，胃腸管の過誤腫性ポリポーシスと口唇，口腔粘膜，指趾末端腹側に色素沈着を認める常染色体顕性遺伝疾患である．

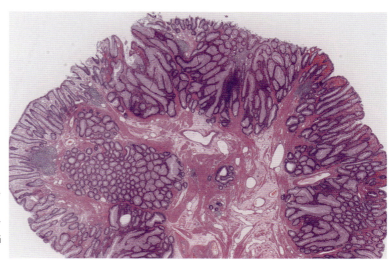

図5 Peutz-Jeghers 型ポリープの組織像（HE 染色）
平滑筋束が深部から樹枝状に延長する．腺管はやや過形成性で深部に陥入するように増生する．

- Peutz-Jeghers 症候群とは関連なく，単発性に同様の組織所見を示すポリープを認めることがあり，Peutz-Jeghers 型ポリープと呼ぶ．

遺伝子異常

- 原因遺伝子は染色体 19q13.3 に存在するセリン-スレオニンキナーゼをコードする *STK11* 遺伝子である．

臨床所見

- ポリポーシスは食道以外の全消化管に発生し，小腸，大腸，胃，十二指腸の順に多い．
- 消化管（大腸癌，胃癌）および消化管外（乳癌，膵臓癌，生殖器癌）の悪性腫瘍が高率に発生する．
- 大腸では Peutz-Jeghers 型ポリープ自体からも腺癌が発生する．
- 肉眼所見は大きさ，形状（無茎性，有茎性）はさまざまで，表面平滑，分葉状あるいは八つ頭状を示す．

病理所見

- 粘膜筋板から延長した平滑筋束が，樹枝状あるいは放射状に延長する．
- 正常と同じ構成の腺管が，時に過形成を示しながら，深部に陥入するように増生する（図5）．
- 大きなポリープでは，腺管構造が粘膜下層や固有筋層に異所性に観察されることがある．

鑑別診断と診断上の問題点

- 粘膜筋板の増生を示す病変が鑑別となる．inflammatory myoglandular polyp は拡張性の腺管および間質の炎症性変化が，粘膜脱症候群は幼若な腺管と間質の毛細血管増生，線維筋症が鑑別点である．
- 上皮の過形成が目立ち，腺管の粘膜下層への侵入があるため，腺腫や癌との鑑別が必要である．

Cronkhite-Canada症候群の病理診断

疾患の概要

- 非腫瘍性ポリープが消化管に多発し，脱毛および爪甲萎縮，皮膚色素沈着，蛋白漏出症を伴う非遺伝性疾患である．

臨床所見

- 中高年（平均年齢59歳）で診断され，男性に多い．
- 消化吸収不良や蛋白漏出性胃腸症を高率に伴い，消化管症状のコントロールは時に不良で致命的となることがある．
- 胃癌を5〜10%，大腸癌を15%程度に合併すると報告されている．
- 肉眼所見は，丈の低い広基性，発赤調のポリープが密生する．

病理所見

- 腺管の囊胞状拡張と蛇行を伴う陰窩の延長を呈する．

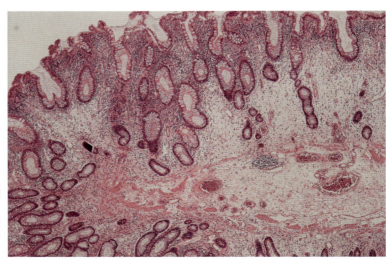

図6 Cronkhite-Canada症候群の組織像（HE染色）
腺管は囊胞状拡張，蛇行を示し，粘膜固有層の浮腫，炎症を認める．背景の粘膜にも同様な所見がある．

癌と鑑別が必要な良性病変　非腫瘍性ポリープ/ポリポーシス

- 非隆起部にも粘膜固有層の著しい浮腫や炎症がみられる（図6）.
- 炎症所見はさまざまで，炎症細胞浸潤が少ない病変から好酸球浸潤が著明な病変までである.

鑑別診断と診断上の問題点

- 若年性ポリープとは，非隆起部における腺管の嚢胞状拡張，粘膜固有層の浮腫などの所見の有無で鑑別する.

Cowden病の病理診断

疾患の概要

- 全身の臓器に三胚葉由来の過形成性・過誤腫性病変が多発する疾患である.

遺伝子異常

- 常染色体顕性遺伝を示す. 原因遺伝子は，第10染色体長腕に存在する *PTEN* 遺伝子である.

臨床所見

- 外表では眼瞼，鼻翼周囲，耳介，口唇周囲の外毛根鞘腫，手指，足趾，前腕に好発する角化性丘疹，歯肉，口蓋，咽頭・喉頭粘膜に発生する乳頭腫がある.
- 消化管のポリポーシスは，食道から大腸にかけてみられる.
- 大腸では通常，脾彎曲部より遠位部に発生する.
- 多くは2〜5 mm程度のドーム状広基性小隆起であるが，時に大きくなる.

病理所見

- 配列の乱れた異型のない陰窩と，それを取り巻く線維性間質から構成される.
- 陰窩の著明な拡張や浮腫状間質，著明な炎症細胞浸潤はみられない.
- 粘膜固有層内に，複数の神経節細胞や脂肪細胞が認められる.

炎症性ポリープの病理診断

疾患の概要

- 炎症性ポリープ（inflammatory polyp）は，炎症に随伴して生じる非腫瘍性病変である.
- 潰瘍性大腸炎やCrohn病などの炎症性腸疾患に伴う慢性活動性炎症に起因して生じることが多い.

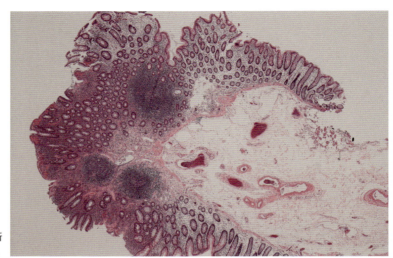

図7 炎症性ポリープの組織像（HE染色）
粘膜固有層が拡大し，高度の炎症所見を伴う．表面は肉芽組織を形成する．

- 炎症性腸疾患以外では，腸管吻合部や憩室炎に関連してみられる．

臨床所見

- 発赤調の強いポリープを形成する．表面にびらんを伴うと白苔が付着する．

病理所見

- 炎症細胞浸潤を伴う肉芽組織と，再生性・過形成性上皮から構成される（図7）．

inflammatory myoglandular polyp（炎症性筋腺管ポリープ）の病理診断

疾患の概要

- 肉芽組織の増生，間質の平滑筋束の増生，拡張を伴う過形成性腺管からなる特徴的組織像を示すポリープである．
- 発生原因は不明だが，消化管の蠕動や粘膜傷害によるものが想定されている．

臨床所見

- 中高年（平均年齢59歳）で，男性に多い．
- 直腸から左側結腸（特にS状結腸）に，単発性の発赤の高度な有茎性ポリープとして認められることが多い．

病理所見

- 粘膜深部に非鋸歯状の過形成性腺管で構成され，陰窩は蛇行，拡張を示す．

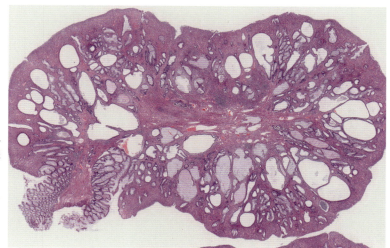

図8 inflammatory myoglandular polyp（炎症性筋線管ポリープ）の組織像（HE染色）

腺管の蛇行，拡張を示し，間質は炎症があり，表面ではびらんを示す．ポリープの基部には線維筋性線維の樹枝状増生がみられる．

- 間質は炎症性変化が目立ち，表面はびらんを呈することもある．
- ポリープの基部では，線維筋性線維の樹枝状増生がみられる（図8）．

鑑別診断と診断上の問題点

- 若年性ポリープと組織学的共通点が多い．ポリープの基部の線維筋性線維の樹枝状増生で鑑別する．
- Peutz-Jeghers症候群では，筋板の樹枝状増生があるが，炎症性肉芽組織の有無や腺管の陥入状変化の有無で鑑別する．

炎症性線維状ポリープ（IFP）の病理診断

疾患の概要

- 胃の好酸球浸潤を伴う腫瘍として，好酸球肉芽腫など，さまざまな名称が用いられてきたが，その後，炎症性線維状ポリープ（inflammatory fibroid polyp：IFP）の名称が提案され現在に至る．

遺伝子異常

- *PDGFRA*の遺伝子変異が報告されている．

臨床所見

- 発生部位は胃が最も多く，小腸，大腸の順とされる．
- 肉眼的に陰茎亀頭様の形態が特徴である．表面はびらんを呈することもある．
- 小腸では大きなものが多く，腸重積で発症するものが多い．

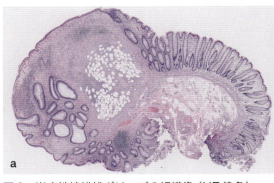
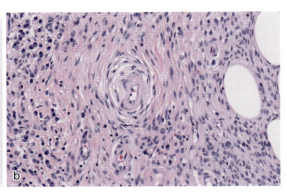

図9 炎症性線維状ポリープの組織像（HE染色）
a：弱拡大像　　b：強拡大像
病変は粘膜から粘膜下層に存在し，線維芽細胞および膠原線維の増生，好酸球を主体とする炎症細胞浸潤があり，線維性組織は小血管周囲に同心円状に配列し増生する．

病理所見

- 病変は粘膜から粘膜下層に存在し，線維芽細胞および膠原線維の増生，好酸球を主体とする炎症細胞浸潤を示す．
- 小血管周囲の同心円状に配列した線維性組織の増生が特徴である（図9）．

免疫組織化学的所見

- 線維芽細胞にCD34，α-SMA（α-smooth muscle actin）が陽性となるが，KIT，S-100は陰性である．

鑑別診断と診断上の問題点

- 鑑別診断は，炎症性筋線維芽細胞性腫瘍（inflammatory myofibroblastic tumor：IMT），GIST（gastrointestinal stromal tumor：消化管間質腫瘍），神経線維腫，神経鞘腫などがある．IFPはCD34陽性で一部でα-SMAやデスミン陽性となるが，ALK，KIT，S-100は陰性であり，鑑別が可能である．

粘膜脱症候群（MPS）の病理診断

疾患の概要

- 粘膜脱症候群（mucosal prolapse syndrome：MPS）は，反復する粘膜脱による慢性的な機械的刺激を受け，隆起や潰瘍をきたす疾患群である．

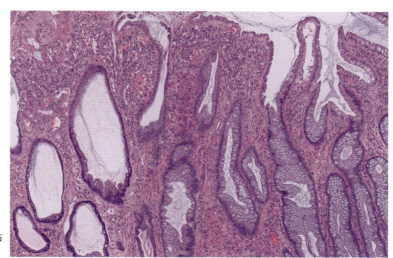

図10 粘膜脱症候群の組織像（HE染色）
粘膜表層部に毛細血管の増生を伴い，上皮が再生過形成性変化を示す．粘膜固有層には線維筋症を認める．

臨床所見

- 排便時のいきみの強い人や，排便時間の長い人に好発する．
- 症状は，便秘，しぶり便，肛門痛，便柱狭小化などで，若年成人の女性に多い．
- 好発部位は，歯状線から5〜10 cmまでの直腸前壁である．
- 肉眼的に，平坦型，隆起型，潰瘍型，深在性嚢胞型，混合型に分類される．
- 隆起型は，歯状線から2 cm以内の直腸に好発し，広基性から亜有茎性のイモムシ状隆起を呈し，表面は発赤調でびらんを伴う．

病理所見

- 粘膜表層部に毛細血管の増生を伴い，上皮が再生性・過形成性変化をきたす．
- 粘膜筋板から連続して伸びる線維筋組織の増生（線維筋症〈fibromusculosis〉）を認める（図10）．
- 深在性嚢胞型では，粘膜筋板間から粘膜下層への粘膜の陥入が生じ，粘液の貯留により粘膜下腫瘍様隆起を呈する．

鑑別診断と診断上の問題点

- 深在性嚢胞型は，粘液癌との鑑別が必要であり，この病態と組織学的特徴を理解しておく必要がある．

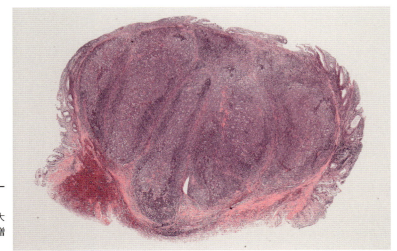

図11 良性リンパ濾胞性ポリープの組織像（HE染色）
粘膜深部から粘膜下層にかけて拡大した胚中心を有するリンパ濾胞の増生がみられる．

良性リンパ濾胞性ポリープの病理診断

疾患の概要

- 良性リンパ濾胞性ポリープ（benign lymphoid polyp, rectal tonsil）は，粘膜深部から粘膜下層の胚中心を有するリンパ濾胞の増生病変である．

臨床所見

- 盲腸や直腸に好発する．
- 数mmから数cmの粘膜下腫瘍様隆起で，孤在性あるいは集合性に認める．

病理所見

- 粘膜深部から粘膜下層にかけて，拡大した胚中心を有する大腸のリンパ濾胞の増生からなる（図11）．
- しばしば類上皮細胞肉芽腫を伴う．

鑑別診断と診断上の問題点

- リンパ腫との鑑別が必要だが，生検では鑑別困難な場合が多い．

cap polyposisの病理診断

疾患の概要

- 直腸，S状結腸に特異な組織像を示す炎症性ポリープが多発する疾患である．

- 発症機序として，粘膜脱あるいは腸管運動機能異常との関連が推察され，粘膜脱症候群との異同が問題視されたが，現在では粘膜脱症候群とは異なる疾患として考えられている.

臨床所見

- 発症年齢はさまざまで，女性に多い.
- 症状は，粘液下痢，粘血便，下腹部痛やテネスムスがあげられる.
- 蛋白漏出をきたし，しばしば低蛋白血症を伴う.
- *Helicobacter pylori*（*H. pylori*）除菌療法により治癒した報告もあり，*H. pylori*感染症による胃外病変の可能性が考えられる.

病理所見

- 軽度の蛇行や拡張を伴う陰窩の延長からなる.
- 表層部にびらんを伴い，フィブリンの析出を伴う滲出物と肉芽組織に覆われる.
- 表層部は炎症所見が高度だが，深部は軽度である.
- 粘膜脱を生じると線維筋症を伴うことがある.

鑑別診断と診断上の問題点

- 粘膜脱症候群との鑑別が必要だが，陰窩の形状，炎症の程度や分布，線維筋症の程度で鑑別する.

colonic muco-submucosal elongated polyp（CMSEP）の病理診断

疾患の概要

- ほぼ正常な粘膜と粘膜下層組織により棍棒状に突出したポリープである.
- 発生機序として，蠕動による粘膜の牽引が想定されているが，いわゆる粘膜脱とは所見が異なり，異なる機序によると考えられている.

臨床所見

- 棍棒状に突出した茎状を示すポリープで，大腸全域に発生する.
- 単発で，大きさは平均 37 mm である.

病理所見

- ほぼ正常の粘膜と浮腫状の粘膜下層組織からなる病変がみられる（図 12）.
- 拡張したリンパ管や血管を認め，粘膜筋板の疎開化がみられる.
- 粘膜や粘膜下層に炎症性変化は乏しい.

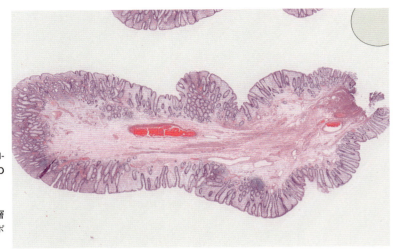

図12 colonic muco-submu-cosal elongated polyp（CMSEP）の組織像（HE染色）
ほぼ正常の粘膜と浮腫状の粘膜下層組織からなる棍棒状に突出したポリープ形態を示す．

子宮内膜症の病理診断

疾患の概要

- 腸管壁内に，内膜腺と間質からなる子宮内膜組織を認める病態である．

臨床所見

- 30〜40代の女性に好発し，腹痛，下血などを認めるが，月経時に増悪する．
- S状結腸，直腸，虫垂，盲腸の順に発生頻度が高い．
- 通常，漿膜側から粘膜下層までに病変を認め，粘膜下腫瘍を形成する．
- 時に粘膜に及び，隆起性病変として認められる．

病理所見

- 腸管壁内に内膜間質細胞を伴う子宮内膜腺が島状に分布する（図13）．
- 出血やヘモジデリン沈着をしばしば伴う．

免疫組織化学的所見

- ホルモンレセプター（ER〈エストロゲン〉，PgR〈プロゲステロン〉）が，腺上皮および間質細胞でともに陽性となる．間質細胞がCD10で染色される．

鑑別診断と診断上の問題点

- 異所性子宮内膜腺管は，通常，異型があるように見えるため，癌や腺腫との鑑別が必要だが，ホルモンレセプターの免疫染色が確定診断に有用である．

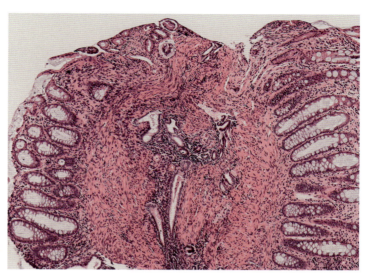

図13 子宮内膜症の組織像（HE染色）
粘膜深層から粘膜下層に内膜間質細胞を伴う子宮内膜腺が認められる．

（海崎泰治）

● 文献

- Rosty C, et al. Polyps, polyposis syndoromes and tumour-like lesions of the large intestine. In：Bateman AC, et al., editors. Morson and Dawson's Gastrointestinal Pathology. 6th edition. Hoboken：Wiley-Blackwell；2025. p.871-924.
- 八尾隆史．腸管―非腫瘍性疾患．深山正久ほか編．外科病理学．第5版．東京：文光堂；2020. p.517-65.
- 菅井 有．腸管―腫瘍性疾患．深山正久ほか編．外科病理学．第5版．東京：文光堂；2020. p.567-609.
- WHO Classification of Tumours Editorial Board. WHO Classification of Tumours. 5th edition. Digestive System Tumours. Lyon：IARC；2019.

癌と鑑別が必要な良性病変
悪性と鑑別を要する良性病変

- ▶下部腸管の生検で遭遇する病変には，部分的に強調された細胞異型や発育様式，病変の存在部位などにとらわれると，良性・悪性の判定を誤る可能性のある病変が存在する．
- ▶病理診断の誤認を防ぐうえでは，悪性と誤る可能性のある良性疾患，良性と誤る可能性のある悪性疾患について，注意するべき病理組織学的所見を理解しておくことが大切である．

　小腸と大腸には，炎症性疾患や腫瘍，腫瘍様病変など，さまざまな病変が存在する．良性病変のなかには，反応性・再生性の細胞異型や化生，過形成，異所性の組織などを随伴するものがあり，これらを悪性と誤認することがないように注意する必要がある．また，臨床所見や内視鏡所見で質的な診断が困難な病変は，良性・悪性の判断が組織診断に委ねられるが，これらのなかには日常的に接する機会がまれなものもあり，良性・悪性の判定に慎重を要する．
　本稿では，良性・悪性の判断に注意が必要な良性病変と，良性と判断される可能性のある悪性病変のうち代表的なものを中心に解説する．

良性・悪性の鑑別に注意が必要な下部腸管の病変

　悪性と鑑別を要する良性疾患の主なものを表1aに，良性・悪性の鑑別に注意が必要な下部腸管の病変の診断アルゴリズムを図1〜3にあげる．

反応性・再生性異型細胞，化生

- びらんや潰瘍を伴う病変や，若年性ポリープの表層，炎症性ポリープ，術後吻合部の肉芽組織などに核異型の目立つ異型細胞が出現することがあり，pseudomalignant ulcerative change や pseudosarcomatous granulation tissue などと称される．
- 間質細胞に核の腫大や不整，核小体の大型化，明瞭化などがみられる．大型の多形核を有する反応性異型細胞も出現し，細胞が大型で奇異（bizzare）な形態を示すと多形性の未分化悪性腫瘍に類似する．
- 鑑別点
  - 病変の表層側に出現することが多く，小血管や炎症性細胞に紛れて散在性に認

癌と鑑別が必要な良性病変　悪性と鑑別を要する良性病変

表1　良性・悪性の鑑別に注意が必要な下部腸管の病変

a. 悪性と誤る可能性のある良性疾患	**1. 反応性・再生性異型細胞，化生**
	● pseudomalignant ulcerative change（pseudosarcomatous granulation tissue）
	● ウイルス感染（ウイルス性腸炎：viral enterocolitis）
	● 抗癌剤起因性腸炎
	● 放射線腸炎
	● 大腸腺腫の扁平上皮化生
	2. 粘膜下層への上皮侵入
	● 炎症性腸疾患における粘膜下層への迷入腺管
	● 腺腫・過形成性ポリープにおける偽浸潤
	● 粘膜脱症候群（MPS）
	（深在性嚢胞性大腸炎：CCP）
	● 過誤腫性内反性ポリープ
	3. 腫瘍・腫瘍様病変
	● 嚢胞形成を伴う虫垂炎（appendicitis with cyst formation）
	● 虫垂憩室
	● 子宮内膜症
	● 肉芽組織型血管腫（化膿性肉芽腫）
	● 肛門管尖圭コンジローマ
	● anal intraepithelial neoplasia（AIN）
	● MPS/CCP/炎症性総排出腔ポリープ（ICP）
	● 粘膜内 Schwann 細胞性過誤腫
	● 腸管嚢胞様気腫症
	● 良性リンパ濾胞性ポリープ
b. 良性と誤る可能性のある悪性疾患	● 低異型度高分化腺癌（超高分化腺癌）
	● 絨毛性腫瘍
	● 狭窄の高度な 4 型腫瘍
	● 周囲臓器からの腫瘍浸潤
	● 痔瘻癌
	● 潰瘍性大腸炎などに合併する腸炎関連癌
	● 悪性リンパ腫

められたり，集簇することがあっても小範囲であることなどの所見により，腫瘍との鑑別は可能である．

- HE 染色標本で細胞の帰属が決めがたいときは，サイトケラチン（CK）（AE1/AE3 や CAM5.2）とビメンチン，CD34 などを併用して検討する．炎症とともに出現してくる反応性の間葉系細胞や血管内皮は一般に CK（−），ビメンチン（＋），CD34（＋）であるので，HE 像と合わせて判断できる．CK（＋）の場合は低分化/未分化な癌との鑑別が必要になる場合がある．また染色結果によらず臨床所見や HE 像で腫瘍が疑われる場合は必要な検索を考慮する（図4）．

ウイルス感染（ウイルス性腸炎）

- ウイルス感染でも，細胞や核の大型化した異型細胞が認められることがある．
- 下部腸管では，サイトメガロウイルス性腸炎（cytomegalovirus enterocolitis）

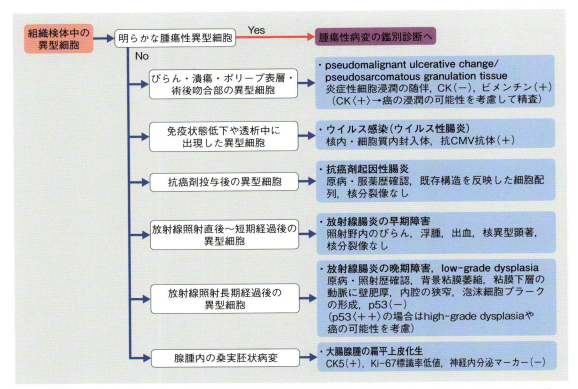

図1 良性・悪性の鑑別に注意の必要な下部腸管の病変の診断アルゴリズム―1．反応性・再生性異型細胞，化生

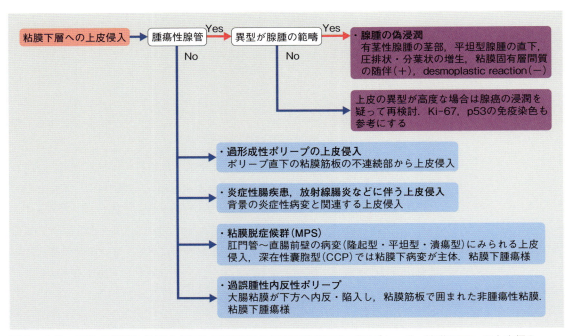

図2 良性・悪性の鑑別に注意の必要な下部腸管の病変の診断アルゴリズム―2．粘膜下層への上皮侵入

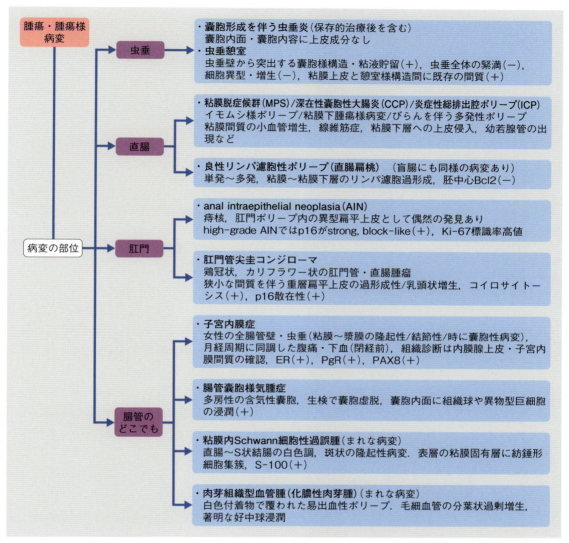

図3 良性・悪性の鑑別に注意の必要な下部腸管の病変の診断アルゴリズム―3. 腫瘍・腫瘍様病変

の頻度が高い．多くは，原疾患や治療によって免疫状態の低下した患者や透析中の患者に発症する．炎症性腸疾患の増悪・再燃時にサイトメガロウイルス（CMV）感染が判明することもある．

- 下血や血便を主訴に大腸内視鏡検査が施行されるが，免疫抑制状態の患者では典型的な深掘れ潰瘍ではなく，びらんや地図状潰瘍を示すことが多い．
- CMV感染の生検組織像では，感染細胞の核内にハローを有する好酸性封入体がみられることで診断される．
- 典型的な感染細胞を検出するためには，多数の組織標本の作製が必要になることがある．感染細胞の確認のための生検組織は，潰瘍底からの採取が推奨される．

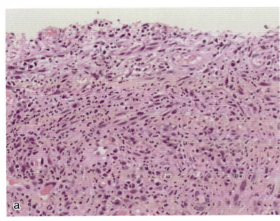
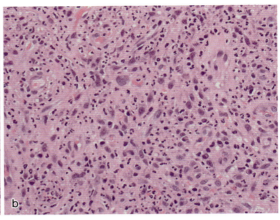

図4　反応性・再生性異型細胞
びらんの表層にみられた pseudomalignant ulcerative change (pseudosarcomatous granulation tissue). 炎症を背景に多形性のある間葉系幼若細胞が多数認められる.
a：びらん表層部. 紡錘形の線維芽細胞様の異型細胞の増生がみられる.
b：やや深部の組織像. 大型異型細胞の集簇がみられる.

- 鑑別点：特徴的な像を知っていればHE染色標本でも十分に感染の推定は可能であるが，細胞質内の封入体や膨化しただけのような形態を示す場合もあり，確定診断にはCMVの免疫染色が有用である（図5）．
- サイトメガロウイルス性腸炎で出現する細胞は，悪性との鑑別よりも，むしろ診断が遅れると重症化して出血や穿孔を起こすことがあることと，確定診断されれば抗ウイルス薬の投与で効果が期待できるので，見落としなく速やかに診断することに生検診断の役割がある．

抗癌剤起因性腸炎

- 抗癌剤起因性腸炎（anticancer agent-induced enterocolitis）は，抗癌剤投与後に発生し，下痢，血便などの症状とともに腸管上皮に異型細胞が出現する.
- フルオロウラシル（5-FU）投与後の腸炎にみられる粘膜上皮の異型がよく知られているが，その他の抗癌剤でも生じる.
- 粘膜上皮の核に著明な腫大や配列極性の乱れが生じ，以後，上皮の脱落から再生を経て正常粘膜に復するまでの期間に再生上皮に強い異型がみられる.
- 図6は小児の神経芽腫症例で，ビンクリスチン，シクロホスファミド，ドキソルビシン，シスプラチンなどの抗癌剤投与後の小腸，大腸の所見である．肉眼像では，半月襞は平坦化し，粗糙な粘膜にびらんが散見される．組織像では，腺管の萎縮，消失および幼若化した再生上皮をみる．上皮の核は腫大してクロマチンは増量・濃縮し，配列極性は乱れているが，核分裂像はみられず，腺管分布も既存の構造を反映した分布にとどまる.
- 鑑別点：一部の細胞のみをみると悪性と誤認しかねないが，異型細胞に核分裂像がないことや腺管の分布も増生所見に乏しいことから反応性病変の可能性を疑

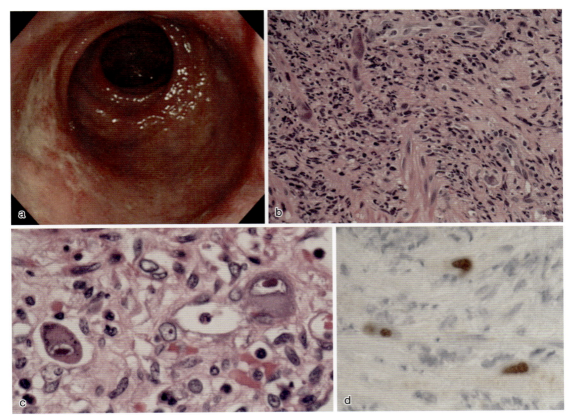

図5　サイトメガロウイルス性腸炎
a：悪性リンパ腫患者の直腸に認められたサイトメガロウイルス性腸炎の内視鏡所見．地図状潰瘍やびらんが多発している．
b, c：潰瘍底からの生検組織中には核の大型化した細胞が散見され，大型の核内封入体を有する巨核の感染細胞が認められる．
d：抗CMV抗体を用いた免疫染色で，核に陽性を示す感染細胞が確認される．

い，抗癌剤投与の有無を臨床医に確認することが必要である．

放射線腸炎

- 放射線腸炎（radiation enterocolitis）は，子宮癌や卵巣癌，前立腺癌などの骨盤内臓器や，腹部の悪性腫瘍に対する放射線照射により，直腸やS状結腸，小腸に発生する．照射中・照射直後にみられる早期障害と，数か月後～数年の経過で発生する晩期障害がある．障害の発生頻度や程度は，照射の総量や期間，症例の感受性によってさまざまである．下血や便潜血陽性，腹痛などから内視鏡検査が施行される．
- 早期障害では，炎症細胞浸潤と浮腫，粘膜固有層や粘膜下層の線維化，血管壁の肥厚などの間質の所見とともに，上皮には萎縮や平坦化と反応性の核の腫大や濃染がみられる．時に上皮の核に著明な腫大や多形性を生じることがある（図7）．
- 晩期障害では，粘膜下層に奇異な核を有する異型線維芽細胞が出現し，小動脈の壁の硝子変性や内膜下の泡沫細胞の集簇が特徴的所見である（図8a～c）．粘膜

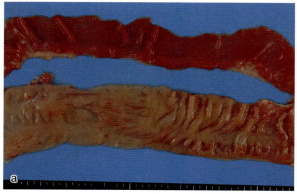
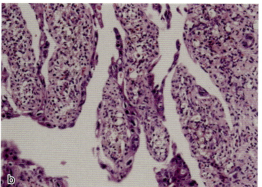
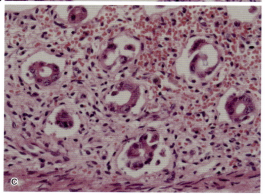

図6　抗癌剤起因性腸炎
a：上；小腸，下；大腸．
　半月襞は消失して粘膜は粗糙化している．
b：小腸，c：大腸．
　上皮の核は腫大し，クロマチンは増量・濃縮し，配列極性は乱れている．異型細胞には核分裂像はなく，明らかに増殖しているという印象に欠ける．
（獨協医科大学埼玉医療センター病理診断科　伴慎一先生提供）

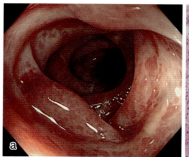
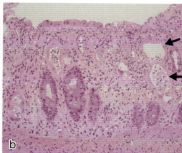
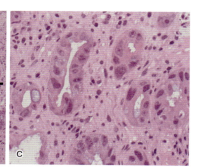

図7　放射線腸炎の早期障害に伴う細胞異型（急性期：照射開始30日後）
肺小細胞癌の腸骨転移に対し54 Gyの放射線照射が行われた症例．
a：照射野のS状結腸粘膜は浮腫状で発赤と出血を生じている．
b：生検では粘膜固有層の間質に炎症性細胞浸潤と線維芽細胞の活性化がみられる．上皮が萎縮，脱落した腺管痕は嚢胞状に拡張している（→）．
c：残存する上皮の核は濃染，腫大し，大型で形の不整なものが目立つ．核分裂像はみられない．

下層に深在性嚢胞性大腸炎（colitis cystica profunda：CCP）の像が併存することがある．

● **鑑別点**
- 既往歴（原疾患）と照射歴の把握が大切である．
- 早期障害では核異型が目立つが，核分裂や腺管自体の増生所見（腺管密度の増

癌と鑑別が必要な良性病変　悪性と鑑別を要する良性病変

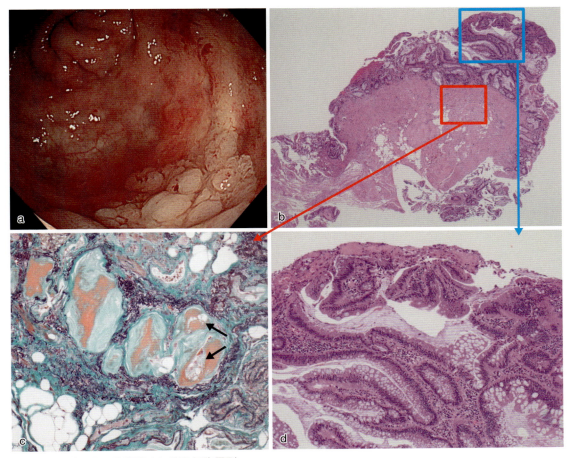

図8　放射線腸炎の晩期障害に伴う細胞異型

子宮頸癌に対し50 Gyの放射線治療が行われて30年後の症例.
a：下部直腸に粘膜の萎縮と境界の不明瞭な隆起性病変が認められた.
b：経肛門的切除検体低倍率像．粘膜上皮の不規則な増生と粘膜下層の線維化がみられる．
c：bの□の拡大像．粘膜下層の動脈には壁の肥厚と内腔の狭窄と泡沫細胞プラークの形成（➡）が認められる．（Elastica-Masson染色）
d：bの□の拡大像．粘膜層には核異型を伴う円柱上皮が不規則な形状の腺管を形成して増性している．low-grade dysplasiaの組織像．

加）には乏しい．

- 晩期障害では放射線照射後に続発するdysplasia（図8d）や大腸腺癌も念頭におく必要がある．放射線照射後に発生する大腸癌では粘液癌の頻度が高いことが特徴とされるが，表層部では管状腺癌や乳頭腺癌もみられるので注意が必要である．high-grade dysplasiaや癌ではp53の異常発現がみられる．

大腸腺腫の扁平上皮化生

- 化生は細胞が形態的・形質的に異なった細胞への分化を示す現象で，加齢や炎症，再生が原因となって種々の臓器に生じてくる．
- 大腸腺腫には，扁平上皮化生が0.4％の頻度で生じる．

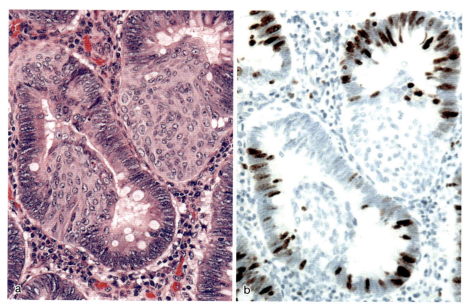

図9　腺腫の扁平上皮化生
a：管状腺腫にみられた桑実胚状の扁平上皮化生．
b：化生を生じた部分はKi-67にほとんど標識されない．

- 大腸腺腫の扁平上皮化生（squamous metaplasia in adenoma of the colon）では，扁平上皮の基底層，傍基底層に相当する細胞が桑実胚状（morula）と呼ばれる充実性の増生巣を形成することが多い（**図9a**）．
- 腺腫腺管の内腔に突出するように出現し，腺管全体が化生細胞で占められるものもある．このような病変は，時に腺腫内癌（低分化腺癌）や内分泌腫瘍の成分として誤認されることがある．
- 鑑別点
  - 化生を生じた部分はCK5など扁平上皮系に対応するCK染色に陽性となり，CDX2の発現は減弱あるいは消失する．
  - Ki-67標識率はきわめて低い（**図9b**）．
  - 神経内分泌腫瘍の成分が疑われるときはクロモグラニンAやシナプトフィジンなどの神経内分泌マーカーが陰性であることを確認する．

粘膜下層への上皮侵入

- 粘膜下層への良性の上皮の侵入（epithelial misplacement）は，炎症性腸疾患，放射線腸炎，過形成性ポリープ，Peutz-Jeghers型ポリープなどにみられる再生性・過形成性上皮の粘膜下組織への侵入，腺腫の偽浸潤，粘膜脱症候群における深在性嚢胞性大腸炎（CCP）などがある．

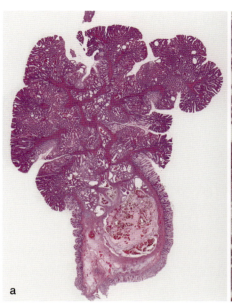
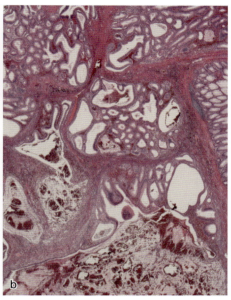

図10　有茎性腺腫にみられる偽浸潤
a：粘膜層から茎部の粘膜下層に連続性に腺腫成分が侵入し，最深部には粘液結節様の貯留物が認められる．
b：粘膜下層に侵入した腺管周囲には粘膜固有層と同様の間質が認められ，ヘモジデリンの沈着がみられる．最深部の貯留物は血液と粘液で，粘液癌を疑う所見はない．

腺腫・過形成性ポリープにおける偽浸潤

- 腺腫の偽浸潤（pseudoinvasion, pseudocarcinomatous invasion）は，S状結腸などの大きめの有茎腺腫にしばしばみられる（**図10**）．これは，茎部の捻転による血流障害で粘膜内内圧が亢進して腺腫成分の粘膜下層への脱出が誘導されることに起因すると考えられている．
- 粘液が貯留して囊胞状になった腺管が破綻すると，間質に粘液結節様の所見がみられることもある．
- **鑑別点**：腺腫の偽浸潤の判定
  ① 粘膜下層に存在する腫瘍腺管の異型が腺腫のものである．
  ② 粘膜下の腫瘍腺管が圧排状，分葉状の胞巣構造を有する．
  ③ 腺管周囲の間質が粘膜固有層の間質と同質であり，非腫瘍性腺管を含むことがある．
  ④ 癌の浸潤に伴う間質反応（desmoplastic reaction）を欠く．
  ⑤ 粘膜筋板の錯綜を認める．
  ⑥ 出血・ヘモジデリンの沈着を伴う．
    - 粘液結節様の所見がみられても，粘液内には腫瘍細胞の浮遊をみないことが粘液癌との鑑別に重要とされ，注意深い観察が必要である．
    - 平坦型の腺腫でも，リンパ濾胞の存在部や血管の貫通部など，粘膜筋板が不連

続になっている部位に偽浸潤がみられることがある．この場合，偽浸潤する腺
管は少数で範囲も筋板の直下に限局しており，上記②〜⑥の所見を欠くことが
ある．粘膜下層に存在する腫瘍腺管が腺腫と判断されるものであることが最も
重要である．

- 過形成性ポリープの偽浸潤は粘膜筋板の不連続部でみられるが，小範囲のこと
が多く細胞異型を欠くことから鑑別は容易である．

粘膜脱症候群（MPS）

- 粘膜脱症候群（mucosal prolapse syndrome：MPS）は，臨床的にも病理組織学
的にも癌と誤診されやすい病変である．
- 直腸孤立性潰瘍（solitary ulcer of the rectum），直腸孤立性潰瘍症候群（solitary
ulcer syndrome of the rectum），限局性深在性嚢胞性大腸炎（localized colitis
cystica profunda），炎症性総排出腔ポリープ（inflammatory cloacogenic pol-
yp：ICP）なども同様の機序で発生する病変で，同義語とされる．
- 過度のいきみや長時間にわたる排便の習慣化で，顕性あるいは不顕性の粘膜脱出
が反復し，粘膜に慢性の間欠的虚血状態をもたらして毛細血管の増生・拡張や，
線維筋症とともに腺管上皮の幼若化や過形成を生じ，粘膜上皮の粘膜下層への侵
入をきたす疾患群である．
- 若年成人に多く，出血や便秘，便柱狭小化，しぶり腹，肛門・直腸部痛などを主
な臨床症状とする．排便習慣の改善により病変が自然消退することがある．
- 好発部位は直腸前壁とその近傍の側方であるが，後壁にも発生する．ほとんどが
肛門管移行上皮の直上から7〜10 cm の範囲に集中している．

肉眼所見

- 肉眼型は内視鏡的観察による形態像から，平坦型，隆起型，潰瘍型，深在性嚢胞
型，混合型に分類される．隆起型が全体の約60％ を占める．
- 平坦型病変を初期病変として，全層性の粘膜脱が起こらない歯状線近傍では粘膜
の反応性過形成を主体とする隆起型の病変を形成し，一方で歯状線から遠位（口
側）では全層性の粘膜脱を生じて高度の虚血をきたし潰瘍型に移行すると推定さ
れている．
- 平坦型は，直腸末梢部に発生し，粘膜の発赤や浮腫，小区模様の拡大がみられる
（図11a）．
- 隆起型は，歯状線から3 cm 未満の範囲の前壁に多く発生し，広基性ないし亜有
茎性で「イモ虫状隆起」とも称され，表面にびらんを伴う（図11b）．
- 潰瘍型は，歯状線から約3 cm 以上口側の前壁側に多く発生し，直腸ひも上に主
座をおくことが多い．潰瘍は不整形で，潰瘍底は浅く平坦で白苔に覆われており，
周堤は低く周囲との境界は明瞭である（図11c）．
- 深在性嚢胞型は各型の部分像としてみられることが多いが，粘膜下腫瘍様の形態
をとる病変を形成する場合があり肉眼型の一つに加えられる（図12）．

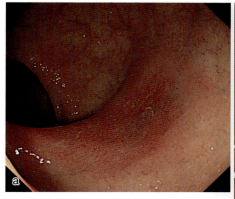
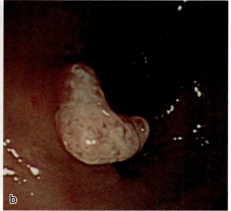
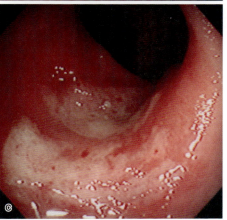

図11 粘膜脱症候群の内視鏡像
a：平坦型．境界の比較的明瞭な発赤した粘膜で小区模様の拡大がみられる．
b：隆起型．典型的な広基性の「イモ虫状隆起」で表面にびらんを生じている．
c：潰瘍型．潰瘍底は浅く平坦で白苔に覆われ，境界は明瞭である．

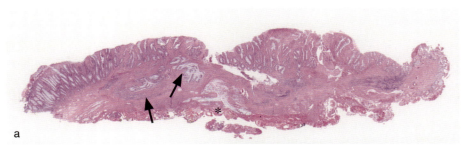
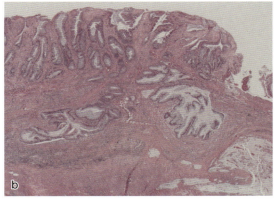

図12 粘膜脱症候群の組織像（深在性嚢胞型）
a：内視鏡的切除された検体のルーペ像．粘膜下層に深在性嚢胞（→）と，漏出した粘液の貯留（*），線維化が認められる．
b：粘膜層から連続性に粘膜下層に腺管が侵入し，粘液を貯留・拡張して深在性嚢胞を形成している．腺管の上皮には過形成性増生を生じている．粘膜層には線維筋症がみられる．

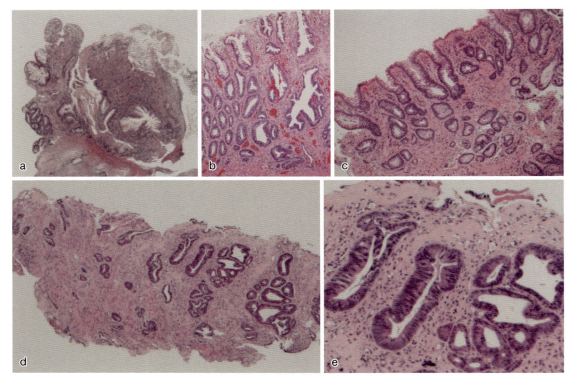

図13　粘膜脱症候群の組織像（びらん部からの生検組織像）
a：炎症性変化とともに腺管の拡張や上皮の幼若化がみられる．
b：表層の粘膜固有層に内皮の腫大した毛細血管の増生がみられる（血管期）．
c：粘膜固有層の深部から線維芽細胞と平滑筋細胞が増加している（軽度線維筋症）．
d：粘膜全層に及ぶ線維筋症（高度線維筋症）．
e：高度の線維筋症で囲まれた腺管には上皮の核に濃染，腫大が目立つ．

組織学的所見（図13）

- 比較的初期には，表層の粘膜固有層に血管内皮の腫大した拡張傾向のある毛細血管の軽度～中等度の増生がみられる（血管期〈vascular phase〉；図13b）．
- 次いで，粘膜固有層の深部から表層にかけて線維芽細胞と粘膜筋板に連続する平滑筋細胞が増加し（軽度線維筋症〈low fibromusculosis〉；図13c），さらに粘膜の変化が高度になると線維筋症は粘膜全層に及ぶ（高度線維筋症〈high fibromusculosis, fibromuscular obliteration：FMO〉；図13d）．
- 排便習慣の継続で新旧の病変が混在するので，実際の生検ではそれぞれの病期の組織像が混在して認められることが多い．
- MPSでは，粘膜固有層における毛細血管の増生や線維筋症に伴って間質が開大して腺密度が低下し，腺管の上皮には過形成を生じて内腔に絨毛状ないし鋸歯状の上皮の増生を生じる．上皮は幼若化して，粘液細胞の減少や核の腫大とともに核分裂像が散見されるようになる．
- 炎症による腺管の破壊や再生を反復すると，粘膜下層に腺管の侵入（misplacement）が生じて深在性嚢胞型の像を呈し，粘液をいれて拡張した腺腔に上皮の

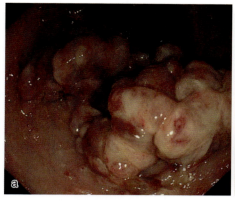
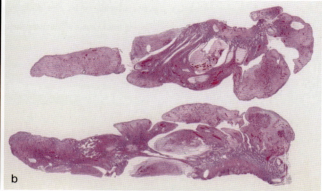
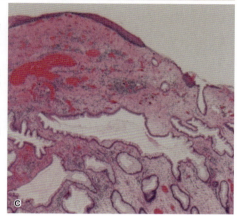

図14　炎症性総排出腔ポリープ（ICP）
a：肛門管から歯状線直上に，前壁を中心にほぼ全周性の多発性のポリープが形成されている．表面にはびらんと付着物が広範にみられる．
b：内視鏡的切除検体の一部のルーペ像．ポリープ表層にはびらんを生じており，内部には炎症性細胞浸潤と小血管増生，線維筋症などが混在してみられる．
c：移行部～肛門管にかかる病変部で，表層には重層扁平上皮が認められる．表層の間質には血管の増生が目立ち，深部まで達する深在性嚢胞性大腸炎（CCP）の形成が目立つ．

　　乳頭状ないし絨毛状の増生がみられ，深部に漏出した粘液の溜まりが形成されることもある（図12）．
- ICPは，下部直腸（肛門管直上）から肛門管にかかる総排出腔領域に多発性の隆起性病変を形成するもので，発生部位を反映して円柱上皮や移行上皮，扁平上皮で覆われた病変を形成し，表面に顕著なびらんを伴う（図14）．
- **鑑別点**
    - MPSが癌と誤認される理由として，以下の点があげられる．
    ① 上皮の過形成による乳頭状・絨毛状の構造や，幼若化に伴う細胞異型の過大評価．
    ② 著明な線維筋症を背景に，幼若腺管の存在する組織像をdesmoplastic reactionを伴う癌の浸潤とする誤認．
    ③ CCPを癌の粘膜下層への浸潤とみなすことや，顕著な粘液の貯留や間質への漏出を粘液癌と判断する誤認．
    - 潰瘍型や平坦型で，高度の線維筋症と腺上皮の幼若化や杯細胞の減少がみられる場合には管状腺癌との鑑別が難しくなるが，MPSでは細胞異型が癌と断定できるほどには至らないこと，間質が開大して腺管密度が疎にみえるが，腺管の分布は既存の構造を反映して比較的均等であること，腺管上皮の表層分化の

313

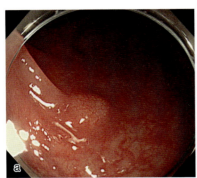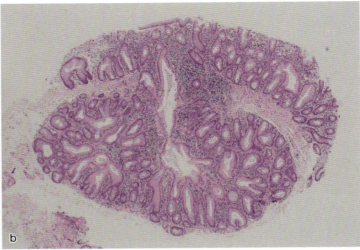

図15 いわゆる "hamartomatous inverted polyp"
a：S状結腸にみられた粘膜下腫瘍様の隆起性病変．
b：内視鏡的切除検体の低倍率像．粘膜層から粘膜下層に連続性に形成された病変で，内腔の拡張した腺管が散見される．病変の境界は明瞭で，粘膜筋板の線維で囲まれている．
(太田綜合病院附属太田西ノ内病院 消化器内科 橋本健明先生，同 病理診断科 小田島肇先生提供)

所見などに留意する．
- CCPでは，拡張した腺腔内に乳頭状や絨毛状の増生がみられても細胞異型は軽度であり，またいわゆる偽浸潤の類であるので，粘膜表層への連続性や腺管周囲に直腸粘膜の間質を確認できれば誤認は避けられるが，FMOで囲まれた場合には慎重に判断する．
- MPSにdysplasiaに相当する病変や腺癌の合併の報告があるので，経過観察においても注意が必要である．

その他の上皮侵入による病変

- 粘膜下層への良性の上皮の侵入は，炎症性腸疾患や放射線腸炎などでもみられるが，炎症性疾患やMPSなどを背景にもたず，大腸粘膜が下方に内反・陥入して粘膜下腫瘍様の病変を形成する病変がみられることがある．粘膜下層に侵入した部分は粘膜筋板で囲まれた非腫瘍性粘膜で腺管の軽度の拡張や過形成性変化がみられる．背景に炎症性の所見を欠き，粘膜筋板で囲まれている点でCCPとは形成過程が異なるものとして，(いわゆる) hamartomatous inverted polyp (過誤腫性内反性ポリープ) としての報告がみられる (図15)．大腸ではhamartomatous inverted polypはCCPと同一の病変とみなされてきた経緯があり，また "hamartomatous" とする妥当性も考慮してheterotopic gastrointestinal gland polypという名称も提唱されている．

臨床所見・内視鏡所見から良性・悪性の判定が求められる病変

臨床所見や内視鏡所見で質的な診断が困難な病変では，良性・悪性の判断が組織診断に委ねられる．組織像では判断に困難のないものも含まれるが，日常的に接する機会がまれな病変では臨床情報とあわせて慎重に判断する．

嚢胞形成を伴う虫垂炎

- 虫垂炎で，虫垂の腫大や粘液の貯留した嚢胞性病変が出現して，低異型度虫垂粘液性腫瘍（low-grade appendiceal mucinous neoplasm：LAMN）との鑑別が臨床的に問題となることがある．
- 図16は，急性虫垂炎に対して2回の保存的治療後の症例で，虫垂内腔から連続して周囲の脂肪組織内に粘液様物をいれた嚢胞が形成されていた．嚢胞内面には上皮の被覆はなく，内容は残渣物の混在する粘液様物で上皮成分は含まれていない．

虫垂憩室

- 虫垂憩室（diverticulosis of appendix）も，LAMNの鑑別診断にあがる病変の一つである．

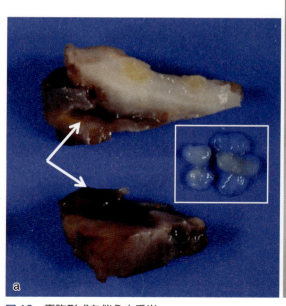
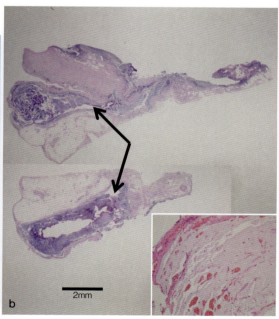

図16　嚢胞形成を伴う虫垂炎
a：急性虫垂炎に対して2回の保存的治療後に出現した嚢胞性病変．虫垂壁から周囲の脂肪組織内に粘液様物をいれた10 mm大の嚢胞が認められる（⇨）．挿入図：嚢胞から流出した粘液．
b：病変部のルーペ像（アルシアンブルー-PAS染色）．粘液をいれた嚢胞（→）が虫垂から連続する脂肪組織の隔壁に沿って形成されている．挿入図：嚢胞内の粘液様物内には血液と組織球がみられる．虫垂の上皮は含まれていない．

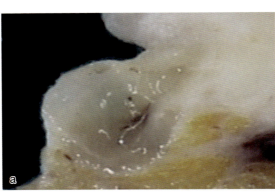
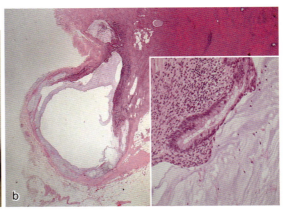

図17 虫垂憩室
a：菲薄な壁で囲まれた虫垂憩室で，内部に粘液の貯留がみられる．
b：憩室部のルーペ像．憩室の尖端側では粘膜上皮は消失している．挿入図：粘膜上皮は規則的に配列する円柱上皮で異型は認めない．粘膜上皮下に既存の粘膜固有層間質が認められる．
（いわき市医療センター病理診断センター 浅野重之先生提供）

- 虫垂憩室の多くは仮性憩室であるが，粘液性の内容物が憩室内に貯留して拡張すると，臨床的にLAMNとの鑑別が問題となる．
- 虫垂憩室では，虫垂全体が緊満するような囊胞を形成することはない．また，粘膜上皮は既存の虫垂粘膜から移行し，過形成性変化がみられても細胞密度はLAMNほど高くなく，細胞異型は認めない．粘膜上皮と憩室壁の間に既存の粘膜固有層間質を有している点が鑑別に重要とされる（図17）．

子宮内膜症

- 子宮内膜症（endometriosis）は子宮内膜の異所性増生で，このうち腸管子宮内膜症は約12%に認められる．S状結腸，直腸に多く（約70〜80%），小腸や虫垂，盲腸にもみられる．
- 腸管の子宮内膜症は，固有筋層外から固有筋層にかけて病巣を形成して腸管壁の肥厚を生じることが多い．粘膜下層や粘膜層に存在する場合は，肥厚性ないし隆起性の病変を形成する．
- 閉経前では，月経周期に同調した腹痛や下血などを症状として内視鏡検査が行われ，粘膜側の病巣に生検が施行されることがある．
- 手術時に腸管壁の肥厚から粘膜下腫瘍や腫瘍の壁内転移，腹膜播種が疑われることや，リンパ節の子宮内膜症が癌のリンパ節転移を疑われることがある．
- 内膜腺上皮や腺管周囲の子宮内膜間質を確認できれば診断は困難ではないが，癌が疑われて生検が施行された場合には，早計な誤認に陥らないように気をつけたい．陳旧化した病巣では線維化や硝子化を生じて子宮内膜の間質が消失し，内膜腺上皮に変性や化生を生じて診断が難しくなることがある．また，腸管壁や腹膜，リンパ節の子宮内膜症が，播種や転移を疑われて術中迅速診断に提出されてくる

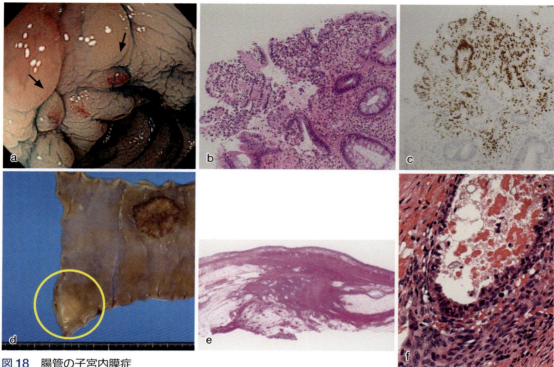

図 18　腸管の子宮内膜症
a：S 状結腸に発赤と出血を伴う粘膜のひきつれが認められる（→）．
b：生検では粘膜表層に核下空胞を有する内膜腺と間質の組織を認める．
c：ER 免疫染色で，腺細胞と間質細胞に陽性が確認される．
d：大腸癌の手術時に粘膜下腫瘍を疑われて合併切除された病変（◯）．
e：病変部のルーペ像．漿膜下に子宮内膜様の組織と周囲の線維化を認める．
f：血液の貯留した内膜腺と周囲の内膜間質組織．

ことがあり，注意が必要である．
- 細胞の性状や子宮内膜間質が認識できれば鑑別可能である．まぎらわしい場合は ER，PgR，PAX8 などの免疫染色が有用である（図 18）．
- 子宮内膜に関連する悪性腫瘍（endometriosis-associated intestinal tumor：EAIT）として，類内膜癌や子宮内膜間質肉腫の発生がある．

肉芽組織型血管腫（化膿性肉芽腫）

- 肉芽組織型血管腫（granulation tissue-type hemangioma）は，化膿性肉芽腫（pyogenic granuloma）とも呼ばれてきた病変で，消化管での発生は比較的まれであるが，急速に増大する症例や再発する症例では，臨床的に悪性を疑われて生検や内視鏡的切除が施行されることがある．
- 著明な好中球浸潤を伴って，毛細血管の分葉状過剰増生とともに間葉系細胞の核の濃染・腫大がみられる．病変部は粘膜下層まで連続している（図 19）．
- 食道に発生した症例で，表層のびらんに巻き込まれた粘膜上皮の反応性異型が生

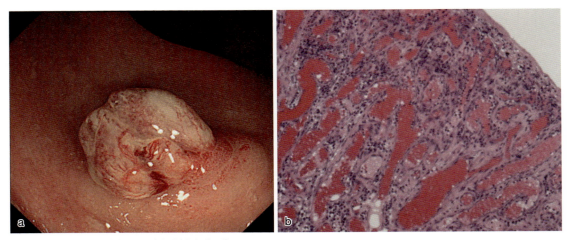

図19 肉芽組織型血管腫（化膿性肉芽腫）
a：直腸癌に合併した下部直腸の隆起性病変．白色の付着物で覆われた易出血性の亜有茎性ポリープで，表面は軽度分葉状を呈する．毛細血管の拡張が著明であり，基部にも発赤を認める．
b：表層はびらんを生じて粘膜上皮は消失し，炎症細胞浸潤が目立つ．内部には，毛細血管の増生と拡張が顕著に認められる．

検時に癌と誤認された報告があり，下部腸管においても注意すべき病変である．

肛門管尖圭コンジローマ

- 尖圭コンジローマ（condyloma acuminatum）は，ヒトパピローマウイルス（human papillomavirus：HPV）6型，11型などの感染で発症する扁平上皮の増殖性疾患で，外陰部周辺や肛門周囲に好発し，肛門管から腺上皮領域への進展もある．
- 性感染症であり，肛門性交やHIV感染，免疫不全との関連性が高い．
- 内視鏡的には数mm～2cmほどの乳頭状ないし絨毛状の隆起が多発し，鶏冠状，カリフラワー状の腫瘤を形成する（**図20a**）．NBI（narrow band imaging）拡大観察では，分布の不均一な上皮下乳頭内のループ状毛細血管（intraepithelial papillary capillary loop：IPCL）様の血管構造やヘアピン状，コイル状の血管構造が認められる（**図20b**）．
- 組織学的には，線維血管性の幅の狭小な間質を伴った重層扁平上皮の過形成性および乳頭状の増生で，上皮には表層のコイロサイトーシス（koilocytosis）や錯角化，異常角化がみられる（**図20c～e**）．
- **鑑別点**
  - コンジローマは，コイロサイトーシスを伴う扁平上皮の乳頭状増生病変としてHE染色標本で診断可能である．
  - HPV 16型，18型などの高リスク型HPVの関与するものでは，高異型度の肛門上皮内腫瘍であるanal intraepithelial neoplasia（AIN）や，扁平上皮癌との関連が指摘されている．

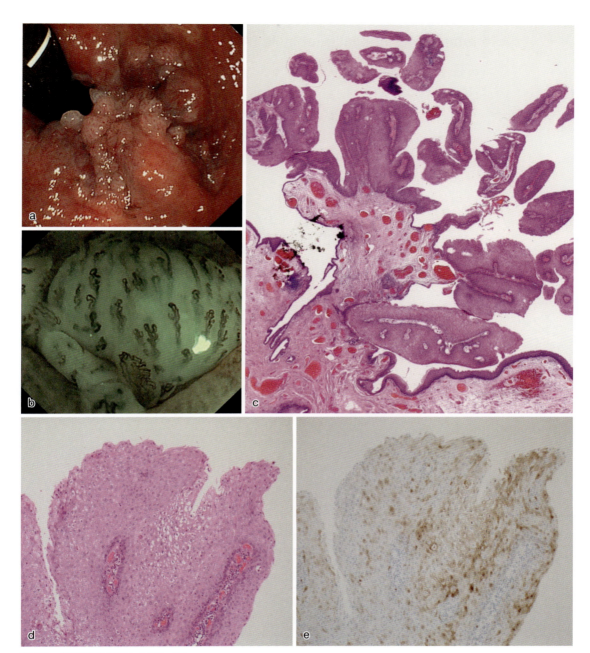

図20 肛門管尖圭コンジローマ
a：内視鏡像．通常観察では，白色調で乳頭状ないし平坦な隆起が多数集簇して認められる．
b：NBI拡大観察．分布不均一な上皮下乳頭内のループ状毛細血管（IPCL）様の血管構造が認められる．
c：HE像（低倍率）．細い線維血管性の間質を有する重層扁平上皮の過形成性・乳頭状の増生がみられる．
d：HE像（高倍率）．上皮には表層のコイロサイトーシスや錯角化，異常角化がみられる．
e：p16免疫染色．陽性細胞が散在性に認められる．
（国立病院機構栃木医療センター消化器内科内視鏡センター 吉竹直人先生，同 臨床検査科 西川眞史先生提供）

anal intraepithelial neoplasia (AIN)

- 痔核や肛門ポリープとして切除されてくる検体のなかに，AIN 病変がみられることがある．AIN の発生には多くは HPV 16 型，18 型などの高リスク型 HPV が関与しており，肛門部の皮膚や肛門管，さらには近接する円柱上皮領域にも波及するので，周囲に広がる病変発見の契機となる．また，扁平上皮癌の発生にも関連する病変であり，見落としのないようにしたい．
- low-grade AIN（AIN1）と high-grade AIN（AIN2〜3）は，異型細胞の占める割合が目安となるが，high-grade AIN では p16 免疫染色で"strong, block-like（band-like）"な陽性所見を呈することや，高率な Ki-67 標識率（50％＜）が重要とされる（図 21）．

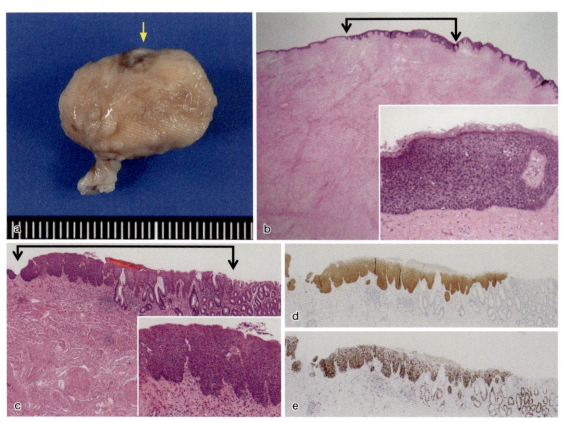

図 21 肛門ポリープに併存した anal intraepithelial neoplasia（AIN）病変
肛門ポリープで切除された検体の頂部の上皮にみられた high-grade AIN 病変（a, b）．
a：肛門ポリープの頂部に褐色調のびらんを認める（⇒）．
b：びらん部の重層扁平上皮の全層性に異型細胞の増生を認める．挿入図：強拡大．
肛門ポリープの基部にみられた high-grade AIN 病変（c〜e）．
c：肛門管の重層扁平上皮の全層性に異型細胞の増生を認め，円柱上皮側への進展がみられる．挿入図：強拡大．
d：p16 免疫染色．病変部に"strong, block-like（band-like）"な陽性所見を認める．
e：Ki-67 免疫染色．大部分の細胞に標識される．

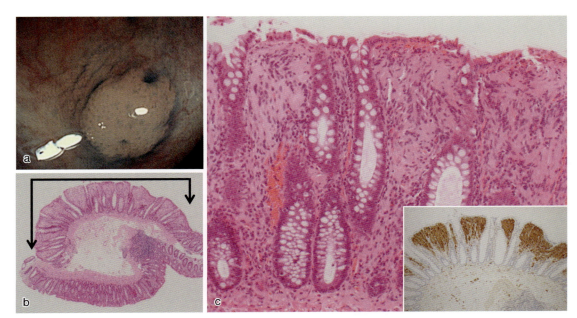

図 22　粘膜内 Schwann 細胞性過誤腫
a：大腸内視鏡検査で S 状結腸に認められた軽度の隆起性病変．インジゴカルミン撒布像．
b：内視鏡的切除検体のルーペ像．粘膜固有層を占居する病変で，粘膜層は肥厚している．
c：粘膜固有層の表層側に，楕円形の核を有する紡錘形細胞が集簇して認められる．挿入図：S-100 免疫染色に陽性．

粘膜内 Schwann 細胞性過誤腫

- 粘膜内 Schwann 細胞性過誤腫（mucosal Schwann cell hamartoma）は，大腸内視鏡検査の際に，直腸～S 状結腸に軽度の隆起性病変として認められる．粘膜には白色調の斑状病変がみられ，腫瘍が疑われて生検や内視鏡的切除が行われる病変の一つである．
- 組織標本では，粘膜固有層の表層側に楕円形の核を有する紡錘形細胞の集簇として認められる．免疫染色では S-100 に陽性で，軸索が観察されれば NFP（neurofilament protein）に陽性となる（図 22）．
- 粘膜下腫瘍やカルチノイド腫瘍が疑われて生検や内視鏡的切除をされることがあるが，病変を形成する細胞の形状から本症を疑い，免疫染色を施行して S-100 陽性を確認すれば鑑別可能である．

腸管嚢胞様気腫症

- 腸管嚢胞様気腫症（pneumatosis cystoides intestinalis：PCI）では，腸管壁の粘膜下～漿膜下に多房性の含気性嚢胞が形成される．
- 特発性（15％）と続発性（85％）に分類され，特発性は左側結腸，続発性は右側結腸や小腸に発生する傾向がある．
- 続発性の原因として，有機溶剤（トリクロロエチレン）への曝露，COPD（慢性

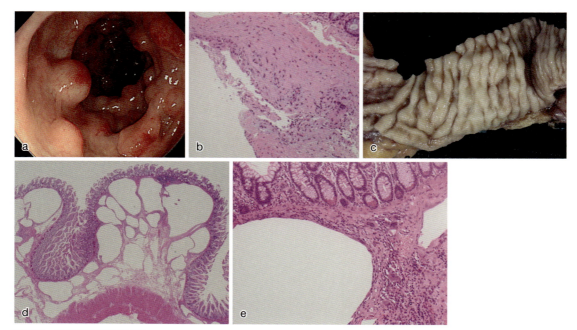

図23 腸管囊胞様気腫症
a：特発性と考えられるS状結腸の囊胞様気腫症．多発する囊胞表面は炎症を生じて発赤がみられる．
b：生検組織像．囊胞壁の線維性結合組織の内面には組織球が浸潤し，多核巨細胞もみられる．
c：続発性と考えられる回腸の囊胞様気腫症．腎細胞癌の多臓器転移に対して抗癌剤投与後．回腸末端部に10〜20 mm大の気腫性囊胞が多発している．
d：粘膜下層を主座とする大小の囊胞様構造が密在している．
e：囊胞壁は線維性結合組織で囲まれ，内面側には組織球やリンパ球の浸潤と異物型巨細胞の集簇を認める．
（c〜e：いわき市医療センター病理診断センター　浅野重之先生提供）

閉塞性肺疾患），膠原病，糖尿病治療薬（α-グルコシダーゼ阻害薬）や抗癌剤投与などとの関連が指摘されている．
- 腹部膨満や嘔吐，腹痛，便秘，下痢などを症状とする．
- 組織学的には，腸壁内に形成された囊胞は線維性結合組織で囲まれ，内面側には組織球や異物型巨細胞の集簇を認める（**図23**）．生検によって排気を生じると囊胞は虚脱する．
- 臨床的な鑑別診断として，粘膜下腫瘍，ポリポーシス，リンパ濾胞性増殖症，悪性リンパ腫などがあげられ，抗癌剤治療と関連する場合は，転移性腫瘍が疑われることがある．腸管囊胞様気腫症の多くは内視鏡的に診断されうるが，生検が行われた場合も上記の囊胞壁の組織所見から推定は可能である．

良性リンパ濾胞性ポリープ

- 粘膜〜粘膜下層におけるリンパ濾胞の過形成からなるポリープで，直腸や盲腸に好発し，多発することもある．直腸では直腸扁桃（rectal tonsil）とも呼ばれる．
- 内視鏡的に，一般にポリープは小型で形の不整は目立たない（**図24**）．
- 特に多発例では悪性リンパ腫との鑑別が問題となるが，均一で小さな隆起である

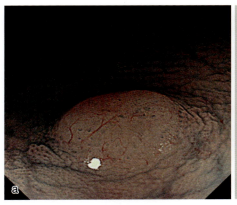
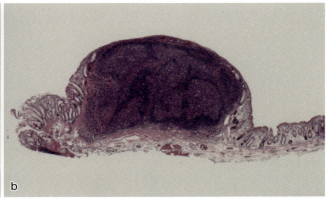
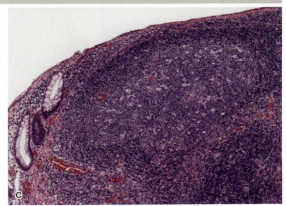

図24 良性リンパ濾胞性ポリープ
a：下部直腸に認められた表面平滑な白色調の隆起性病変．インジゴカルミン撒布像．
b，c：隆起部に胚中心の拡大したリンパ濾胞の過形成が認められる．

ことが特徴である．
- 粘膜下腫瘍様の形態をとるほかの病変との鑑別のために，生検や内視鏡的切除が行われることがある．
- 組織診断では，胚中心の拡大した濾胞構造を含む典型的な像が認められるが，濾胞性リンパ腫やMALTリンパ腫などとの鑑別が問題になる場合は，組織像に加えて免疫組織学的な検討も必要となる．この際，大腸のMALTリンパ腫ではlymphoepithelial lesionが目立たないことが多い点に留意する必要がある．

良性と誤る可能性のある悪性疾患

- 大腸の悪性疾患で，良性と誤る可能性のある主なものを**表1b**にあげる．
- 低異型度高分化腺癌（超高分化腺癌）や絨毛性腫瘍の診断や炎症性腸疾患に続発して発生する癌の診断では，生検診断の限界や病理医間の診断基準の相違などにより，悪性か否か，診断が一致しないことがある．このような症例では，臨床担当医に良性・悪性の判定が分かれる症例であることを率直に伝え，治療方針の決定に慎重を期す必要がある．
- 高度な狭窄を伴う肉眼型分類4型の病変では，診断的な生検検体が得られないこ

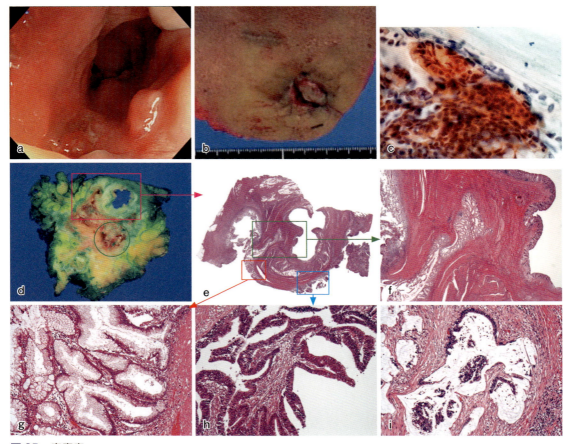

図25 痔瘻癌

a：痔瘻入口部の内視鏡像．肛門管に瘻孔開口部を認め，周囲には伸展不良を伴う．同部から生検鉗子を挿入して生検を行ったが腫瘍病変は得られなかった．
b：切除検体．右側殿部に痔瘻の開口部を認める．
c：瘻孔流出物の細胞像．粘液性背景に異型細胞の大型不規則集塊を認める（高分化型粘液癌）．
d：切除検体の割面像．肛門管周囲（右側下方向）に粘液性・壊死性内容物をいれた痔瘻腔を認める．
e：切除検体のルーペ像（dの□）．
f：eの□の拡大像．瘻孔入口部近傍は肛門管粘膜に連続する非腫瘍性粘膜で覆われている．
g：eの□の拡大像．やや深部の瘻孔壁には低異型度の異型腺管の増生を認める．
h：eの□の拡大像．深部の瘻孔壁には乳頭腺癌の組織を認める．
i：痔瘻の開口部側（dの○）には高分化型粘液癌の像が認められる．
（栃木県立がんセンター症例）

とがしばしばあり，確定診断までに数回の検査を要する場合がある．大腸の4型の病変の多くは印環細胞癌や低分化腺癌であるが，高分化腺癌もある点に注意が必要である．
● 卵巣癌や前立腺癌などの他臓器からの浸潤による圧排，狭窄でも十分な生検検体が得られないことがある．

痔瘻（肛門瘻）

- 痔瘻（anal fistula）は肛門腺の感染から始まり，肛門腺に沿った深部への感染の広がりから肛門周囲膿瘍の形成に至る炎症性の瘻孔で，進展すると肛門周囲の皮膚に開口する．

- 10年を超えるような長期の経過で，痔瘻癌（carcinoma associated with anal fistula）が発生することがある．

- 痔瘻癌は粘液癌が多いが，絨毛癌（乳頭腺癌）や管状腺癌，扁平上皮癌の発生もある．

- 痔瘻の病巣内に癌が発生しても，腫瘍は粘膜下層以深の瘻孔内に存在するため表面からは観察できず，生検が盲目的にならざるをえないことや，肉芽組織の増生など炎症による修飾が強いこと，1つの病巣内に非腫瘍性の粘膜や低異型度の病変が混在することなどから確定診断が困難で，多部位からの生検，再生検が必要になることがある．

- 粘液性の瘻孔内容物（流出物）の穿刺細胞診や，捺印細胞診も診断に有用である．

- 図25は，痔瘻の経過中に癌の発生を疑われたが，内視鏡下での瘻孔入口部からの生検では癌組織が得られず，瘻孔流出物の細胞診（図25c）とCTガイド下の針生検で術前診断された痔瘻癌の症例である．切除検体では，入口部近傍の瘻孔壁は非腫瘍性粘膜で覆われており（図25f），これに連続して癌とは診断しがたい低異型度の病変がみられ（図25g），さらに深部に乳頭腺癌ないし管状腺癌（図25h）と高分化型粘液癌（図25i）の病巣が認められた．

（五十嵐誠治，小林美穂，日下部　崇）

● 文献

- Bateman AC, et al., editors. Morson and Dawson's Gastrointestinal Pathology. 6th edition. Hoboken：Wiley-Blackwell；2025.
- Montgomery EA, et al., editors. AFIP Atlas of Tumor Pathology Series 4. Tumors of the Intestines. Washington DC：American Registry of Pathology；2017.
- Berry GJ, et al. Pseudomalignant ulcerative change of the gastrointestinal tract. Hum Pathol 1991；22：59-62.
- 八尾隆史ほか．まれな大腸良性疾患の生検・組織診断—病理の立場から．胃と腸 2017；52：790-8.
- Bansal M, et al. Are metaplasias in colorectal adenomas truly metaplasias? Am J Pathol 1984；115：253-65.
- 五十嵐誠治ほか．放射線腸炎と放射線関連大腸癌．日本臨牀 2023；81（増刊号）：405-12.
- Muto T, et al. Pseudo-carcinomatous invasion in adenomatous polyps of the colon and rectum. J Clin Pathol 1973；26：25-31.
- 伴　慎一．腺腫の偽浸潤 Adenoma with pseudocarcinomatous invasion．病理と臨床 2016；34：1065-71.
- 太田玉紀ほか．直腸の粘膜脱症候群—病理の立場から．胃と腸 1990；25：1301-11.
- 五十嵐誠治ほか．粘膜脱症候群 Mucosal prolapse syndrome．病理と臨床 2016；34：1060-4.
- 白下英史ほか．横行結腸のいわゆる hamartomatous inverted polyp の1例．日本消化器内視鏡学

会雑誌 2010；52：1426-31.
- 水間美宏ほか．直腸の hamartomatous inverted polyp の1例．胃と腸 1988；23：971-5.
- 岩下明德．過誤腫．胃と腸 2017；52：699-700.
- Hissong E, et al. Post-inflammatory mucosal hyperplasia and appendiceal diverticula simulate features of low-grade appendiceal mucinous neoplasms. Mod Pathol 2020；33：953-61.
- 味岡洋一ほか．腸管子宮内膜症の病理．胃と腸 1998；33：1339-52.
- Lam AK. Condyloma. In：WHO Classification of Tumours Editorial Board. WHO Classification of Tumours. 5th edition. Digestive System Tumours. Lyon：IARC；2019. p.200-1.
- Graham RP. Squamous dysplasia (intraepithelial neoplasia). In：WHO Classification of Tumours Editorial Board. WHO Classification of Tumours. 5th edition. Digestive System Tumours. Lyon：IARC；2019. p.202-4.
- Walts AE, et al. P16 and Ki67 immunostaining is a useful adjunct in the assessment of biopsies for HPV-associated anal intraepithelial neoplasia. Am J Surg Pathol 2006；30：795-801.
- 齋藤大祐ほか．腸管嚢胞様気腫症の臨床的検討．日消誌 2015；112：494-9.
- 左雨元樹ほか．痔瘻癌 42 例の臨床病理と治療成績の検討．日本大腸肛門病会誌 2017；70：57-63.

第 **4** 章

下部消化管癌治療の実際

下部消化管内視鏡治療・外科治療の実際

POINT
- ▶ リンパ節転移の可能性がないか，きわめて低い Tis 癌と T1a 癌は内視鏡的切除の適応である．
- ▶ 内視鏡的切除においては正確な病理組織診断のために一括切除が必須であり，適切な切除法を選択する必要がある．
- ▶ 外科的切除では腹腔鏡下手術が普及しており，近年では直腸癌に対するロボット支援下手術も増加している．

早期大腸癌の治療法選択

早期大腸癌の治療法として，内視鏡的切除と外科的切除がある．内視鏡的切除の適応は，リンパ節転移の可能性がないか，きわめて低い Tis 癌と T1a 癌であり，T1b 癌と診断した場合は原則，外科的切除の適応である．癌の正確な病理組織診断のためには一括切除が必須であるため，Tis 癌や T1a 癌と診断した場合でも一括切除が不可能な病変は，最初から外科的切除を選択する．なお，内視鏡的切除は診断と治療を兼ねる完全切除生検の意義も有しており，術前に T1b 癌と診断しても内視鏡的切除を先行し，切除標本の組織学的検索によって正確な病理診断と追加外科的切除の有無を判断することもある．

内視鏡的切除法の種類 (表1)

hot snare polypectomy (HSP) (図1)

元来，粘膜下層に局注を行わずに病変の基部にスネアをかけて絞扼し，高周波発生装置により通電する切除法をポリペクトミー (polypectomy) と呼称していたが，近年では高周波発生装置による通電を伴わない切除法 (cold polypectomy) が行われるようになったため，それと区別して従来の通電を伴うポリペクトミーは hot snare polypectomy と呼称される．隆起性の病変が適応となるが，癌を疑う病変に対しては有茎性の病変に限って行われる．

cold polypectomy

高周波発生装置による通電を伴わない切除法で，鉗子で把持して切除する cold

下部消化管内視鏡治療・外科治療の実際

表1 主な内視鏡的切除法

高周波電源装置の使用	切除法	手技内容
なし	cold forceps polypectomy（CFP）	鉗子で把持して切除する
	cold snare polypectomy（CSP）	スネアで絞扼し切除する
あり	hot snare polypectomy（HSP）	スネアで絞扼し通電切除する
	内視鏡的粘膜切除術 （endoscopic mucosal resection：EMR）	局注後にスネアで絞扼し通電切除する
	underwater EMR（UEMR）	浸水下でスネアで絞扼し通電切除する
	EMR with ligation（EMR-L） endoscopic submucosal resection with a ligation device（ESMR-L）	病変直下を結紮した後にスネアで通電切除する
	内視鏡的粘膜下層剥離術 （endoscopic submucosal dissection：ESD）	専用ナイフで周囲粘膜切開後に粘膜下層を剥離する
	precutting EMR	周囲の粘膜切開後にスネアで絞扼し通電切除する
	hybrid ESD	周囲の粘膜切開後に粘膜下層の剥離を追加し，最終的にスネアで絞扼し通電切除する

forceps polypectomy（CFP）と，スネアで絞扼して切除する cold snare polypectomy（CSP；**図2**）に区別される．一括切除可能な病変の大きさは鉗子やスネアの大きさに制限され，CFP では径 3 mm，CSP では径 10 mm 程度までである．通電を伴う切除と比較して，穿孔や出血のリスクが少ないことが報告されており，簡便で安全性が高い．一方で，burning effect（切除時の焼灼効果）が期待できないことや，粘膜筋板の切除が不完全で切除深度が浅いため，原則，腺腫と診断した病変が適応であり，癌を疑う病変は適応外である．

内視鏡的粘膜切除術（EMR）（図3）

粘膜下層に局注を行うことで人工的に膨隆を形成した後に，スネアで絞扼して高周波発生装置により通電する切除法である．膨隆を形成するため，表面型腫瘍に対してもスネアリングが可能となり，側方断端のマージンも確保できる．一括切除可能な病変の大きさはスネアの大きさに制限され，安全に切除できる病変の大きさは径 20 mm 程度までである．

EMR with ligation（EMR-L），endoscopic submucosal resection with a ligation device（ESMR-L）（図4）

粘膜下層，あるいはそれより浅層に局在する下部直腸の平滑筋腫，顆粒細胞腫などの粘膜下腫瘍や神経内分泌腫瘍に対して行われる．スコープ先端にゴムバンドが装塡された専用のアタッチメントを装着し，アタッチメント内に病変を吸引した後にゴムバンドをリリースして病変直下を結紮し，ゴムバンドの下をスネアで切除する．直腸の径 10 mm 以下の神経内分泌腫瘍に対して，簡便かつ確実に深部断端陰

第4章 下部消化管癌治療の実際

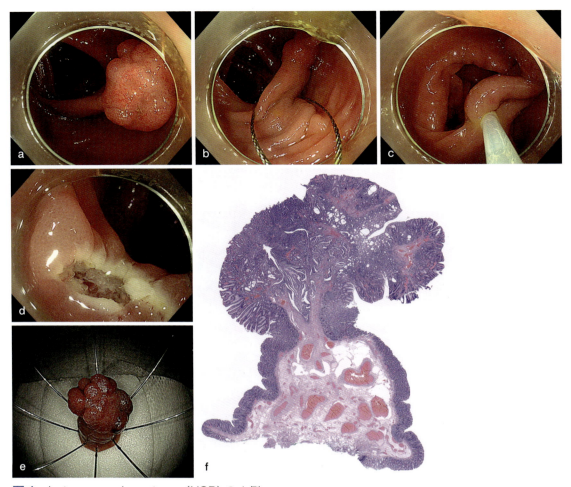

図1 hot snare polypectomy (HSP) の1例
a：横行結腸，径15 mm 大，0-Ip病変．
b，c：茎の基部にスネアをかけて絞扼し通電切除した．
d：切除後潰瘍底．
e：切除標本．
f：ルーペ像．茎部分の十分な粘膜下層切除が可能であった．病理組織診断は，adenocarcinoma in adenoma, tub1, pT1b (SM 2,000 μm), Ly0, V1, BD1, pHM0, pVM0 であった．

性切除が可能であることが報告されている．大腸壁は薄いため，結腸では穿孔の危険性が高く，原則禁忌とされている．

underwater EMR (UEMR)（図5）

　従来のEMRと異なり，粘膜下層の局注を行わず，腸管内に水を溜めた状態でスネアで絞扼し，高周波発生装置により通電する切除法である．水の重量によって，筋層は緊張した状態である一方，粘膜は浮力によって浮遊した状態になるため，局注なしでもスネアリングでき，穿孔を生じにくいというメリットがある．従来のEMRでは，局注が切除の成否に大きく影響するが，UEMRではその手順がない

下部消化管内視鏡治療・外科治療の実際

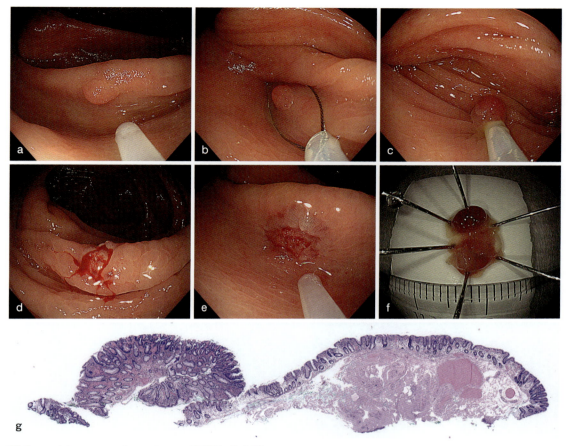

図2 cold snare polypectomy (CSP) の1例
a：上行結腸，径4mm大，0-Is病変．
b，c：周囲の正常粘膜を含めてスネアで絞扼し通電せずに切除した．
d，e：切除後潰瘍底．
f：切除標本．
g：ルーペ像．腫瘍直下での粘膜筋板および粘膜下層の切除は不十分であった．病理組織診断は，管状腺腫，high grade であった．

ため，より簡便かつ容易な一括切除法として臨床的に広く導入されつつある．

内視鏡的粘膜下層剥離術（ESD）（図6）

　病変およびその周囲に粘膜下層の局注を行った後に，専用ナイフを用いて周囲の粘膜切開，粘膜下層の剥離を行う切除法であり，大型の病変や粘膜下層の線維化を伴う病変に対しても，大きさにかかわらず一括切除が可能である．他の切除法と比較して技術的難易度は高いが，新規デバイスの登場や治療ストラテジーの確立により標準化されてきた．ESDのオプションとして，周囲の粘膜を切開後に（粘膜下層を剥離せず）スネアリングする precutting EMR や，粘膜下層を剥離した後に最終的にスネアリングする hybrid ESD があり，ESD より治療時間が短縮でき，EMR より確実に一括切除できるというメリットがある．

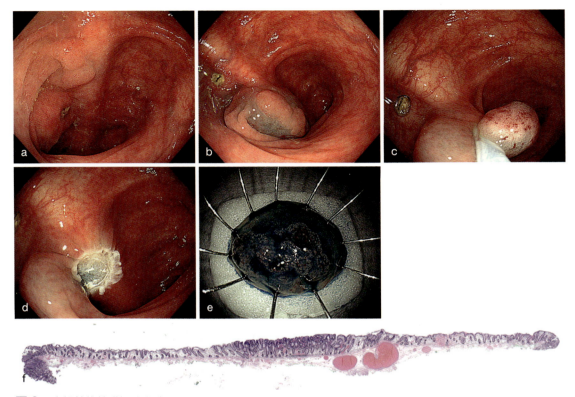

図3　内視鏡的粘膜切除術（EMR）の1例
a：横行結腸，径12 mm大，0-Ⅱa病変．
b, c：局注を行って病変粘膜を膨隆させ，スネアで絞扼し通電切除した．
d：切除後潰瘍底．
e：切除標本．
f：ルーペ像．病理組織診断は，管状腺腫，high grade, pHM0, pVM0 であった．

内視鏡的切除法の選択（図7）

　　　内視鏡的切除法の選択は，癌と腺腫などの非癌病変によって異なる．主に腫瘍径，組織診断，術前深達度，病型や線維化の有無によって判断するが，癌に対しては，切除標本の正確な病理組織診断のために，確実に断端陰性で一括切除できる切除法を選択する．
　　　有茎性の病変でスネアリングできる大きさであれば，stalk invasion（茎部浸潤）がなければ癌であってもHSPの適応である．EMRは最も基本的で広く普及している内視鏡的切除法であり，スネアリング可能な径20 mm程度までの腺腫や癌が適応となる．非有茎性で隆起性の病変で癌と診断した場合は，ポリペクトミーが可能であっても，粘膜下層を十分含めて切除するためにポリペクトミーではなくEMRを選択する．UEMRに関しては，EMRと同等以上の良好な治療成績が報告されているが，両者の使い分けに関しては現時点で一定の指標はない．腺腫と診断された病変に限っては，径3 mmまでであればCFP，径10 mmまでであれば

下部消化管内視鏡治療・外科治療の実際

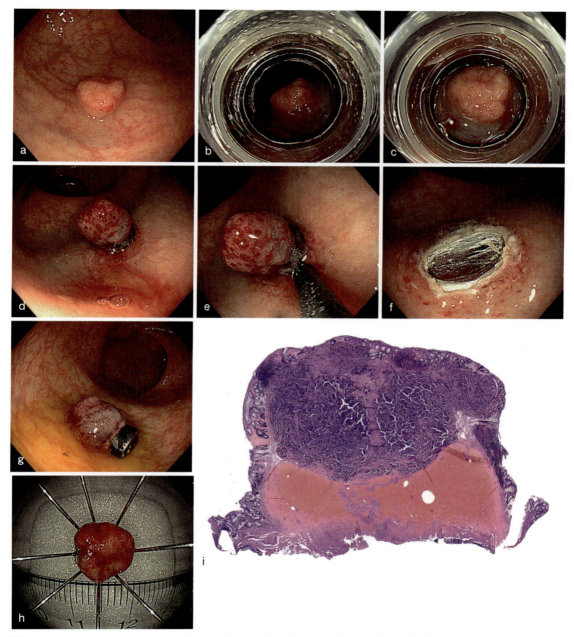

図4 endoscopic submucosal resection with a ligation device (ESMR-L) の1例
a：下部直腸，径5 mm大，粘膜下腫瘍．
b～d：専用アタッチメントを装着し，局注後にアタッチメント内に病変を吸引した後にゴムバンドをリリースし，病変直下を結紮した．
e：ゴムバンドの下をスネアで切除した．
f：切除後潰瘍底．
g, h：切除標本．
i：ルーペ像．病理組織診断はカルチノイド腫瘍 (NET G1)，pT1a, Ly0, V1, BD1, pHM0, pVM0 であった．

333

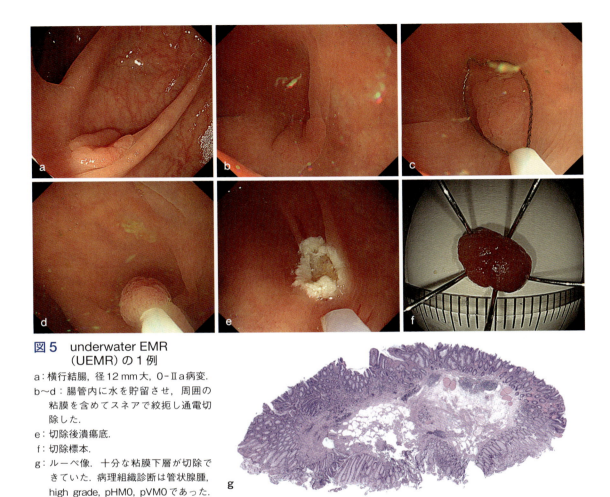

図5 underwater EMR (UEMR) の1例

a：横行結腸，径12 mm大，0-Ⅱa病変．
b～d：腸管内に水を貯留させ，周囲の粘膜を含めてスネアで絞扼し通電切除した．
e：切除後潰瘍底．
f：切除標本．
g：ルーペ像．十分な粘膜下層が切除できていた．病理組織診断は管状腺腫，high grade, pHM0, pVM0 であった．

CSPも選択肢となるが，切除深度が浅いため癌を疑う場合は禁忌である．

ESDは，一括切除が必要であるが，スネアリングでは切除困難な病変が主な適応で（**表2**），径20 mm以上の早期大腸癌や，20 mm未満でも線維化を伴う早期大腸癌に対して保険適用となっている．径30 mm程度までの病変であれば，pre-cutting EMRやhybrid ESDも選択肢となる．

内視鏡的切除の偶発症

内視鏡的切除における主な偶発症として，後出血，消化管穿孔があげられる．

切除時に出血した場合は，止血クリップや，止血鉗子による凝固止血で処置する．後出血は，内視鏡的切除後にHb（ヘモグロビン）値2 g/dL以上の低下あるいは血便をきたした場合と定義されているが，その場合も同様の止血処置を行う．

穿孔が発生した場合は，まずはクリップによる穿孔部位の完全縫縮を試み，完全

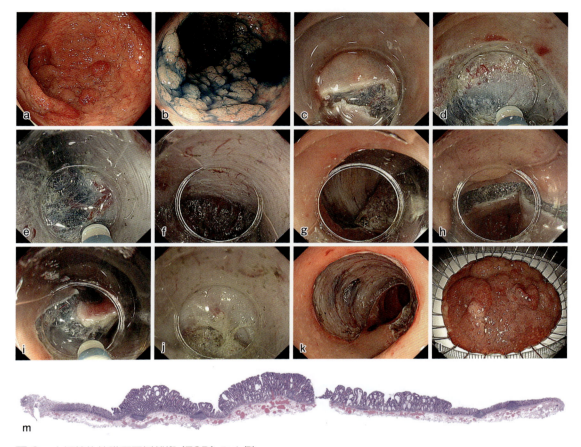

図6 内視鏡的粘膜下層剥離術 (ESD) の1例
a:S状結腸, 径50 mm大, 結節集簇型病変.
b:インジゴカルミン散布後の内視鏡像 (粘膜切開されていない).
c:肛門側の粘膜切開を行う.
d〜g:粘膜下層を剥離した.
h〜j:周囲の粘膜切開を追加し, さらに粘膜下層の剥離を進めて病変を一括切除した.
k:切除後潰瘍底.
l:切除標本.
m:ルーペ像. 病理組織診断は, adenocarcinoma in adenoma, tub1, pTis, Ly0, V0, pHM0, pVM0 であった.

縫縮できれば絶食と抗菌薬投与にて慎重に経過観察をする保存的加療でほとんどが軽快する. 一方, 完全縫縮できない場合は外科手術が必要となる. また, 切除の数日経過後に発生する遅発性穿孔の場合は, 潰瘍底が硬化してクリップ縫縮は困難なため, ほとんどの場合, 外科手術が必要である.

なお, わが国における後出血率は, ポリペクトミー1.3%, EMR 1.4%, ESD 1.7%, 穿孔率は, ポリペクトミー0.02%, EMR 0.09%, ESD 3.3%と報告されている.

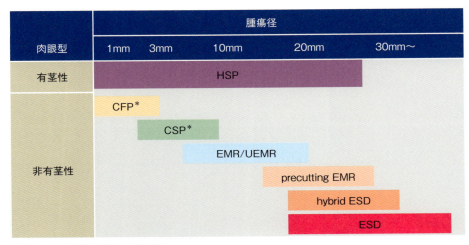

図7 内視鏡的切除法の選択
＊：腺腫が適応．
HSP：hot snare polypectomy，CFP：cold forceps polypectomy，CSP：cold snare polypectomy，EMR：内視鏡的粘膜切除術，UEMR：underwater EMR，ESD：内視鏡的粘膜下層剝離術

表2 大腸内視鏡的粘膜下層剝離術（ESD）の適応病変

1) スネアEMRによる一括切除が困難な，
   - LST-NG，特にpseudo-depressed type
   - V_I型pit patternを呈する病変
   - T1（SM）軽度浸潤癌
   - 大きな陥凹型腫瘍
   - 癌が疑われる大きな隆起性病変[*1]
2) 粘膜下層に線維化を伴う粘膜内腫瘍[*2]
3) 潰瘍性大腸炎などの慢性炎症を背景としたsporadicな局在腫瘍
4) 内視鏡的切除後の局所遺残早期癌

[*1]：全体が丈高の結節集簇病変（LST-G）も含む．
[*2]：生検や病変の蠕動によるprolapse（腫瘍の牽引）に起因するもの．
EMR：内視鏡的粘膜切除術，LST-NG（laterally spreading tumor-nongranular type）：側方発育型腫瘍非顆粒型
（田中信治ほか．大腸ESD/EMRガイドライン．第2版．Gastroenterol Endosc 2019；61：1321-44より引用）

病変の回収法と取り扱い

内視鏡的切除をした病変は，五脚やネットなどの回収用デバイスを用いて回収する．径10 mm未満の小さな病変であればスコープからの吸引回収も可能であるが，病変が挫滅する可能性があるため，癌を疑う病変の回収では行わない．

回収した病変は，乾燥しないように速やかにゴム板やコルク板に不錆ピンで貼り付け（すぐに貼り付けられない場合は，生理食塩水を浸したガーゼで覆っておく），10％中性緩衝ホルマリン液に浸漬し固定する．この際，辺縁粘膜が裏側に丸まっ

て巻き込まれないよう，確実に外側に引き出してから貼り付ける．本来の生体内における形状を損なうような過度の伸展をしないように，かつ全体に均等な張力が加わるように適度に伸展させて貼り付ける．

切り出しでは，側方断端の評価ができる方向に2〜3mm幅で割を入れる．なお，内視鏡画像との正確な対比，同部位での組織型・深達度診断，正確な側方断端診断が必要な病変では，ホルマリン固定後に実体顕微鏡で観察し，関心領域を正確に同定したうえで内視鏡医が割を入れて病理診断に提出するとよい．薄切の際，切片が少し削られることを念頭におき，関心領域から若干ずらして割を入れる．

T1癌を疑う場合は，病理医に各種の免疫染色を依頼する．正確な病理診断のためには，内視鏡医と病理医が連携し，十分なコミュニケーションをとることが肝要である．

内視鏡的切除後の追加外科的切除

内視鏡的切除をした病変がpTis癌で断端陰性であれば根治と判断するが，pT1癌の場合は病理組織学的所見によってリンパ節転移リスクを評価したうえで追加外科的切除を考慮する（**図8**）．癌の垂直断端が陽性で不完全切除の場合は，追加外科的切除を強く推奨するが，垂直断端陰性で一括切除され，①乳頭腺癌，管状腺癌，髄様癌，②粘膜下層浸潤距離1,000μm未満，③脈管侵襲陰性，④簇出Grade 1のすべての項目を満たす場合は，リンパ節転移，遺残再発リスクはきわめて低いため，

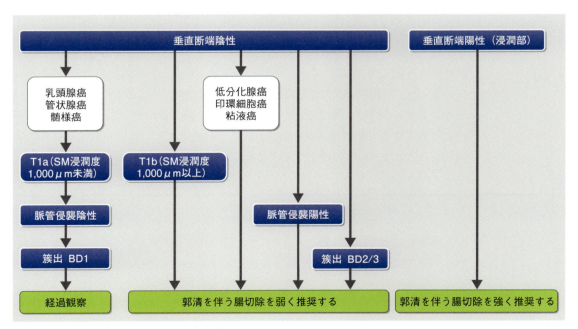

図8 内視鏡切除後のpT1癌の治療方針
（大腸癌研究会編．大腸癌治療ガイドライン医師用．2024年版．東京：金原出版；2024より引用）

経過観察が許容となる．リスク因子を 1 項目以上認める場合は追加外科的切除を考慮するが，追加外科的切除を行っても，結腸では 1.5〜1.9％，直腸では 4.2〜4.5％で再発を認め，100％ 根治できるわけではない．

また，術中および周術期の合併症，特に下部直腸では，肛門機能障害や人工肛門造設による術後 QOL 低下の可能性を考慮する必要がある．そのため，追加外科的切除の適応は，予測されるリンパ節転移リスクのみならず，年齢，身体活動度，併存疾患，耐術能，患者の意思などを十分に考慮したうえで総合的に判断する．

なお，リンパ節転移のリスク因子が，粘膜下層浸潤距離のみで他のリスク因子を認めない場合のリンパ節転移リスクは 1.3％ と低いことが報告されており，追加手術の適応決定の際の情報として重要である．また，このような場合，将来的には T1 癌に対する内視鏡的切除の適応が拡大される可能性がある．

外科的切除

外科的切除では腸切除とリンパ節郭清が行われるが，郭清度は，術前の臨床所見および術中の所見によるリンパ節転移の有無と腫瘍の壁深達度から決定する．pT1 癌では約 10％ のリンパ節転移があること，中間リンパ節転移も約 2％ あることから，cT1 癌では D2 郭清を行う．cT2 癌に対しては，少なくとも D2 郭清が必要であるが，主リンパ節転移が約 1％ あることから D3 郭清も考慮する．cT3 癌以上，およびリンパ節転移を認める，あるいは疑う場合は D3 郭清を行う．

わが国では，JCOG0404 試験にて，Stage Ⅱ/Ⅲ結腸癌において，開腹手術と腹腔鏡下手術の治療成績はいずれも良好であることが示され，大腸癌手術に占める腹腔鏡下手術の割合は約 80％ に及ぶ．腹腔鏡下手術の利点としては，低侵襲による術後の早期回復，術野の拡大視効果，画像や動画を共有・保存できること，それを用いた教育が可能である点などがあげられる．一方で，肥満症例で治療成績が劣っていること，直腸癌の深部骨盤操作では鉗子操作が制限される点が課題である．ロボット支援下腹腔鏡下直腸切除・切断術は，三次元高解像度画像と多関節鉗子操作によって腹腔鏡下手術の限界を克服することが期待されており，2018 年に保険適用となって以後，件数は増加傾向にある．

治療後サーベイランス

大腸腫瘍切除後は，再発の早期発見や，異時性病変の発見を主な目的としてサーベイランス大腸内視鏡検査を行う．その意義は survival benefit を得ることにあるため，病変発見の遅れにより治療介入のタイミングを逸することは避けなければならないが，過度のサーベイランスは患者の負担となり，医療経済的にも非効率となる側面もある．

内視鏡的切除後のサーベイランスに関しては，2020 年に公開された「大腸内視

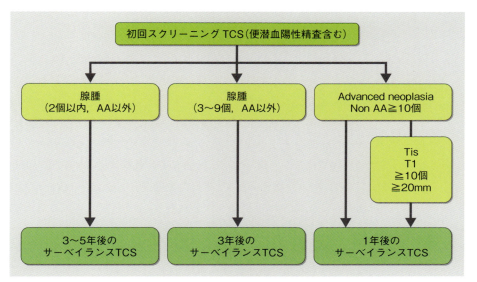

図9 大腸腫瘍内視鏡切除後のサーベイランス間隔
AA：advanced adenoma, TCS：total colonoscopy
(斎藤 豊ほか. 大腸内視鏡スクリーニングとサーベイランスガイドライン. Gastroenterol Endosc 2020；62：1519-60 より引用)

鏡スクリーニングとサーベイランスガイドライン」にて指針が示されている．切除された腫瘍の組織型・深達度や個数によって，その後の腫瘍の累積発生リスクが異なるため，それに応じて推奨する次回の大腸内視鏡検査時期が定められている（図9）．特に，径10 mm以上の腺腫，病理組織学的に絨毛構造を25％以上有するもの，high-grade dysplasia（わが国のTis癌にほぼ相当する）をadvanced adenomaと定義し，このadvanced adenomaと浸潤癌を包括したadvanced neoplasiaを異時性多発病変のhigh risk群として取り扱っている．なお，分割切除や水平断端陽性の場合は局所再発リスクが高く，多くが2年以内の短期間で再発すること，また経過観察せず癌が再発した場合には内視鏡治療でサルベージできない可能性があることから，6か月後に大腸内視鏡検査を行うことが推奨されている．また，T1癌切除後では転移再発のリスクがあるため，大腸内視鏡検査に加えて腫瘍マーカー（CEA，CA19-9）測定や胸腹部CT（直腸癌の場合は胸腹部・骨盤CT）を行い，慎重に経過観察する必要がある．

　pStage Ⅰ～Ⅲ大腸癌の外科手術後は，問診・診察，腫瘍マーカー（CEA，CA19-9）測定，胸腹部CT，大腸内視鏡検査により，局所再発および転移再発のサーベイランスを行う．再発は，85％以上が術後3年以内，95％以上が術後5年以内に出現するが，pStage ⅠではpStage Ⅱ/Ⅲと比較して再発の出現時期が遅く，8％以上が術後5年を超えて出現する．そのため，術後3年以内はサーベイランス間隔を短めに設定したうえで，術後5年を目安にサーベイランスを継続し，可能であれば術後5年以降も継続することが望ましい．

薬物療法，放射線療法

　薬物療法は，術後再発抑制を目的とした術後補助化学療法と，延命や症状緩和を目的とした切除不能進行・再発大腸癌に対する薬物療法に分けられる．

　術後補助化学療法は，R0切除されたStageⅢ大腸癌が適応であり，再発高リスク因子を有するStage Ⅱ大腸癌に対しても考慮される．原則として6か月のオキサリプラチンとフッ化ピリミジン（FP）の併用療法が行われるが，再発低リスクの結腸癌では3か月投与やFP単独療法も考慮される．なお，StageⅡ/Ⅲ結腸癌において*KRAS*変異と*BRAF*変異は再発高リスク因子，microsatellite instability-high（MSI-H）は再発低リスクであり，MSI-H症例ではFP単独療法の有効性が乏しいことが報告されている．

　切除不能進行・再発大腸癌に対する薬物療法においては，近年の新規薬剤開発により全生存期間の延長が得られている．全身状態，主要臓器機能，併存疾患に基づく忍容性（Fit/Vulnerable/Frail）と原発腫瘍占居部位に加え，*RAS*遺伝子検査，*BRAF*$^{\text{V600E}}$遺伝子検査，MSI検査を行うことで，多くの薬剤やレジメンのなかから最適な選択を行うアルゴリズムが確立されている．特定された遺伝子異常に対する分子標的治療薬として，*BRAF*$^{\text{V600E}}$変異陽性ではエンコラフェニブやビニメチニブのセツキシマブとの併用，*NTRK*融合遺伝子陽性ではエヌトレクチニブあるいはラロトレクチニブの使用，HER2陽性ではペルツズマブとトラスツズマブの併用が，それぞれ二次治療以降で適応となっている．また，免疫チェックポイント阻害薬に関しては，MSI-H症例に対する一次治療としてペムブロリズマブが使用可能であり，二次治療以降ではニボルマブとイピリムマブも使用可能となっている．

　局所進行直腸癌に対しては，側方郭清が行われない欧米では術前化学放射線療法が標準治療であり，局所制御改善に寄与することが示されてきたが，生存率改善には寄与しない点が問題であった．そこで近年では，忍容性の低い術後補助化学療法に代わり全身薬物療法を術前治療に組み込んだ治療戦略であるTotal Neoadjuvant Therapy（TNT）が標準治療となりつつある．わが国では標準治療である側方郭清を伴う手術先行治療との比較や安全性について，今後臨床試験による十分な検証が必要である．

（田中秀典，岡　志郎，田中信治）

● 文献

- Tamaru Y, et al. Long-term outcomes after treatment for T1 colorectal carcinoma：a multi-center retrospective cohort study of Hiroshima GI Endoscopy Research Group. J Gastroenterol 2017；52：1169-79.
- Yamashita K, et al. Preceding endoscopic submucosal dissection for T1 colorectal carcinoma does not affect the prognosis of patients who underwent additional surgery：a large multi-center propensity score-matched analysis. J Gastroenterol 2019；54：897-906.
- 大腸癌研究会編. 大腸癌治療ガイドライン医師用. 2024年版. 東京：金原出版；2024.

- Ikematsu H, et al. Long-term outcomes after resection for submucosal invasive colorectal cancers. Gastroenterology 2013；144：551-9.
- Kobayashi H, et al. Characteristics of recurrence after curative resection for T1 colorectal cancer：Japanese multicenter study. J Gastroenterol 2011；46：203-11.
- 味岡洋一ほか．早期大腸癌の内視鏡治療の適応拡大（1）T1b癌（1,000μm以深SM癌）リンパ節転移リスク層別化の検討．杉原健一編集主幹．大腸疾患NOW2016大腸癌の診断と治療update．東京：日本メディカルセンター；2016．p.63-77.
- Kamigaichi Y, et al. Clinical outcomes of endoscopic resection for rectal neuroendocrine tumors：Advantages of endoscopic submucosal resection with a ligation device compared to conventional EMR and ESD. DEN Open 2021；2：e35.
- Uraoka T, et al. Guidelines for Colorectal Cold Polypectomy (supplement to "Guidelines for Colorectal Endoscopic Submucosal Dissection/Endoscopic Mucosal Resection"). Dig Endosc 2022；34：668-75.
- Choi AY, et al. Underwater versus conventional EMR for colorectal polyps：systematic review and meta-analysis. Gastrointest Endosc 2021；93：378-89.
- Tanaka S, et al. Japan Gastroenterological Endoscopy Society guidelines for colorectal endoscopic submucosal dissection/endoscopic mucosal resection. Dig Endosc 2020；32：219-39.
- Oka S, et al. Standardization of endoscopic resection for colorectal tumors larger than 10 mm in diameter. Dig Endosc 2017；29：40-4.
- Okamoto Y, et al. Indications and outcomes of colorectal hybrid endoscopic submucosal dissection：a large multicenter 10-year study. Surg Endosc 2022；36：1894-902.
- Tajiri H, Kitano S. Complications associated with endoscopic mucosal resection：definition of bleeding that can be viewed as accidental. Dig Endosc 2004；16：S134-6.
- Lim XC, et al. Endoscopic submucosal dissection vs endoscopic mucosal resection for colorectal polyps：A meta-analysis and meta-regression with single arm analysis. World J Gastroenterol 2021；27：3925-39.
- Oka S, et al. Current status in the occurrence of postoperative bleeding, perforation and residual/local recurrence during colonoscopic treatment in Japan. Dig Endosc 2010；22：376-80.
- Kitano S, et al. Survival outcomes following laparoscopic versus open D3 dissection for stage Ⅱ or Ⅲ colon cancer（JCOG0404）：a phase 3, randomised controlled trial. Lancet Gastroenterol Hepatol 2017；2：261-8.
- Saito Y, et al. Colonoscopy screening and surveillance guidelines. Dig Endosc 2021；33：486-519.
- Tanaka S, et al. Evidence-based clinical practice guidelines for management of colorectal polyps. J Gastroenterol 2021；56：323-35.
- Regula J, et al. Colonoscopy in colorectal-cancer screening for detection of advanced neoplasia. N Engl J Med 2006；355：1863-72.
- Winawer SJ, Zauber AG. The advanced adenoma as the primary target of screening. Gastrointest Endosc Clin N Am 2002；12：1-9.
- Lieberman DA, et al. Five-year colon surveillance after screening colonoscopy. Gastroenterology 2007；133：1077-85.

化学療法，分子標的薬，免疫チェックポイント阻害薬による治療

- 切除不能・進行再発大腸癌の薬物療法は，各種化学療法（狭義の抗癌剤）の開発に加えて，遺伝子異常別の分子標的治療薬の開発とそれに伴う個別化医療が進んだ結果，治療成績が大いに改善した．
- MSI-H 大腸癌においては，免疫チェックポイント阻害薬がきわめて有用であり，治療前にしっかり患者を同定することが重要である．
- 精度の高い再発リスクの把握のため，切除可能大腸癌においても（たとえば術後補助化学療法の是非や治療選択において），遺伝子異常を同定するような遺伝子検査は重要な意味を持つ．
- 大腸癌薬物療法において，臨床医と病理医（遺伝子検査担当医）との密接な連携が必須である．

　切除不能進行・再発大腸癌（以下，進行大腸癌）に対して薬物療法を実施しない場合の生存期間中央値（median survival time：MST）は約 8 か月である．一方，さまざまな新規薬剤が開発され各種薬剤が臨床導入された結果，適切な薬物療法を行えば 30 か月を超え，今や 3 年を超えることも珍しくない MST が期待できるようになった．これらは化学療法の開発のみならず，遺伝子異常別の分子標的薬の開発，個別化医療が進んできた結果といえる．

　進行大腸癌に対する薬物療法の目標は，本来，根治ではなく，腫瘍進行を遅らせることによる延命と症状コントロールであるが，薬物療法が奏効し，原発巣および転移巣の治癒切除が可能となれば根治の可能性も出てくる．しかし，MST が 3 年を超えるようになった現在も，依然として薬物療法のみでの根治はきわめて困難であり，治療成績もいまだ十分とはいえない状況であることから，さらなる治療開発が期待されている．近年，特に肺癌では特定の遺伝子変異を標的とした分子標的薬の開発が目覚ましいが，大腸癌においても遺伝子変異に基づいた治療体系が確立されつつあり，着実に遺伝子異常別の治療開発が進んできている．

　これまでの大腸癌における治療の変遷を図 1 に示す．近年の新規の承認案件は，そのほとんどが癌ゲノム関連の承認，適応追加であり，より個別化医療が進んでいることを示している．現在の大腸癌治療においては，特に *RAS/BRAF/HER2* 遺伝子やマイクロサテライト不安定性（microsatellite instability：MSI）の検査が治療方針や予後に大きくかかわっている．今や大腸癌の治療において遺伝子病理学的診断は必要不可欠であり，適切な治療を選択するうえでの重要な手がかりとなって

化学療法，分子標的薬，免疫チェックポイント阻害薬による治療

```
1995年 9月  塩酸イリノテカン（IRI）承認
2005年 4月  オキサリプラチン（OX）承認
2005年 4月  infusional フルオロウラシル（5-FU）＋レボホリナートカルシウム（l-LV）承認
2007年 4月  ベバシズマブ（BEV）承認
2007年12月  術後補助化学療法としてのカペシタビン(Cape) 承認
2008年 7月  セツキシマブ（CET）承認
2009年 8月  術後補助化学療法としてのFOLFOX 承認（適応追加）
2009年 9月  CapeOX＋BVの承認
2010年 3月  EGFR抗体薬投与前KRAS遺伝子検査の承認
2010年 3月  セツキシマブの1次治療としての承認
2010年 4月  パニツムマブ（PANI）の承認（1st, 2nd, 3rd）
2011年11月  術後補助化学療法としてのCapeOXの適応拡大
2013年 3月  レゴラフェニブの承認
2014年 3月  ロンサーフ®（TAS-102；FTD/TPI）の承認
2015年 1月  RAS遺伝子検査の承認
2016年 5月  ラムシルマブの承認
2017年 3月  アフリベルセプトの承認
2017年12月  BRAF遺伝子検査の承認（2018年8月〜薬価収載）
2018年12月  MSI-H固形癌（標準的な化学療法後）に対するペムブロリズマブの承認
2019年 6月  がん遺伝子パネル検査（FoundationOne® CDx, OncoGuide™ NCCオンコパネル）の保険適用
2020年 2月  MSI-H結腸・直腸癌（がん化学療法後増悪例）に対するニボルマブの承認
2020年 8月  RAS遺伝子変異検出キットOncoBEAM™ RAS CRCキットの保険適用
2020年 9月  MSI-H結腸・直腸癌（がん化学療法後増悪例）に対するニボルマブ＋イピリムマブの承認
2020年11月  BRAF遺伝子変異を有するがん化学療法後に増悪した切除不能大腸癌に対するエンコラフェニブとビニメチニブの承認
2021年 8月  FoundationOne® Liquid CDx が血液検体を用いた固形がんに対する包括的ゲノムプロファイリングの保険適用
2021年 8月  MSI-H結腸・直腸癌（がん化学療法未治療例）に対するペムブロリズマブの承認
2022年 2月  TMB-H固形癌（がん化学療法後増悪例）に対するペムブロリズマブの承認
2022年 3月  Guardant360® CDx がん遺伝子パネルの医療機器プログラムとしての製造販売承認
2022年 3月  HER2陽性の切除不能進行大腸癌（がん化学療法後に増悪した）に対するペルツズマブ＋トラスツズマブ併用療法の承認
2023年 7月  Guardant360® CDx がん遺伝子パネルの医療機器プログラムの保険適用（保険償還開始）
2023年 8月  コニカミノルタ社GenMineTOP がんゲノムプロファイリングシステムの保険適用（保険償還開始）
2024年 9月  後方ライン治療としてのフルキンチニブの承認
```

個別化医療・がんゲノム医療の到来

図1 大腸癌における承認・適応追加の変遷
EGFR：上皮増殖因子受容体，FTD/TPI：トリフルリジン・チピラシル，MSI-H：microsatellite instability-high，TMB-H：tumor mutation burden-high

いる．

大腸癌治療のキーとなる抗悪性腫瘍薬（図2）

殺細胞性抗癌剤

　進行大腸癌に用いられる殺細胞性抗癌剤は，薬剤機序の異なるフルオロピリミジン，イリノテカン，オキサリプラチンの3種類がキードラッグである．これまでの報告から，3剤すべてのキードラッグを使い切ることが予後延長につながることが知られている．また，レボホリナートはフルオロウラシル（5-FU）の効果を増強する biochemical modulation（生化学的修飾）としての働きが知られており，5-FU とレボホリナート併用療法が標準治療となっている．

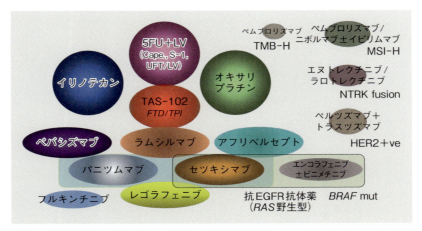

図2 大腸癌治療におけるキードラッグ（2025年）
5-FU：フルオロウラシル，LV：ロイコボリン，Cape：カペシタビン，S-1：テガフール・ギメラシル・オテラシルカリウム，UFT/LV：テガフール・ウラシル＋ホリナート，TAS-102：トリフルリジン，FTD/TPI：トリフルリジン・チピラシル，MSI-H：microsatellite instability-high，TMB-H：tumor mutation burden-high

分子標的薬

分子標的薬の特徴として，バイオマーカーによる層別化が重要であることがあげられる．効果予測バイオマーカーおよび治療無効バイオマーカーを使用することで無効な治療を避け，治療成績の向上を図ることができる．進行大腸癌で使用される分子標的薬としては，血管新生阻害薬や抗EGFR抗体薬，近年HER2陽性進行大腸癌の既治療例に承認された抗HER2抗体薬がある．抗EGFR抗体薬の効果予測因子としては $RAS/BRAF^{V600E}$ 遺伝子変異のほかに原発占居部位が知られており，$RAS/BRAF^{V600E}$ 野生型で占居部位が左側の進行大腸癌については第Ⅲ相試験でベバシズマブ併用療法に対する抗EGFR抗体薬併用療法の有効性が示されている．これら分子標的薬の有効性を予測し，適切な治療を行うために，$RAS/BRAF/HER2$ 遺伝子やMSIの検査は必須であり，欠くことのできない情報となっている．

免疫チェックポイント阻害薬

近年，癌免疫療法は目覚ましい進歩を遂げており，特に，抗PD-1（programmed cell death 1）/PD-L1（programmed cell death ligand 1）抗体や，抗CTLA-4（cytotoxic T-lymphocyte-associated antigen 4）抗体薬などの免疫チェックポイント阻害薬は，複数の癌腫において有効性が示されている．これら免疫チェックポイント阻害薬は，免疫細胞を負に制御する免疫チェックポイント機構の主要分子である抑制性受容体もしくはリガンドに結合し，抑制性シグナルを遮断することで免疫系のブレーキを解除し，腫瘍に対する免疫応答を活性化するとされている．

わが国ではLynch症候群や散発性の進行大腸癌など，進行大腸癌全体の約2〜

5％ にマイクロサテライト不安定性（MSI）の高い（MSI-H）症例が認められる．MSI-H 大腸癌に対しては，一次治療でのペムブロリズマブ（抗 PD-1 抗体薬）での単剤治療が承認されており，既治療例に対してはニボルマブ（抗 PD-1 抗体薬）単剤やニボルマブ＋イピリムマブ（抗 CTLA-4 抗体薬）併用療法が承認されている．MSI-H 大腸癌に対する免疫チェックポイント阻害薬は，高い有効性と QOL の維持・改善が示唆されており，対象症例の適切な拾い上げは非常に重要である．

補助化学療法

　Stage Ⅲ および一部の Stage Ⅱ 大腸癌に対して，術後補助化学療法を行うことにより再発・死亡の相対リスクを下げることが示されている．補助化学療法の目的は，微小な癌を完全治癒させることである．薬剤耐性や毒性を考慮し，補助化学療法を必要最小限での期間とすることが理想的であり，これまでの臨床試験の結果から，結腸癌術後補助化学療法での治療期間は再発リスクに応じて3～6か月とされている．使用する薬剤に対して耐性クローンが存在しない，もしくは投与中に耐性化しないことが治癒する条件となる．

　治療選択肢としては，フッ化ピリミジン単剤療法もしくはオキサリプラチン併用療法がある．Stage Ⅲ 結腸癌に対しては，オキサリプラチン併用療法である CAPOX（オキサリプラチン＋カペシタビン）療法および FOLFOX（5-FU＋レボホリナート＋オキサリプラチン）療法が最も有効な治療選択肢として推奨されるが，有害事象の発生も有意に多いことが報告されている．特にオキサリプラチンによる末梢神経障害は，治療期間中だけでなく長期に残存することが問題となり，このような有害事象と期待される効果のバランスを考慮し治療を決定する必要がある．

　再発低リスク例（T1～3 かつ N1）においては，6つの第Ⅲ相試験の統合解析である IDEA（International Duration Evaluation of Adjuvant Therapy）collaboration の結果から，3か月間の CAPOX 療法も治療選択肢となりうる．また，Stage Ⅱ 結腸癌の患者に一律に術後補助化学療法を行うことは，国内のガイドラインにおいて推奨されていない．海外のガイドラインでは，設定されたリスク因子（**表1**）を有する症例に対し，期待される効果と予想される有害事象を十分説明したうえで，基本的にハイリスク症例に対して術後補助化学療法を行うことが推奨されている．また，予後良好な MSI-H 大腸癌については，フッ化ピリミジン単独療法による術後補助化学療法の有効性は示されていない．より精密に再発リスクを推定して最適な補助化学療法を実施することが求められており，治癒切除が可能な大腸癌においても遺伝子検査は重要な情報となっている．

切除不能進行・再発大腸癌に対する薬物療法

　進行大腸癌に対する治療を開始する場合，まずはその適応可否の判断が必要であ

表1 ASCO，ESMO，NCCN ガイドラインで上げられているリスク因子

- 郭清リンパ節の個数 12 個未満
- T4
- 低分化腺癌・印環細胞癌・粘液癌症例
- 穿孔例
- 脈管リンパ管侵襲
- 傍神経浸潤
- 断端陽性
- CEA 高値
- tumor budding（簇出）
- MSI-H 除く

ASCO：American Society of Clinical Oncology, ESMO：European Society for Medical Oncology, NCCN：National Comprehensive Cancer Network, CEA：carcinoembryonic antigen

る．全身状態が良好かつ主要臓器機能が保たれ，忍容性に問題なしと判断される患者（fit），もしくは年齢や全身状態，臓器機能，併存疾患などのためキードラッグであるフッ化ピリミジン系薬剤にオキサリプラチンまたはイリノテカンを併用する2 剤併用療法に対する忍容性に問題があると判断される患者（vulnerable），全身状態が不良であり薬物療法の適応がないと判断される患者（frail）のいずれに該当するのかを判断する．

　frail と判断した場合は，薬物療法を行わず緩和ケアを中心とした対症療法を行うことが推奨される．

　fit もしくは vulnerable として薬物療法の適応と判断した場合，まず一次治療開始前に $RAS/BRAF^{V600E}$ 遺伝子検査，MSI 検査を行う必要がある．そして，二次治療以降の使用にはなるが，HER2 陽性大腸癌の適否を判断するために，HER2 検査を行うことも考慮されるべきである．vulnerable に該当する具体的な基準は存在しないものの，考慮する因子として，年齢，Eastern Cooperative Oncology Group performance status（ECOG PS），肝機能，腎機能，骨髄機能，心疾患の既往などがあげられる．

　fit と判断された症例に対する治療戦略は，『大腸癌治療ガイドライン医師用（2024 年版）』に，アルゴリズムが記載されている（**図 3**）．

一次治療

　キードラッグであるオキサリプラチンもしくはイリノテカンのいずれか1 剤とフルオロピリミジンを組み合わせた2 剤併用療法，もしくはオキサリプラチンおよびイリノテカンとフッ化ピリミジンを併用する3 剤併用療法の FOLFOXIRI 療法が行われる．2 剤併用療法の場合は，そこに分子標的薬である血管新生阻害薬もしくは抗 EGFR 抗体薬を組み合わせるが，3 剤併用療法にはベバシズマブ併用のみが

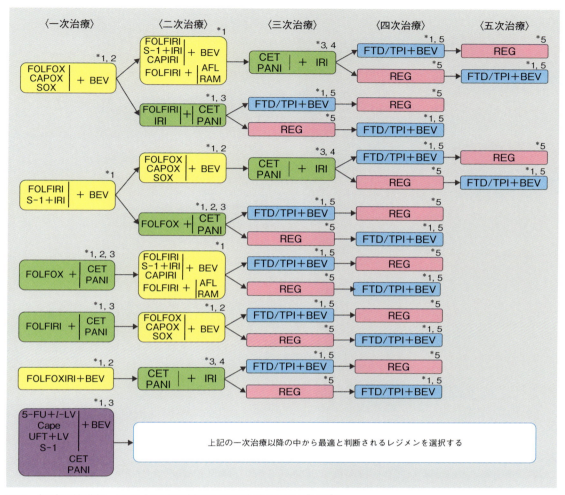

図3 切除不能進行・再発大腸癌に対する薬物療法のアルゴリズム

現時点での推奨である．

　3剤併用療法では，より高い腫瘍縮小効果が示された一方，有害事象も多く認められており，若年者，PS良好で強い腫瘍縮小効果を目指す場合の選択肢であり，慎重な適応の検討が必要である．

　2剤併用療法の場合，オキサリプラチン，イリノテカンどちらを先に投与しても奏効割合，無増悪生存期間，全生存期間すべてにおいて同程度であることが第Ⅲ相試験において示されている．したがって，患者の臓器機能や起こりうる有害事象を考慮し，治療薬剤を決定する．

　分子標的薬としては，原発占居部位が左側の $RAS/BRAF^{V600E}$ 野生型に対しては一般に抗EGFR抗体薬が，右側もしくは原発占居部位によらず $RAS/BRAF^{V600E}$ 変異型に対しては一般にベバシズマブ併用が推奨されている．

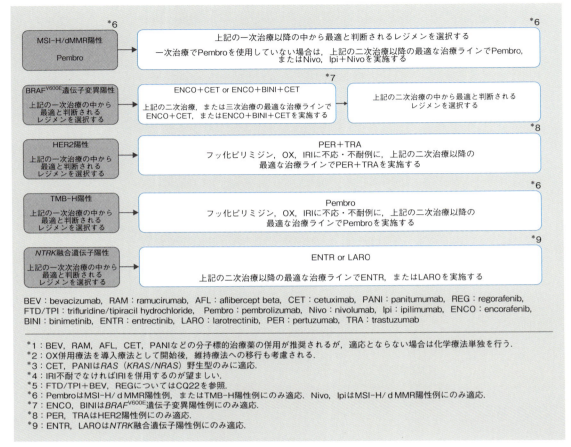

図3 切除不能進行・再発大腸癌に対する薬物療法のアルゴリズム（つづき）
（大腸癌研究会編．大腸癌治療ガイドライン医師用．2024年版．東京：金原出版；2024より引用）

二次治療

　二次治療では，一次治療で使用していないキードラッグのオキサリプラチンもしくはイリノテカンのいずれかとフルオロピリミジンを組み合わせた2剤併用療法を軸として，血管新生阻害薬もしくは抗EGFR抗体薬を組み合わせて行う．

　わが国の二次治療における血管新生阻害薬に関しては，2016年からラムシルマブ，2017年からアフリベルセプトが加わり，従来からのベバシズマブと合わせて選択肢は3つとなった．これら薬剤の明確な使い分けはいまだ確立されていないが，いずれもベバシズマブを含む一次治療後の二次治療において全生存期間の延長が示されている．一方で，二次治療の抗EGFR抗体薬を含む化学療法は，全生存期間の延長を示したエビデンスは存在していない．また，抗EGFR抗体薬を含む一次治療後の抗EGFR抗体薬の継続使用は，その有効性に関するエビデンスが確立されておらず，有効性，副作用の観点から推奨されていない．

　また，$BRAF^{V600E}$変異型大腸癌に対しては，二次治療においてエンコラフェニ

ブ＋セツキシマブ±ビニメチニブの2剤または3剤併用療法の有効性が臨床試験の結果示されており，推奨されている治療レジメンである．

三次治療以降

後方治療のキードラッグとして，レゴラフェニブとFTD/TPI（トリフルリジン・チピラシル）がある．いずれの薬剤も有効性に関してはほぼ同程度であると考えられている．どちらを先行して行うかについては，厳密な前向き介入比較試験は存在しないが，国内外でリアルワールドデータによる後方視的検討が複数なされており，順番によらず可能な限り2剤を使用することがよいとされている．

この2つの薬剤の大きな違いは，作用機序と有害事象であり，FTD/TPIは骨髄抑制が主な有害事象であるのに対して，レゴラフェニブは手足の皮膚障害や高血圧，肝機能障害などの有害事象を認める．したがって，患者の全身状態や前治療から残存する有害事象の内容などを総合的に考慮し，可能な限り2剤を使い切れるような治療戦略を組み立てていくことが重要である．

以上のような薬剤，治療戦略で，現在，大腸癌の薬物療法は行われており，大腸癌治療において，病理組織診断のみならず遺伝子病理学的診断は必要不可欠となっている．今後はさらに個別化医療が進んでいくことが予想される．検査項目の追加による病理診断科の負担増加は非常に懸念される点ではあるが，臨床医と病理医が協力し，これからの大腸癌治療の未来を切り開いていければと思う．

（中澤泰子，室　圭）

⬤ 文献

- Yoshino T, et al. Panitumumab (PAN) plus mFOLFOX6 versus bevacizumab (BEV) plus mFOLFOX6 as first-line treatment in patients with *RAS* wild-type (WT) metastatic colorectal cancer (mCRC)：Results from the phase 3 PARADIGM trial. J Clin Oncol 2022；40：LBA1.
- Akagi K, et al. Real-world data on microsatellite instability status in various unresectable or metastatic solid tumors. Cancer Sci 2021；112：1105-13.
- Diaz LA, et al. Pembrolizumab versus chemotherapy for microsatellite instability-high or mismatch repair-deficient metastatic colorectal cancer (KEYNOTE-177)：final analysis of a randomised, open-label, phase 3 study. Lancet Oncol 2022；23：659-70.
- Efficacy of adjuvant fluorouracil and folinic acid in colon cancer. International Multicentre Pooled Analysis of Colon Cancer Trials (IMPACT) investigators. Lancet 1995；345：939-44.
- Grothey A, et al. Duration of adjuvant chemotherapy for stage III colon cancer. N Engl J Med 2018；378：1177-88.
- Benson AB, et al. American Society of Clinical Oncology recommendations on adjuvant chemotherapy for stage II colon cancer. J Clin Oncol 2004；22：3408-19.
- Argilés G, et al. Localised colon cancer：ESMO Clinical Practice Guidelines for diagnosis, treatment and follow-up. Ann Oncol 2020；31：1291-305.
- National Comprehensive Cancer Network. NCCN Clinical Practice Guidelines in Oncology. July 2022.
  https://www.nccn.org/professionals/physician_gls

- 大腸癌研究会編. 大腸癌治療ガイドライン医師用. 2024 年版. 東京：金原出版；2024.
- Falcone A, et al. Phase Ⅲ trial of infusional fluorouracil, leucovorin, oxaliplatin, and irinotecan (FOLFOXIRI) compared with infusional fluorouracil, leucovorin, and irinotecan (FOLFIRI) as first-line treatment for metastatic colorectal cancer：the Gruppo Oncologico Nord Ovest. J Clin Oncol 2007；25：1670-6.
- Tournigand C, et al. FOLFIRI followed by FOLFOX6 or the reverse sequence in advanced colorectal cancer：a randomized GERCOR study. J Clin Oncol 2004；22：229-37.
- Bennouna J, et al. Continuation of bevacizumab after first progression in metastatic colorectal cancer (ML18147)：a randomised phase 3 trial. Lancet Oncol 2013；14：29-37.
- Tabernero J, et al. Ramucirumab versus placebo in combination with second-line FOLFIRI in patients with metastatic colorectal carcinoma that progressed during or after first-line therapy with bevacizumab, oxaliplatin, and a fluoropyrimidine (RAISE)：a randomised, double-blind, multicentre, phase 3 study. Lancet Oncol 2015；16：499-508.
- Van Cutsem E, et al. Addition of aflibercept to fluorouracil, leucovorin, and irinotecan improves survival in a phase Ⅲ randomized trial in patients with metastatic colorectal cancer previously treated with an oxaliplatin-based regimen. J Clin Oncol 2012；30：3499-506.
- Kopetz S, et al. Encorafenib, binimetinib, and cetuximab in *BRAF* V600E-mutated colorectal cancer. N Engl J Med 2019；381：1632-43.
- Moriwaki T, et al. Propensity score analysis of regorafenib versus trifluridine/tipiracil in patients with metastatic colorectal cancer refractory to standard chemotherapy (REGOTAS)：a Japanese Society for Cancer of the Colon and Rectum Multicenter Observational Study. Oncologist 2018；23：7-15.

第5章

鑑別診断の実際

前立腺癌の直腸浸潤

▶前立腺癌の直腸浸潤の検体が，直腸生検の検体として提出されることがある．
▶通常の大腸癌と異なる病理所見に注目し，免疫組織化学的に鑑別診断する．
▶大腸癌と治療法がまったく異なるので，適切に病理診断することが重要である．

　直腸生検として提出された検体のなかに，まれではあるが前立腺の直腸浸潤の症例が含まれる．前立腺癌の直腸浸潤を確認する目的で生検する場合は特に問題ないが，前立腺癌に関する臨床情報がない場合，単に「腺癌」あるいは「直腸腺癌」と診断すると，適正な治療方針決定までに予期しない時間を要する．前立腺癌と直腸癌とでは治療法がまったく異なり，しかも直腸浸潤した前立腺癌は生物学的悪性度の高い癌である可能性が高いので，この両者を鑑別することは診療上きわめて重要である．

前立腺癌の直腸浸潤と直腸癌の鑑別診断

前立腺癌の直腸浸潤の鑑別の進め方

- **鑑別点1**：管腔形成
  - 腫瘍細胞の腺管形成にも注目して，前立腺癌と直腸癌を鑑別する．
  - 前立腺癌では，Gleason patternにもよるが，小円形腺管を形成することが多い．癒合腺管を呈する場合も，基本的には小腺腔形成がみられる（図1a）．
  - 直腸癌は，高分化管状腺癌では大きな円形から楕円形の腺管を，中分化管状腺癌では篩状構造を示す腺管を形成する（図1b）．
- **鑑別点2**：腫瘍細胞の核の形態
  - 腫瘍細胞の核の大きさと形態に注目し，前立腺癌と直腸癌を鑑別する．
  - 前立腺癌は，比較的小型で円形から類円形の張りのある核で，小型の核小体を1個有することが多い（図2a）．
  - 直腸癌は，楕円形から紡錘形を呈する核が密にみられる（図2b）．
- **鑑別点3**：免疫組織化学的所見
  - 前立腺癌と直腸癌を鑑別する際の免疫組織化学の反応結果を表1に示す．
  - 前立腺癌は，PSA（prostate specific antigen），P504S陽性を示す（図3a～d）．ただし，分化傾向に乏しい前立腺癌では陰性のこともあるので，陰性は前立腺

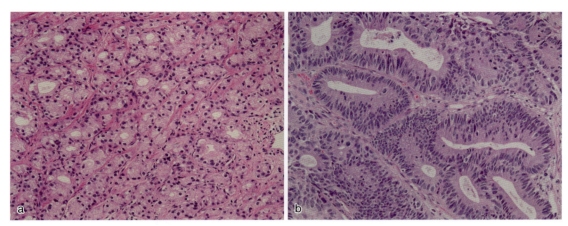

図1 前立腺癌と直腸癌の腺管形成の比較
前立腺癌（a）では，円形から類円形の小腺腔形成を示すことが多い．一方，直腸癌（b）では，楕円形からやや不整で大きな腺腔形成を示すことが多い．a, b とも同倍率．

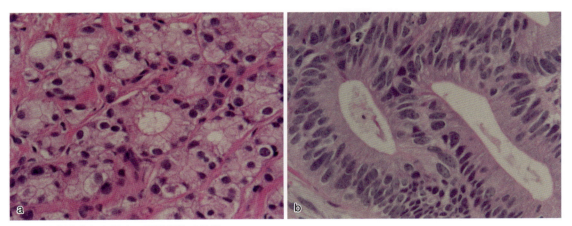

図2 前立腺癌と直腸癌の腫瘍細胞の比較
前立腺癌（a）では，張りのある類円形核に小さな核小体を1個有することが多い．一方，直腸癌（b）では，腫瘍腺管内に紡錘形核が密に配列する．a, b とも同倍率．

表1 前立腺癌と直腸癌を鑑別するための免疫組織化学

抗原	前立腺癌	直腸癌
PSA	＋	－
P504S	＋	－
CK20	－	＋
CDX2	－	＋

PSA：prostate specific antigen, P504S：α-methylacyl-CoA racemase（AMACR）とも称される，CK20：サイトケラチン20

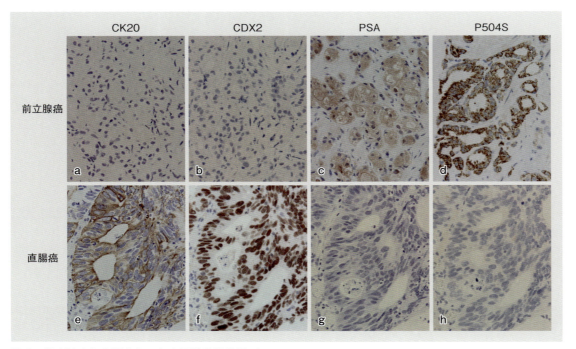

図3 前立腺癌と直腸癌との免疫組織化学的鑑別
前立腺癌はPSA (c), P504S (d) が陽性, 直腸癌はCK20 (e), CDX2 (f) 陽性を示す. すべて同倍率 (対物×60で撮影). 核染色はヘマトキシリン.

癌を否定するものではない.
- 直腸癌は, 通常, CK20, CDX2陽性を示す (**図3e〜h**). 背景の直腸粘膜の陰窩を構成する細胞もCK20陽性, CDX2陽性となるので, 陽性コントロールとして評価の目安とするとよい.

前立腺癌の病理診断

病態の概要

　前立腺は骨盤内に存在し, 陰茎の上部, 膀胱の下部に位置し, 前方には恥骨, 後方には直腸が存在する. 前立腺と直腸は隣接しているが, 両者の間にはDenonvilliers筋膜があり, 直腸癌の前立腺への直接浸潤はきわめてまれである.
　Denonvilliers筋膜は, Douglas窩と精囊基部あるいは前立腺底部の間の平滑筋成分を含む比較的しっかりとした結合組織と, この結合組織の背側と直腸の間の一定の厚みを有する疎な結合組織の2種類の結合組織から構成されている. したがって, 通常は前立腺癌の直腸への直接浸潤はしにくい状況にある.
　まれに, 前立腺癌がこの筋膜を通過して直腸に浸潤することがあり, 直腸に浸潤した前立腺癌が下部消化管内視鏡検査で生検されることがある. その頻度は, 直腸生検の約0.1%である.

症例提示

● 症例 1

患者：15 年前に直腸癌の既往がある 70 代後半, 男性.

現病歴：1 か月持続する下痢の症状のため外科を受診し, 直腸診で肛門縁 (AV) より 4 cm の直腸に腫瘤を触知した.

内視鏡検査：腫瘤の奥にさらに全周性腫瘍を認め (**図 4a**), 内視鏡の通過が不可能であった.

病理所見：腫瘍から生検した結果, 直腸癌としては非定型的な像 (**図 4b, c**) を示したため, 免疫組織化学的に検討し, 前立腺癌の直腸浸潤と診断された (**図 4d〜f**). その結果を受けて検査を追加した結果, 血清 PSA 値 69.36 ng/mL であった.

CT 検査：軽度腫大した前立腺から直腸への浸潤が認められ, 直腸壁が全周性に肥厚するとともに, 多発リンパ節転移, 肺転移, 骨転移も認められた.

前立腺癌に対する治療を実施したが, 8 か月後に死亡した.

● 症例 2

患者：70 代後半, 男性.

現病歴：1 年前から前立腺癌, 骨転移に対しホルモン療法を施行していた.

内視鏡検査：粘血便がみられたため内視鏡検査を実施し, 下部直腸に全周性の病変が認められ (**図 5a**), 2 か所生検した (**図 5b, c**).

病理所見：原発性直腸癌と前立腺癌の直腸浸潤が鑑別診断としてあげられたため, 免疫組織化学的に検討した. その結果, 腫瘍細胞は PSA および P504S 陽性, CDX2, CK20 陰性であり (**図 5d〜f**), 前立腺癌の直腸浸潤と診断された.

CT 検査：腫大した前立腺癌から直腸へ浸潤する像が認められた.

経肛門的にイレウス管を挿入し, 人工肛門造設術を施行した. その後, 腫瘍は進展し 4 か月後に死亡した.

臨床所見

前立腺癌の直腸浸潤は, まれに直腸原発癌として見つかることがある. また, 前立腺癌の経過観察中に消化器症状のため直腸癌との鑑別が必要となる場合がある. 前立腺癌の直腸浸潤の症状として, 腸蠕動の変化, 直腸腫瘤, 骨盤痛, 腸閉塞, 下部消化管出血の報告がある.

病理所見

直腸生検の病理組織標本を鏡検する際には, まずは直腸癌として典型的な像ではないと認識することが重要である. また, 臨床医とコミュニケーションをとり, できる限りの臨床情報を収集することも必要である.

典型的でない腺癌と認識した場合は, 腫瘍細胞の核の性状, 腺管形成をはじめと

第5章 鑑別診断の実際

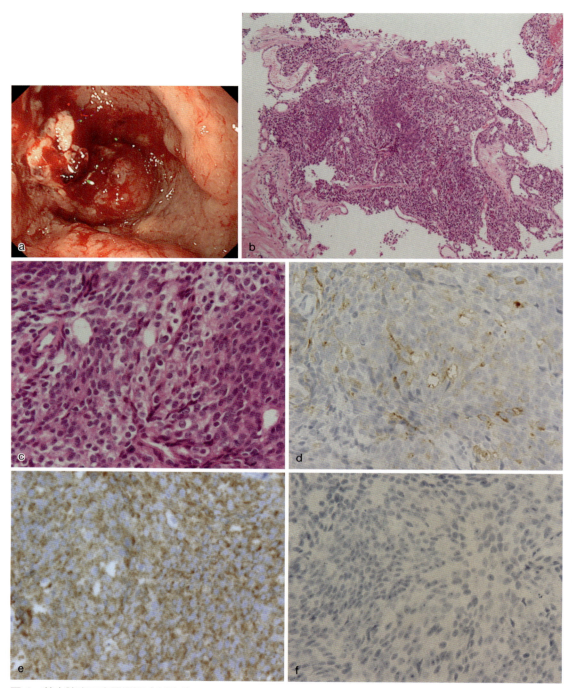

図4 前立腺癌の直腸浸潤（症例1）
70代後半，男性．内視鏡検査（a）で直腸内腔に突出する腫瘍が観察され，同部位から生検された（b）．組織学的に類円形核を有する腫瘍細胞が充実性に増殖する（c）．免疫組織化学的には，腫瘍細胞はPSA（d）およびP504S（e）に陽性，CDX2（f）に陰性を示し，前立腺癌の直腸浸潤と診断された．

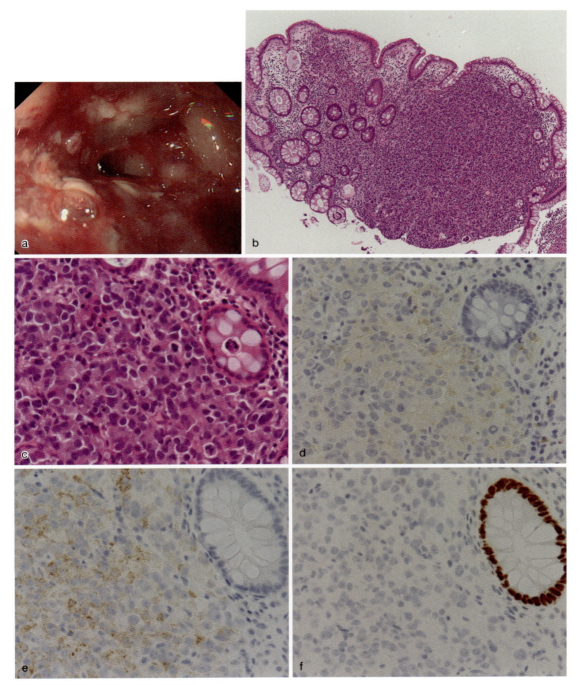

図5 前立腺癌の直腸浸潤(症例2)
70代後半,男性.内視鏡検査(a)で直腸全周性に増殖する腫瘍が認められ,同部位から生検された(b).類円形核を有する腫瘍細胞が直腸粘膜固有層に充実性に増殖する(c).免疫組織化学的には,腫瘍細胞はPSA(d)およびP504S(e)に陽性,CDX2(f)は陰性であった.一方,直腸陰窩上皮はPSAおよびP504S陰性,CDX2陽性を示した.

する組織像と，免疫組織化学的検討結果を総合的に判断する．

　直腸に浸潤する前立腺癌は，分化傾向に乏しい Gleason pattern 4 あるいは 5 の形態を示すことが多い．

免疫組織化学的所見

　前立腺癌の直腸浸潤と原発性直腸癌を鑑別するには，免疫組織化学的検討が有効である．

　前立腺癌は，腫瘍細胞の細胞質に PSA，P504S が陽性を示す．ただし，P504S は前立腺癌で陽性率（94％）が高いが，前立腺に臓器特異性があるわけではないので注意が必要である．肝細胞癌（81％），腎癌（75％），尿路上皮癌（31％），胃癌（27％）などの癌でも P504S 陽性を示すので，PSA が陰性の場合はこれらの転移の可能性も考慮すべきである．前立腺癌では，CK7，CK20 はともに陰性を示すことが多い．

　直腸癌では，CK20，CDX2 が陽性を示す．背景の非腫瘍性粘膜上皮も CK20，CDX2 陽性を示すので，内因性陽性コントロールとして評価の参考になる．

診断上の問題点

　前立腺癌の直腸浸潤と原発性直腸癌とでは，治療法が根本的に異なる．直腸癌の場合は肛門を含めた切除術が考慮されるが，前立腺癌の直腸浸潤の場合はホルモン療法や化学療法が第一選択となることがあり，患者の QOL を考えると両者の鑑別は臨床上，非常に重要である．

　　　　（新井冨生，小松明子，三井秀雄，本多五奉，金澤伸郎，永田卓士，粕谷　豊）

● 文献
- Tang T, et al. Clinicopathological study of 9 cases of prostate cancer involving the rectal wall. Diagn Pathol 2017；12：8.
- Foster MC, O'Reilly PH. Carcinoma of the prostate masquerading as rectal carcinoma. Report of 3 cases and review of the literature. Br J Urol 1990；66：193-5.
- Schowinsky JT, Epstein JI. Distorted rectal tissue on prostate needle biopsy：a mimicker of prostate cancer. Am J Surg Pathol 2006；30：866-70.
- Jiang Z, et al. Expression of α-methylacyl-CoA racemase (P504s) in various malignant neoplasms and normal tissues：astudy of 761 cases. Hum Pathol 2003；34：792-6.
- Werling RW, et al. CDX2, a highly sensitive and specific marker of adenocarcinomas of intestinal origin：an immunohistochemical survey of 476 primary and metastatic carcinomas. Am J Surg Pathol 2003；27：303-10.

子宮内膜症から発生した直腸癌

POINT
▶腸管子宮内膜症は，癌化することがある．
▶術前診断は難しく，直腸癌に準じたリンパ節郭清を伴う手術を行う．
▶免疫染色（CK7，CK20，PAX8，ER，CDX2など）が有用である．

　子宮内膜組織が異所性増殖する疾患を子宮内膜症と呼び，主な部位は卵巣や腹膜である．それ以外の部位に発症する子宮内膜症は，稀少部位子宮内膜症と総称され，『稀少部位子宮内膜症診療ガイドライン』（以下，ガイドライン）が作成されており，腸管子宮内膜症も含まれる．子宮内膜症は子宮内膜組織が異所性増殖する疾患であり，0.7～1％が悪性化するとされているが，ほとんどは卵巣子宮内膜症の癌化であり腸管原発はきわめてまれである．今回は子宮内膜症から発生した大腸癌を経験したので報告する．

症例提示

　患者：60代前半，女性．
　主訴：なし（便潜血陽性）．
　既往歴：帝王切開2回．子宮体癌，胆石症で手術を受けている．
　子宮体癌の詳細：40代時に他院にて単純子宮全摘，両側付属器切除，大網切除，癒着剝離術が施行された．強度の癒着にてリンパ節郭清は行われなかった．病理結果は，①子宮体部類内膜癌，Grade 2，深度b1，左卵巣転移，pT3ANxM0，②子宮平滑筋腫と子宮腺筋症，③右付属器子宮内膜症性囊胞であった．その後，1年半にわたってCAPF療法（CDDP〈シスプラチン〉60 mg/m^2，CPA〈シクロホスファミド〉500 mg/m^2，EPI〈エピルビシン〉40 mg/m^2，5-FU〈フルオロウラシル〉2,500 mg）を4クール施行し，完全寛解（CR）と判断され，16年間経過観察された．このときに行われた検査では，高頻度マイクロサテライト不安定性（MSI-H）であった．
　家族歴：癌の罹患者はいない．
　現病歴：子宮体癌手術の16年後に便潜血検査で陽性となり，大腸内視鏡検査を受けたところ直腸癌が認められ，当院紹介となった．
　現症：身長152 cm，体重66 kg，貧血・黄疸なし．腹部に腫瘤を触れず，圧痛なし．
　血液生化学検査：WBC 9,400/μL，Hb 12.8 g/dL，CRP 0.76 mg/dLと炎症反応

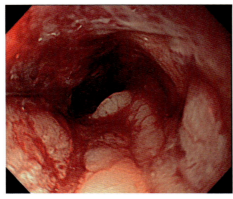

図1　大腸内視鏡検査
細径スコープは通過.

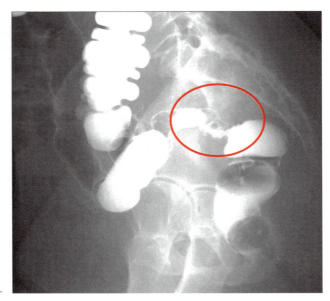

図2　注腸X線検査
直腸S状部(RS)の不整な狭窄像(○).

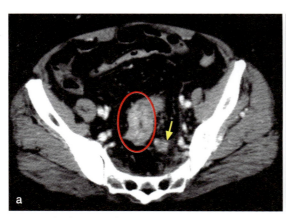
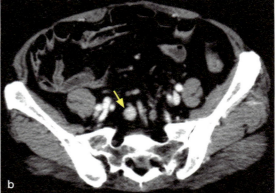

図3　骨盤造影CT検査
a:腫瘍部(○)　　a, b:腫瘍近傍にリンパ節腫大がある(→).

　が軽度上昇していたが，腫瘍マーカーはCEA 2.2 ng/mL，CA19-9 6.9 U/mLと正常範囲内であった(CA125は後述).

　大腸内視鏡検査：肛門縁14 cmに亜全周性の2型腫瘍がみられた(**図1**).細径スコープがようやく通るほどの狭窄を呈していた.生検で，adenocarcinoma (tub1)であった.

　注腸X線検査：上部直腸(Ra)から直腸S状部(RS)にかけて3 cm長に及ぶ不整な狭窄像がみられた(**図2**).

　骨盤造影CT検査：腫瘍に一致して42 mm大の造影効果を伴う壁肥厚がみられ，領域リンパ節腫大が3か所に認められた(**図3**).

　以上から，直腸癌，cT3, cN1b, cM0, cStage Ⅲb(大腸癌取扱い規約〈第9版〉)

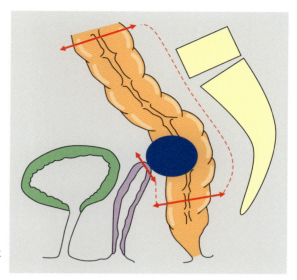

図4 手術のシェーマ
腟壁を合併切除する形で,直腸腫瘍に対して低位前方切除術を施行した.

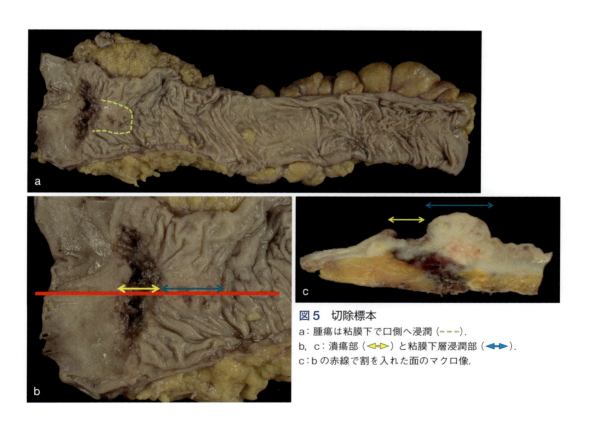

図5 切除標本
a:腫瘍は粘膜下で口側へ浸潤(---).
b, c:潰瘍部(⟷)と粘膜下層浸潤部(⟷).
c:bの赤線で割を入れた面のマクロ像.

の術前診断にて当院外科で手術を行う方針となった.

　手術:低位前方切除術を行った.中下腹部正中切開にて開腹.下腸間膜動脈を根部処理し(D3),下腸間膜静脈,左結腸動脈を結紮処理した.腫瘍が上部直腸の前壁から腟へ浸潤しており,腟壁を合併切除する方針とした(図4).腟浸潤部を切

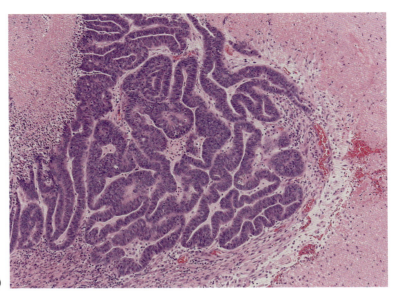

図6　腫瘍の組織像（HE染色）

除側につけるように処理し，腫瘍から3 cm肛門側で切離し，腫瘍の15 cm口側を切離して自動吻合器にて端々吻合した．手術時間は4時間1分，出血は561 mLであった．

切除標本：上部直腸に35×15 mm大の潰瘍性病変がみられ，その口側に粘膜下で浸潤しているような硬結がみられた（図5）．

病理所見：腫瘍は54×40 mm大で2型類似の病変であり，粘膜面よりも固有筋層や漿膜下層に主座があり，通常の直腸癌とは異なる進展形式であった．

組織学的には，異型核を有する円柱状細胞が不規則な管状，乳頭状構造を形成して増殖しており，一部充実性胞巣を形成していた（図6）．直腸部の癌は免疫染色にてPAX8とERが陽性，サイトケラチン（CK）7が25%の細胞に陽性，CK20とCDX2は陰性であった（図7）．腟部の癌は，PAX8とERが陽性，CK7が2%の細胞に陽性，CK20とCDX2は陰性であった（図8）．直腸間膜部の癌は，PAX8陽性，ER陰性，CK7陽性，CK20とCDX2が陰性であった（図9）．いずれも大腸粘膜上皮由来の形質に乏しく，女性生殖器粘膜上皮由来の形質が強く，類内膜癌に相当すると考えられた．

また，癌の近傍の直腸漿膜下層に子宮内膜症を認めた（図10）．直腸壁内の固有筋層および漿膜下層に腫瘍の主座があること，癌近傍に子宮内膜症を認めることから直腸子宮内膜症から発生した類内膜癌の可能性が高いと考えられた．

『大腸癌取扱い規約』に則った書式では，2型，54×40 mm，tub2＞por2，INFb，pT4b（vagina），Ly1a，V0，PM0，DM0，RMX，pN3（7/38，253番リンパ節に1つ転移あり），Stage Ⅲcであり，さらに直腸子宮内膜症であった．

術後経過：患者の希望にて補助化学療法なしで経過観察とした．病理結果が類内膜癌と判明し，術後15日目にCA125を測定したところ35.9 U/mL（正常35.0 U/

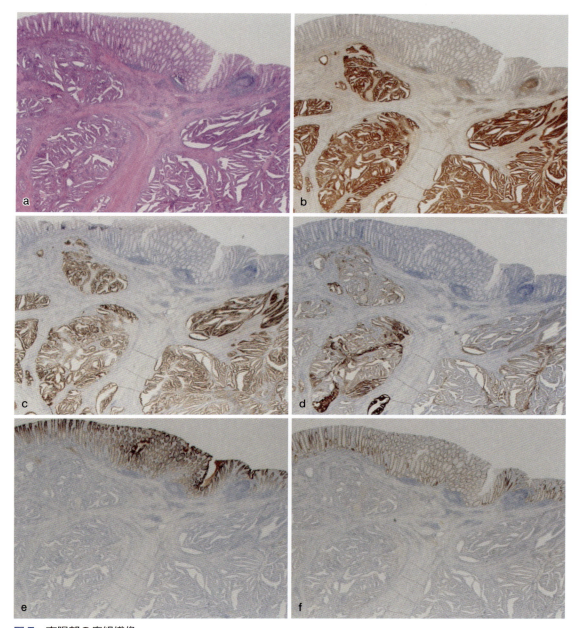

図7　直腸部の癌組織像
a：HE染色　　b：PAX8免疫染色（＋）　　c：ER免疫染色（＋）　　d：CK7免疫染色（＋）　　e：CK20免疫染色（－）
f：CDX2免疫染色（－）
癌は粘膜下で広がっている．

mL以下）と高値であった．その3か月後には5.7 U/mLまで低下し，その後は正常値が続いている．CEA，CA19-9は術前術後と正常範囲内であった．術後5年1か月の現在，再発なく経過している．

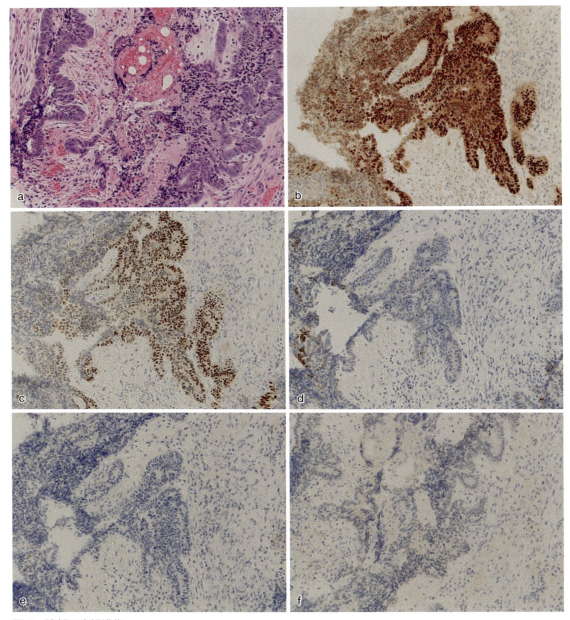

図8　腟部の癌組織像
a：HE染色　　b：PAX8免疫染色（＋）　　c：ER免疫染色（＋）　　d：CK7免疫染色（＋）　　e：CK20免疫染色（－）
f：CDX2免疫染色（－）

子宮内膜症から発生した直腸癌

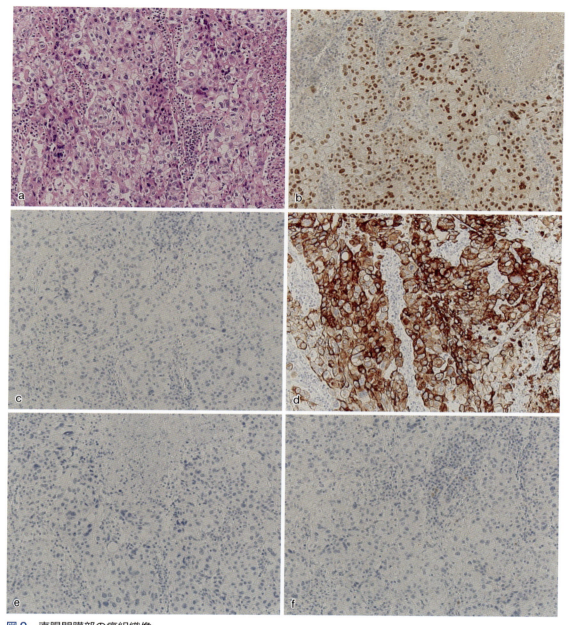

図9 直腸間膜部の癌組織像
a：HE 染色　　b：PAX8 免疫染色（＋）　　c：ER 免疫染色（－）　　d：CK7 免疫染色（＋）　　e：CK20 免疫染色（－）
f：CDX2 免疫染色（－）

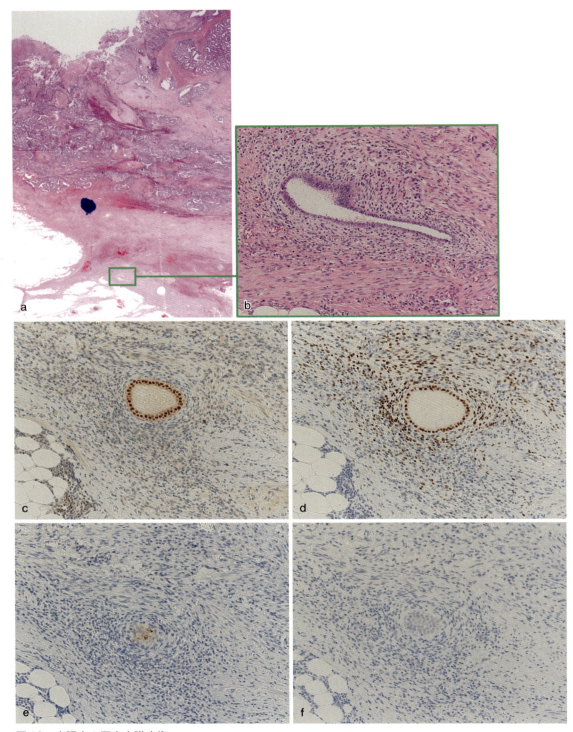

図10 直腸内の子宮内膜症像
a：HE 染色．表層で癌が広がっており，すぐ深部の漿膜下層（□）に子宮内膜症組織がみられた．
b：HE 染色（×200）．a の□．直腸内の子宮内膜症組織．
c：PAX8 免疫染色（＋）　　d：ER 免疫染色（＋）　　e：CK7 免疫染色（＋）　　f：CK20 免疫染色（－）

考察

　子宮内膜症は，子宮内膜組織が子宮内腔外の組織で異所性に増殖する疾患で，わが国の子宮内膜症の受療者数は約22万人と報告されている．子宮内膜症の好発部位（common site）は，卵巣，子宮周囲の靱帯，Douglas窩，骨盤腹膜である．2018年にガイドラインが作成され，これら以外の臓器（less common siteである腸管，尿管，膀胱，臍などと，rare siteである肺，胸膜，軟部組織）に発生した場合を「稀少部位子宮内膜症」と呼称するようになった．稀少部位子宮内膜症は，子宮内膜症全体の0.5〜数％と予想される．

　腸管子宮内膜症の悪性化については，2000年に23症例の報告があり，endometriosis-associated intestinal tumor（EAIT）と呼称された．EAITの病理組織学的診断については，以下の3つが提唱された．

　①良性と悪性の子宮内膜組織が接して共存する．

　②良性および悪性の組織像が子宮体部の非癌部および癌部と同じような組織学的近似型を示す．

　③癌が子宮内膜組織内に発生していて他の原発巣がない．

　さらに，④組織学的に良性子宮内膜症から子宮内膜癌への直接的な移行がみられる，が追加された．

　本症例は，これらの基準に当てはまっていた．わが国の報告では，類内膜癌が12例（57％），明細胞癌が5例（24％），漿液性腺癌が1例（5％）と半数が類内膜癌である．さらに，免疫組織化学検査が診断に有効であり，CK7/CK20は，大腸由来だと（−/＋），子宮内膜由来では（＋/−）となり，本症例は後者であった．また，腸粘膜で陽性を示すCDX2が本症例では陰性であり，子宮内膜や卵管上皮で陽性を示すPAX8が陽性であったことからも，通常の大腸原発腺癌は否定的と診断された．

　わが国からのEAIT報告の集計が2021年に発表された．これによると30例が報告されており，発症年齢は25〜83歳までで，中央値は53歳であり，発生部位は直腸22例（73％），S状結腸4例（13％），小腸2例（7％），間膜2例（7％）と直腸が多数を占めた．出血（14例，47％）と腹痛（11例，37％）が二大症状であった．術前診断は難しく，子宮内膜癌と診断できたのは5例（17％）のみであった．典型的な画像所見がなく，病変の主座が粘膜下層より深い層にあり，生検での診断率が低いためと考えられている．本症例も，術前診断は通常の直腸癌であった．EAITの75％に骨盤子宮内膜症の既往があり，半数近くでエストロゲン補充療法を受けたと報告されており，子宮内膜症やホルモン補充療法の既往がある患者の大腸腫瘍ではEAITを念頭におく．本症例も40代時の手術で右付属器子宮内膜症性嚢胞と診断されており，これは高エストロゲン環境の曝露と関連があることからEAITの高リスクであったかもしれない．

　手術は，全例で病変を含む腸管切除が行われており，リンパ節転移は陽性が12例（40％），なしが12例（40％），不明が6例（20％）であった．このように，EAITの治療は外科的切除が第一選択であり，リンパ節転移もみられることから大

腸癌に準じたリンパ節郭清を伴う手術を行う．子宮内膜症が癌の腹膜播種と類似した症例報告があり，術中診断の際は注意を要する．術後の化学療法が16例（53％）に行われ，そのうち8割にパクリタキセル＋カルボプラチン（TC療法）が投与されていた．明示されていた予後は，生存17例（最長生存期間は60か月），死亡2例（生存期間は2か月と5か月）であった．他の報告では，5年生存率がリンパ節転移陰性で90.9％に対し，陽性例で41.7％と後者で予後不良であった．近年はEAITのリンパ節転移陽性例にTC療法が行われるようになり，その有効性が示唆されている．本症例は，リンパ節転移陽性であったにもかかわらず，術後補助化学療法を行わず5年以上の無再発長期生存が得られた珍しいケースと考えられる．

（松田圭二，新井冨生，橋口陽二郎）

● 文献

・「難治性稀少部位子宮内膜症の集学的治療のための分類・診断・治療ガイドライン作成」研究班．稀少部位子宮内膜症診療ガイドライン．東京：診断と治療社；2018. p.1-8.

・Slavin RE, et al. Endometriosis-associated intestinal tumors：a clinical and pathological study of 6 cases with a review of the literature. Hum pathol 2000；31：456-63.

・Sampson JA. Endometrial carcinoma of the ovary, arising in endometrial tissue in that organ. Arch Surg 1925；10：1-7.

・Scott RB. Malignant changes in endometriosis. Obstet Gynecol 1953；2：283-9.

・﨑山明香ほか．腹腔鏡で治療しえた直腸子宮内膜症から発生した類内膜癌の1例．日産婦内視鏡会誌 2020；36：246-52.

・山田知弘ほか．直腸子宮内膜症関連癌の1例．日臨外会誌 2021；82：1157-64.

・真鍋達也ほか．子宮内膜症術後17年目に発症した直腸子宮内膜症由来の類内膜腺癌の1例．日消外会誌 2010；43：196-201.

・津久井秀則ほか．腸管子宮内膜症より発生した類内膜腺癌の1例．日本大腸肛門病会誌 2014；67：24-8.

・松岡基樹ほか．腸管子宮内膜症に発生した類内膜癌の1例．産婦人科の進歩 2021；73：257-64.

・Uchiyama S, et al. Rectal endometriosis masquerading as dissemination in a patient with rectal cancer：report of a case. Surg Today 2010；40：672-5.

・渡邉佑介ほか．直腸子宮内膜症癌化の1例．日臨外会誌 2014；75：1085-8.

・田中佑典ほか．肝転移を伴う直腸子宮内膜症癌化の一例．日臨外会誌 2019；80：1206-11.

HER2陽性大腸癌

POINT
- ▶ HER2陽性大腸癌は，コンパニオン診断基準に基づいて判定される．
- ▶ *RAS/BRAF*遺伝子変異と*ERBB2*増幅の間には相互排他性はない．
- ▶ HER2陽性大腸癌は，胃癌と同様に腫瘍内不均一性が乳癌より高い傾向があり，HER2陽性は外科材料で判定することが推奨される．

　これまで，HER2（human epidermal growth factor receptor type 2）陽性大腸癌に対して特異的な治療のない状況であったが，このアンメットメディカルニーズに対して，わが国主導によるHER2陽性の国際協調診断基準の確立を経て，国内で医師主導試験（TRIUMPH試験，EPOC1602）が実施された．この結果をもとに，世界で初めてとなるHER2陽性大腸癌患者に対するペルツズマブとトラスツズマブの併用療法が，2022年3月28日に日本で薬事承認された．

　本稿では，HER2陽性大腸癌の臨床病理学的特徴と診断方法について紹介する．

HER2陽性大腸癌の頻度

　各報告において検出方法は異なっているものの，大腸癌における*ERBB2*遺伝子増幅によるHER2陽性の頻度は，1.6～4.1％の範囲で報告されている．左側結腸および直腸原発腫瘍に多くみられ，*RAS/BRAF*野生型の腫瘍で頻度が高い（*RAS/BRAF*野生型では2.1～5.4％，*RAS/BRAF*変異型では0.2～1.4％）と報告されているが，*RAS/BRAF*遺伝子変異と*ERBB2*遺伝子増幅の間には相互排他性はないととらえられている．わが国のIHC（immunohistochemistry：免疫組織化学）法/FISH（fluorescence *in situ* hybridization）法を用いた大腸癌370例の後方視的研究では，*ERBB2*遺伝子増幅が4.1％，*RAS/BRAF*野生型に限ると7.7％と報告されている．

HER2陽性大腸癌に対するわが国の臨床試験が開始された背景

　HER2陽性大腸癌は稀少な亜型の一つであり，これまで国内外ともに承認された有効な治療法がない状況にあった．日本国内での臨床試験が開始される前に，日本を含めたグローバルでの議論が先行し，大腸癌のHER2陽性大腸癌の判定について，日本主導の国際協調診断基準が策定された．この内容は，同時に国立がん研究

センターのホームページにて公開されている.

わが国で行われた TRIUMPH 試験とは,フルオロウラシル（5-FU）,イリノテカン,オキサリプラチン,抗 EGFR 抗体薬を含む治療に不応性を示すようになった *RAS* 遺伝子野生型の HER2 陽性大腸癌に対するペルツズマブとトラスツズマブの併用療法の有効性を検討する単群第Ⅱ相試験である.本試験では,組織検体に対して IHC/FISH 法を用いた HER2 病理診断において,HER2 陽性（IHC 3＋または FISH 陽性）と診断された症例に加え,血漿検体（リキッドバイオプシー）（Guardant360® CDx がん遺伝子パネル）において,*ERBB2* 遺伝子増幅を認める患者が適格とされた.プライマリーエンドポイントである組織検体における HER2 陽性症例における奏効率は 30％,PFS（progression free survival：無増悪生存期間）4.0 か月と良好な結果が示された.アンメットメディカルニーズとして認識されていた HER2 陽性大腸癌に対して,国内で実施した医師主導治験（TRIUMPH 試験,EPOC1602）の結果をもとに,世界で初めてとなる,HER2 陽性大腸癌患者に対するペルツズマブとトラスツズマブの併用療法が 2022 年 3 月 28 日に日本で薬事承認された.

大腸癌患者において HER2 病理診断を行う意義は,抗 HER2 療法の適応の有無を判定するためであり,抗 HER2 療法施行前に HER2 病理診断を施行する必要がある.また,HER2 病理診断の対象として,TRIUMPH 試験における適格基準は *RAS* 遺伝子野生型に限られているが,*ERBB2* 遺伝子増幅と *RAS/BRAF* 遺伝子変異との間に相互排他性がないこと,その他の抗 HER2 療法の臨床試験で *RAS* 遺伝子変異型患者も対象としていることから,*RAS/BRAF* 遺伝子変異の有無にかかわらず,切除不能の進行再発大腸癌患者に対して HER2 病理診断を行うことは妥当とみなされている.

HER2 病理診断法

HER2 陽性判定アルゴリズム

HER2 陽性大腸癌患者に対するペルツズマブとトラスツズマブの併用療法が薬事承認されることになった医師主導試験である TRIUMPH 試験では,組織検体を用いた IHC 法もしくは FISH 法にて HER2 陽性（IHC 3＋もしくは FISH 陽性；2.0 ≧ *HER2/CEP17* 比）（学術的には *ERBB2* が遺伝子名であるが,添付文書等では *HER2* 遺伝子と表記されているため,原資料の表記に従って記述する）と診断された症例に加え,血漿検体を用いた NGS（next generation sequencing）法において *ERBB2* 遺伝子増幅が認められた患者が適格患者として試験に組み入れられ,臨床試験が実施された.同時並行で行われた TRIUMPH 試験のスクリーニング研究で行われた HER2 病理診断結果に基づき,ベンタナ ultraView パスウェー HER2（4B5）（ロシュ・ダイアグノスティックス,IHC 法）とパスビジョン® HER-2

DNA プローブキット（アボットジャパン，FISH 法）がそれぞれ CDx（コンパニオン診断）として 2022 年 3 月に薬事承認されている．

大腸癌については，IHC 法および FISH 法による HER2 検査キットが本治療に対する CDx として承認されており，治療適格患者の選定は CDx 承認検査キットの添付文書の判定基準に沿って適切に行われなければならない．双方の検査法を用いるコンパニオン診断基準は，臨床試験に先立ち，国際協調診断基準として確立されている．国際協調 HER2 陽性診断基準は，米国の SWOG1613 試験の基準に協調して，「HER2 IHC 3＋または HER2 IHC 2＋かつ FISH 陽性 *ERBB2/CEP17* 比 ≧2.0」である．

一方，TRIUMPH 試験では，治験治療が有効な患者を偽陰性と判定する危険性を減らすため，HER2 陽性判定基準を「HER2 3＋または FISH *HER2/CEP17* 比 ≧2.0」とした．TRIUMPH 試験のスクリーニング研究である HER2 スクリーニング試験（前述の試験とは別の患者集団である患者数 147 の試験）において，IHC 法で IHC 1＋，IHC 0 と判定された患者のなかで，FISH 陽性となる患者は 0 例であった．以上より，コンパニオン診断では，臨床試験の適格基準がそのまま採用されるため，「HER2 3＋or FISH *HER2/CEP17* 比≧2.0」をコンパニオン診断基準としているが，その背景は上記のとおりであり，FISH 法が IHC 法による HER2 判定を臨機応変に補完することを可能にしている．IHC 3＋以外の症例においても，*ERBB2* 遺伝子増幅を認める症例が実際に存在する．TRIUMPH 試験において，組織検体にて HER2 陽性と判定された症例（$n=7$）には IHC 2＋かつ FISH 陽性の症例が 4 例含まれたことから，HER2 病理診断として IHC 法を最初に行った場合，少なくとも IHC 2＋の症例については FISH 法による *HER2* 遺伝子増幅を確認することが望ましいと判断するのが妥当である（詳細は，日本病理学会の「大腸癌における抗 HER2 抗体療法（ペルツズマブ及びトラスツズマブ併用療法）のコンパニオン診断（HER2 病理診断）の実施に関する見解」を参照されたい）．

以上，コンパニオン診断基準の成り立ちと背景から，IHC 法と FISH 法の相互補完関係を踏まえ，まずは IHC 法にて HER2 判定を試み，IHC 2＋と判定した場合には FISH 法にて確証を得る道筋を本コンパニオン診断基準は包含しているととらえることができる．詳細は「固形癌 HER2 病理診断ガイダンス第 2 版　補遺」の「大腸癌」を参照されたい．

大腸癌の HER2 病理診断アルゴリズムを**図 1** に示す．

免疫組織化学（IHC）染色法

大腸癌に対する HER2 病理診断はコンパニオン診断になるため，すでに判定ガイドは発刊されている．詳細は，ロシュ・ダイアグノスティクスの「ベンタナ ultraView パスウェー HER2（4B5）判定ガイド～大腸癌編～EPOC1602/TRIUMPH 試験」を参照されたい．

表 1 は，大腸癌に使用される HER2 IHC スコアリングアルゴリズムである．注

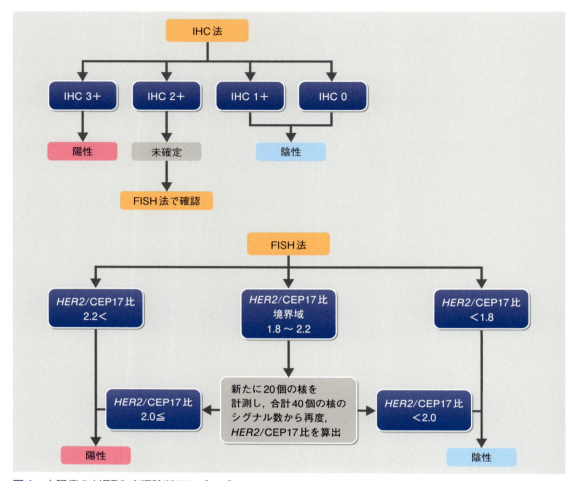

図1 大腸癌のHER2病理診断アルゴリズム
IHC：immunohistochemistry（免疫組織化学），FISH：fluorescence *in situ* hybridization

意すべき点は，HER2蛋白発現の判定には，癌細胞基底側の陽性像を求めないこと，生検材料については，染色陽性腫瘍細胞の割合に対する基準を設けず，見出される検鏡像において IHC スコアリングを行うことである．**図2**に HER2 陽性大腸癌を示す．

in situ ハイブリダイゼーション法

大腸癌に対する HER2 病理診断はコンパニオン診断になるため，*HER-2*遺伝子キット パスビジョン® HER-2 DNA プローブキットの添付文書を参照されたい．注意すべき点は，HER-2/*neu* 比が境界線上の値 1.8〜2.2 かつ核間でカウント数にばらつきがある場合には，別の 20 個の核を追加して計測し，合計 40 個の核のシグナル数から再度，HER-2/*neu* 比を算出する必要がある．核間でばらつきがない場合，HER-2/*neu* 比 2.0≦であれば FISH 陽性と判定される（HER-2 の表記も原資料の記述に従って記載している）．

表1 HER2 IHC スコアリングアルゴリズム

IHC スコア	手術材料	生検材料
3+	>10% の腫瘍細胞について，側方の完全な細胞膜または全周の細胞膜において，強い染色強度で染色陽性像が認められる．判定に細胞基底側の陽性像を求めない	染色陽性腫瘍細胞の割合にかかわらず，側方の完全な細胞膜または全周の細胞膜において，強い染色強度で染色陽性像が認められる
2+	>10% の腫瘍細胞について，側方の不完全な細胞膜または全周の細胞膜において，弱から中等度の染色強度で染色陽性像が認められる または≦10% の腫瘍細胞について，側方の完全な細胞膜または全周の細胞膜において，強い染色強度で染色陽性像が認められる．判定に細胞基底側の陽性像を求めない	染色陽性腫瘍細胞の割合にかかわらず，側方の不完全な細胞膜または全周の細胞膜において，弱から中等度の染色強度で染色陽性像が認められる
1+	>10% の腫瘍細胞について，側方の不完全な細胞膜または全周の細胞膜において，かすかな/かろうじて認識できる染色強度で染色陽性像が認められる．判定に細胞基底側の陽性像を求めない	染色陽性腫瘍細胞の割合にかかわらず，細胞膜において，かすかな/かろうじて認識できる染色強度で染色陽性像が認められる
0	染色陽性像を認めない または≦10% の腫瘍細胞について，側方の不完全な細胞膜または全周の細胞膜において，かすかな/かろうじて認識できる染色強度で染色陽性像が認められる．判定に細胞基底側の陽性像を求めない	細胞膜における陽性像を示す細胞を認めない

生検検体よりも手術検体を用いるほうが望ましい．
(Fujii S, et al. International harmonization of provisional diagnostic criteria for *ERBB2*-amplified metastatic colorectal cancer allowing for screening by next-generation sequencing panel. JCO Precis Oncol 2020；4：6-19 より引用)

HER2 陽性大腸癌の病理組織学的特徴

HER2 蛋白の発現と組織型の関係

　HER2 蛋白発現と組織型の関係についての知見は少ないが，19 例の検討では，1 例のみが低分化像が主体の腺癌であり，他はすべて管状腺癌が優位の腺癌であった．しかしながら，主たる組織型が管状腺癌の場合にも充実性胞巣からなる低分化成分が併存する場合があるため，HER2 IHC スコアリングを診断基準に基づいて行わなければならない．

腫瘍内不均一性

　HER2 陽性大腸癌は，胃癌と同様に腫瘍内不均一性が乳癌より高い傾向にあり，手術検体を用いた検討において腫瘍細胞の 50% 未満の領域のみ HER2 陽性である症例の割合は約 37%（7/19 例）と報告されている．一方，同一症例の術前生検検体と手術検体の間で HER2 陽性態度について検討すると，約 73%（11/15 例）の一致率であった．そのため，生検検体よりも外科手術検体を用いるほうが望ましく，

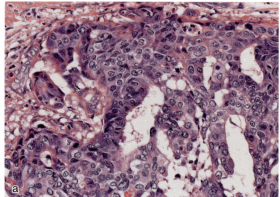
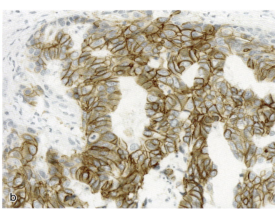
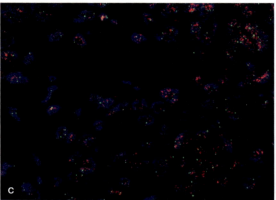

図2 HER2陽性大腸癌
a：HE染色強拡大像
b：aと同部の免疫組織化学染色像（HER2）
c：aと同部のFISH（HER2/CEP17）像

HER2病理診断にやむをえず生検検体を用いる場合には，腫瘍の複数箇所から採取された生検を用いることが望ましいと考える．

HER2陽性大腸癌の転移好発臓器

*ERBB2*増幅が認められる乳癌と胃癌は，中枢神経系への転移が多いことが報告されているが，大腸癌においても同様の傾向が報告されている．また，女性患者に限ると，卵巣転移症例が多いことが報告されている．

原発巣と転移巣のHER2蛋白発現態度

大腸癌の原発巣と転移巣におけるHER2陽性の不一致が，約14％の症例で報告されている．原発巣がHER2陽性で転移巣は陰性である場合，もしくはその逆であったという報告もある．HER2病理診断に関して，原発巣を用いるのがよいか，転移巣を用いるのがよいかについては一定の見解は示されていない．しかし，最新のホルマリン固定パラフィンブロックが種々のHER2病理診断に資する試料である可能性が高い点に鑑みると，現状では最新のホルマリン固定パラフィンブロックの使用が推奨される．

HER2陽性大腸癌の判定上の問題点

　前述したように，HER2陽性大腸癌の判定は，コンパニオン診断基準に沿って行われなければならない.

（藤井誠志）

● 文献
- Marx AH, et al. Heterogenous high-level HER-2 amplification in a small subset of colorectal cancers. Hum Pathol 2010；41：1577-85.
- Ingold Heppner B, et al. HER2/neu testing in primary colorectal carcinoma. Br J Cancer 2014；111：1977-84.
- Richman SD, et al. HER2 overexpression and amplification as a potential therapeutic target in colorectal cancer：analysis of 3256 patients enrolled in the QUASAR, FOCUS and PICCOLO colorectal cancer trials. J Pathol 2016；238：562-70.
- Valtorta E, et al. Assessment of a HER2 scoring system for colorectal cancer：results from a validation study. Mod Pathol 2015；28：1481-91.
- Sawada K, et al. Prognostic and predictive value of HER2 amplification in patients with metastatic colorectal cancer. Clin Colorectal Cancer 2018；17：198-205.
- Raghav K, et al. Validation of *HER2* amplification as a predictive biomarker for anti-epidermal growth factor receptor antibody therapy in metastatic colorectal cancer. JCO Precis Oncol 2019；3：1-13.
- Salem ME, et al. Comparative molecular analyses of left-sided colon, right-sided colon, and rectal cancers. Oncotarget 2017；8：86356-68.
- Fujii S, et al. International harmonization of provisional diagnostic criteria for *ERBB2*-amplified metastatic colorectal cancer allowing for screening by next-generation sequencing panel. JCO Precis Oncol 2020；4：6-19.
- 国立がん研究センター. 次世代シーケンサー（NGS）による遺伝子パネル検査を組み合わせた HER2 陽性大腸がんに関する国際協調診断基準を世界で初めて確立. 国立がん研究センタープレスリリース. 2020年2月28日.
  https://www.ncc.go.jp/jp/information/pr_release/2020/0228/index.html
- Nakamura Y, et al. Circulating tumor DNA-guided treatment with pertuzumab plus trastuzumab for *HER2*-amplified metastatic colorectal cancer：a phase 2 trial. Nat Med 2021；27：1899-903.
- 藤井誠志. 大腸癌.「固形癌 HER2 病理診断ガイダンス」策定ワーキンググループ. 固形癌 HER2 病理診断ガイダンス 第2版 補遺. 日本病理学会；2022.
- 藤井誠志監. ベンタナ ultraView パスウェー HER2（4B5）判定ガイド〜大腸癌編〜EPOC1602/TRIUMPH 試験. ロシュ・ダイアグノスティクス；2022.
- パスビジョン® HER-2 DNA プローブキット添付文書. 第9版. アボットジャパン；2022.
- Hosonaga M, et al. Molecular and cellular mechanisms underlying brain metastasis of breast cancer. Cancer Metastasis Rev 2020；39：711-20.
- Cavanna L, et al. Gastric cancer with brain metastasis and the role of human epidermal growth factor 2 status. Oncol Lett 2018；15：5787-91.
- Sartore-Bianchi A, et al. Central nervous system as possible site of relapse in *ERBB2*-positive metastatic colorectal cancer：long-term results of treatment with trastuzumab and lapatinib. JAMA Oncol 2020；6：927-9.
- Li JL, et al. Clinical significance of HER2 and EGFR expression in colorectal cancer patients with ovarian metastasis. BMC Clin Pathol 2019；19：3.
- Lee WS, et al. Comparison of HER2 expression between primary colorectal cancer and their corresponding metastases. Cancer Med 2014；3：674-80.

Invasive micropapillary carcinoma

POINT
- 大腸においても，微小乳頭状構築の増殖を特徴とする癌が同定されている．
- 乳癌などの多臓器で報告されているように，リンパ管侵襲やリンパ節転移が多く，予後不良と考えられているものもあれば，予後と相関しないとの報告例もある．
- 現時点では，有効な分子標的療法を期待できる研究成果は得られていない．
- 今後の症例の集積による検討が必要である．

臨床所見

- invasive micropapillary carcinoma（IMPC）は，男女による発生頻度に差はみられず，発生部位の違いは統計学的にもみられず，近位部結腸にも遠位部結腸にも発生しうると考えられている．
- 直腸，S状結腸に多いとする報告もある．

肉眼所見

- IMPC をもつ大腸癌に特徴的な肉眼所見はなく，通常の管状腺癌で認められるものに肉眼形態との違いはない（図1）．
- 早期癌の肉眼形態を示すものから進行癌の肉眼形態を示すものもある．
- 肉眼所見のみをもって IMPC の存在を疑うことは不可能である．

組織学的所見

- 組織学的には，通常，IMPC は明らかな乳頭状間質や線維性間質をもたず，3〜

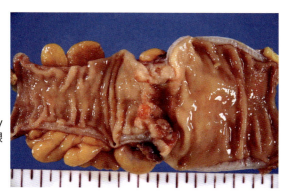

図1 invasive micropapillary carcinoma（IMPC）の肉眼所見
S状結腸．潰瘍限局型の肉眼像を示す．IMPC 成分が腫瘍全体の 30% の症例．

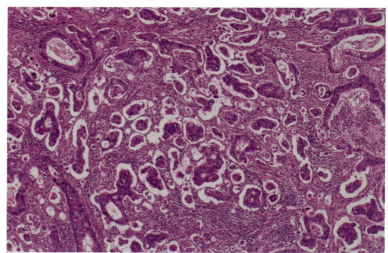

図2　invasive micropapillary carcinoma (IMPC) の組織学的所見
数個からなる腫瘍胞巣が，線維血管性の間質を伴うことなく微小乳頭状に増殖しており，腫瘍胞巣と間質との間には裂隙形成がみられる．

20個の小細胞集塊を形成して増殖している（図2）．
- 重要な点は，胞巣内部に線維血管性の間質をもたないということである．
- 腫瘍胞巣の周囲には裂隙形成がみられ（図2），リンパ管侵襲との鑑別を要する．
- 腫瘍胞巣中に管腔形成は目立たず，管腔の内面が外側に一部シフトする，いわゆる，inside-out pattern を呈していることが特徴とされる．
- IMPC の腫瘍細胞の細胞質は空胞変性することもある．
- 間質浸潤部の周囲では，線維芽細胞や筋線維芽細胞の増生を伴っていることが多い．
- IMPC の成分が腫瘍全体の成分を示すことは少なく，多くの症例では管状腺癌と混在している．
- 粘液癌に随伴して認められた例も報告されている．
- 浸潤性の増殖パターンを示し，リンパ管侵襲や静脈侵襲，神経侵襲がしばしば認められる．

免疫組織化学的所見

- 腫瘍細胞はサイトケラチン（CK）20 に陽性を示すことが多く，CK7 には陰性を示すことが多い．
- inside-out pattern の同定にはビリン（villin），MUC1，EMA の免疫染色が有用である．この中で，ビリンが最も有用と思われる（図3）．通常，小型腫瘍胞巣の辺縁部に陽性像が得られる．
- IMPC では，腫瘍胞巣と間質の間には裂隙が生じるため，リンパ管侵襲との鑑別が難しい場合がある．その際にはポドプラニン（D2-40）の免疫染色にてリンパ管侵襲を同定することが可能である（図4）．
- IMPC では周囲間質に筋線維芽細胞の増生がみられ，ポドプラニン（D2-40）が

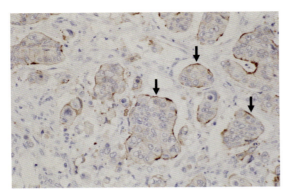

図3 invasive micropapillary carcinoma (IMPC) のビリン免疫染色

腫瘍胞巣の辺縁部（→）に陽性像がみられ，極性の逆転がみられる．

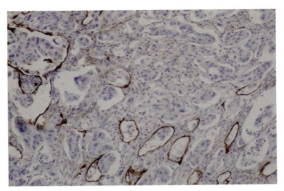

図4 invasive micropapillary carcinoma (IMPC) のポドプラニン (D2-40) 免疫染色

腫瘍細胞のリンパ管侵襲がみられる．

増生した筋線維芽細胞の陽性を示すことがあるので，癌周囲に陽性を示すポドプラニン (D2-40) 陽性部位がリンパ管の空隙なのか，増生している筋線維芽細胞なのかを HE 標本と対比しながら正しく判断する必要がある．
- 分子標的療法に結びつく可能性のある免疫染色として HER2 検査がある．ALK 免疫染色ではこれまで陽性を示すものはなかった．
- ミスマッチ修復蛋白質免疫染色では，発現保持を示すことが多い．

遺伝子検査

- *TP53* 遺伝子の異常が高頻度で認められるとの報告がある．
- *BRAF*^{V600E} 遺伝子や *KRAS* 遺伝子の変異が報告されているが，頻度は IMPC の成分をもたない癌と意義のある差は認められないとされる．

鑑別診断

- 結腸原発の癌としては，低分化腺癌（図5），髄様癌（図6），印環細胞癌などとの鑑別を要する．いずれも細胞相互の接着性があり，低分化腺癌や印環細胞癌でやや中型の腫瘍集塊と小型の腫瘍集塊を形成してくるような症例では鑑別が特に問題となるが，IMPC で認められるように 3〜20 個程度のやや大きさのそろった集塊が周囲に裂隙を形成しながら増殖してくることはまれである．
- さらに近年，大腸癌の予後因子として注目されている簇出（tumor budding）と IMPC との鑑別も重要である（図7）．腫瘍最深部に少量の癌細胞が小集塊を形成したり，個々の腫瘍細胞が混在したりしている場合，簇出の可能性が高く，このような像を IMPC と診断してはいけない．IMPC は，ある程度の領域性をもって，3〜20 個からの腫瘍集塊が広がり，周囲に裂隙を形成するものに対して診断されるべきである．筆者の経験例では，IMPC は腫瘍胞巣の最深部に存在するというよりは，むしろ腫瘍胞巣の側方辺縁部に存在することが多いことを確認して

Invasive micropapillary carcinoma

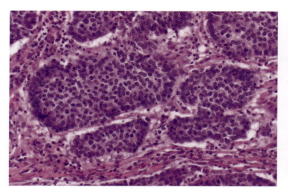

図5　低分化腺癌の組織学的所見
腫瘍胞巣は大型であり，腫瘍と間質の間の裂隙形成も目立たない．

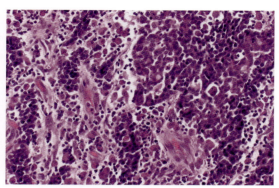

図6　髄様癌の組織学的所見
髄様の増殖を示し，腺腔形成に乏しい．間質にはリンパ球浸潤がみられる．

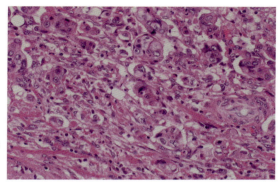

図7　簇出（tumor budding）の組織学的所見
癌が小集塊を形成している．

おり，簇出との鑑別に役立つ．
- また，乳腺，卵巣，膀胱，腎盂・尿管，肺，唾液腺，膵臓，胆道，胃，十二指腸，甲状腺などにも IMPC が発生することが知られており，これらの臓器からの転移の可能性を除外しなければならない．IMPC が臓器の固有の上皮から発生していない，もしくは臓器の固有の上皮から発生した癌と共存していない場合は，転移を疑う手がかりになる．難しい場合には免疫染色のパネルを使用し，原発巣を推定することも有用である．
- 最も重要なことは，放射線科や各科の医師と連携をとり，IMPC の原発巣を特定することである．その同定に PET-CT が有用な場合がある．リンパ節転移の最も多い部位に近い所属部位にあたる臓器の癌が原発巣である可能性が高く，遠隔転移をきたす原発癌の頻度を考慮し，原発巣の特定に至る場合がある．他臓器からの転移の場合には原発腫瘍を採取し，組織像の情報が必要になることはいうまでもない．

治療法

● 早期癌は，内視鏡的粘膜切除術（EMR），内視鏡的粘膜下層剥離術（ESD）の適用になるが，術後の病理検査でリンパ管侵襲などが同定された場合，局所の結腸リンパ節郭清の必要が出てくる．

● 局所に限局する進行癌に対しては，手術による切除が望ましい．

● 切除不能癌には，化学療法や放射線療法が試みられる．

予後

● 大腸に発生する IMPC は，リンパ管・静脈侵襲が多く，リンパ節転移も多く，予後不良との報告がある．

● 我々の検討では，IMPC の検討症例が 9 例と少なかったが，この成分をもつ大腸癌とこの成分をもたない大腸癌との 5 年生存率に意義のある差は認められなかった．

今後の展望

● 乳癌では，極性の逆転が部分的なものでもリンパ管侵襲やリンパ節転移が多いとの報告があり，大腸癌の IMPC でも類似の症例が存在するものと思われる．

● 大腸原発 IMPC に対する有益な分子標的療法はいまだ見つかっておらず，今後，症例を集積し大規模な検討が望まれる．

（黒田直人，賴田顕辞）

● 文献

・Guzińska-Ustymowicz K, et al. Invasive micropapillary carcinoma：a distinct type of adenocarcinomas in the gastrointestinal tract. World J Gastroenterol 2014；20：4597-606.

・Wen P, et al. Invasive micropapillary carcinoma of the sigmoid colon：distinct morphology and aggressive behavior. Int J Clin Exp Pathol 2008；1：457-60.

・Kuroda N, Yorita K. Colon cancer with micropapillary carcinoma component：a clinopathologic study of 9 cases. Pol J Pathol 2017；68：102-8.

・Verdú M, et al. Clinicopathological and molecular characterization of colorectal micropapillary carcinoma. Mod Pathol 2011；24：729-38.

・Dano H, et al. Guidelines for an optimal management of a malignant colorectal polyp. What is essential in a pathology report? Acta Gastroenterol Belg 2020；83：53-9.

・Mukai S, et al. Submucosal invasive micropapillary carcinoma of the colon with massive lymph node metastases：a case report. Case Rep Oncol 2012；5：608-15.

・Lee HJ, et al. Colorectal micropapillary carcinomas are associated with poor prognosis and enriched in markers of stem cells. Mod Pathol 2013；26：1123-31.

・Acs G, et al. Invasive ductal carcinomas of the breast showing partial reversed cell polarity are associated with lymphatic tumor spread and may represent part of a spectrum of invasive micropapillary carcinoma. Am J Surg Pathol 2010；34：1637-46.

直腸GIST

POINT
- GISTの診断は，組織像と適切な免疫染色を組み合わせれば，針生検でも十分可能である．
- high risk GISTには，術後補助化学療法が推奨される．
- c-kit遺伝子の変異解析は，GISTの診断だけでなく，イマチニブへの感受性をある程度予測することができる．

症例提示

患者：40代後半，男性．
既往歴：高血圧，脂質異常症．
現病歴：便秘，排尿障害が出現したため近医を受診，CTで骨盤内腫瘍を認めた．少量の腹水はあるものの，リンパ節腫大や腹膜播種の所見は認めず，当院へ紹介となった．
入院後経過：当院の画像診断（図1）でも，最大径10 cm程度の同様な骨盤腫瘍を認め，GIST（gastrointestinal stromal tumor），平滑筋肉腫，カルチノイド，前立腺腫瘍などが疑われたため，経直腸的針生検が実施された．
　組織学的に，腫瘍は卵円形ないし紡錘形の核を有する腫瘍細胞が不規則束状，錯

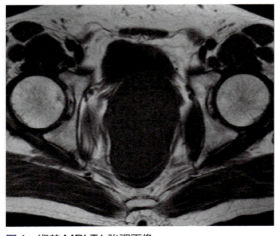

図1　術前MRI T1強調画像

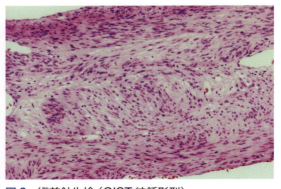

図2　術前針生検（GIST紡錘形型）

381

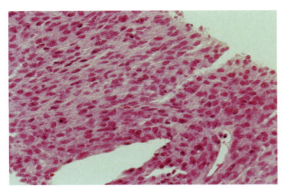
図3　術前針生検（GIST 類上皮型）

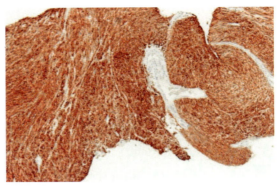
図4　術前針生検（KIT 免疫染色）

綜増生しており，凝固壊死，分裂像は目立たない．形態学的には GIST を示唆する所見で，紡錘形の腫瘍細胞が主体であるが（図2），一部円形の核を有する類上皮型様の部分もみられる（図3）．

免疫組織化学的に，腫瘍細胞は KIT 強陽性であった（図4）．α-SMA（α-smooth muscle actin）陽性を示す紡錘形細胞も一部にみられるが，腫瘍に巻き込まれた固有筋層平滑筋細胞の可能性がある．S-100 は陰性であった．Ki-67（MIB-1）の labeling index（標識率）は，最も高い視野で 10% 程度であるが，GIST は場所による増殖性の偏りや，しばしば腫瘍内にリンパ球の浸潤を伴っていることがあるので，生検での評価は参考程度とする（わが国のガイドラインでは，生検組織診のみによる GIST のリスク評価は推奨していない）．

生検検体を用いた遺伝子解析では，*c-kit* 遺伝子エクソン 11，コドン 576 に CTT（Leu）→CCT（Pro）の点突然変異がみられた．

腫瘍縮小による臓器温存，完全切除を目的に，イマチニブの術前投与が行われた（400 mg/日）．投与後，腫瘍の縮小がみられたものの，内服から 8 か月後には効果が乏しくなったため手術方針となり，超低位前方切除術が施行された．

肉眼的に，直腸固有筋層に連続して外向性に発育する，周囲との境界明瞭な長径 8 cm 大の結節性腫瘍を認めた（図5a）．割面では全体の 50% 程度に，術前治療によると思われる出血を伴う囊胞変性がみられ，その周囲にも黄色ゼラチン様の変性を認めた（図5b）．viable と思われる充実性の腫瘍成分は，10〜20% 程度の範囲にみられるのみであった．

肉眼的に腫瘍がよく残存している領域では，生検でみられたのと同様な紡錘形腫瘍細胞の錯綜増生を認め，残存する腫瘍細胞に変性像は目立たない（図6a，b）．肉眼的変性部位に一致して，出血を伴う高度な囊胞状ないし硝子変性を認めるが，変性した領域内にも腫瘍細胞の残存が散見される（図6c）．分裂像はみられず，Ki-67（MIB-1）の labeling index は 1% 以下であった．肉眼的，組織学的に剝離面への腫瘍の露出はみられなかった．

病理に提出された検体は，術前の針生検と，術前イマチニブ療法後の手術検体で

直腸GIST

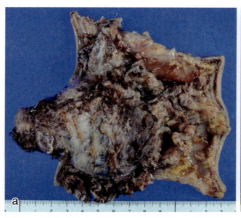
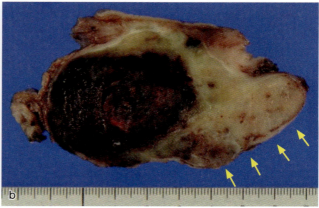

図5 手術検体の肉眼像
a：直腸壁から外向性に発育するGIST．
b：割面では，術前イマチニブ療法により，出血を伴う囊胞状変性，黄色ゼラチン様の変性が目立つが，一部に充実性の腫瘍が残存していた（⇒）．

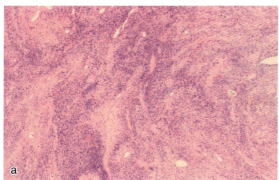
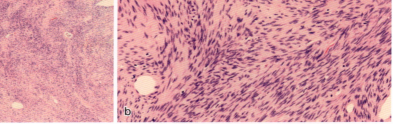
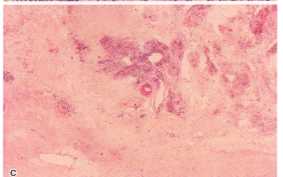

図6 手術検体の組織像
a：肉眼的な腫瘍残存部に一致して，紡錘形腫瘍細胞の残存を認める．残存する腫瘍細胞に変性像はみられず，分裂像は認めない．
b：aの強拡大像
c：肉眼的に変性した領域にも，腫瘍細胞の残存を巣状に認める．

383

あるため，増殖性についての厳密な評価は困難である．しかし，術前治療前の画像診断で腫瘍の最大径は 10 cm を超えていると考えられ，Miettinen/AFIP（Armed Forces Institute of Pathology）分類，modified Fletcher/Joensuu 分類のいずれにおいても，増殖性にかかわらず high risk GIST と推定される．ガイドラインではイマチニブによる術後補助療法の適応もあるが，本症例では実施されていない．

術後 3 年目に，MRI で直腸吻合部近傍に再発が確認され，イマチニブ投与を開始した．当初，再発巣は縮小し，コントロールは良好であったが，4 年後には再び増大傾向がみられ，スニチニブに変更するが効果はみられず，初回手術から 8 年後，他院にて骨盤内臓器全摘出術が施行された．他院で施行された手術検体の病理学的検索で，GIST の再発と確認されている．腫瘍の Ki-67（MIB-1）の labeling index は 30～40％ 程度と病理報告書に記載されており，初発時よりも腫瘍の増殖性が高くなっていた可能性がある．

本症例のポイント

- 術前の針生検で，組織像と免疫染色により GIST と確定診断した．
- 生検材料を用いた遺伝子解析で *c-kit* 遺伝子エクソン 11 L576P の点突然変異が確認されているが，このタイプの変異はイマチニブの感受性が乏しいとの報告もあり，術前治療後の手術検体でも，viable な腫瘍細胞の残存が目立つ．
- 画像診断の腫瘍サイズよりハイリスクと考えられたが，術後補助療法は行われず，3 年後に再発した．
- イマチニブへの二次耐性，スニチニブに耐性を示したため，再発巣の外科的切除が行われた．

（櫻井信司，古谷未央，井出宗則）

● 文献

・日本癌治療学会編. GIST 診療ガイドライン. 第 4 版. 東京：金原出版；2022.

・Conca E, et al. Activate and resist：L576P-KIT in GIST. Mol Cancer Ther 2009；8：2491-5.

索引

太字：病理写真

欧字

adenocarcinoma in adenoma **330**, **335**
adenoma-carcinoma sequence 66
anal intraepithelial neoplasia（AIN） **320**
asymmetrical proliferation 95, 96
Burkitt リンパ腫 **263**
B 細胞性リンパ腫の鑑別 253
cancer microenvironment formed by peritoneal invasion（CMPI） 163
cap polyposis 296
colonic muco-submucosal elongated polyp（CMSEP） **298**
conventional colorectal adenoma 86
Cowden 病 291
CpG アイランドメチル化形質（CIMP） 70
Crohn 病 129, 179, 183
Cronkhite-Canada 症候群 **290**
CT コロノグラフィ（CTC） 49
desmoplastic reaction（DR） 149
disseminated peritoneal adenomucinosis（DPAM） 206, **208**
dystrophic goblet cell 95, **190**
elastic laminal invasion（ELI） 158, **164**
endometriosis-associated intestinal tumor 367
exaggerated serration 95
extragastrointestinal stromal tumor（EGIST） 241
gastrointestinal stromal tumor（GIST） 56, **172**, **237**, 241, **248**, **249**, 300
　―の亜分類 242
　―紡錘形型 **247**, **381**
　―類上皮型 **247**, **382**
goblet cell-rich hyperplastic polyp（GCHP） 93
hamartomatous inverted polyp **314**
head invasion **109**, 139, **141**
HER2 78
HER2 IHC スコアリングアルゴリズム 373
HER2 病理診断アルゴリズム 372
HER2 陽性大腸癌 **374**
IBD 関連癌 183, **185**, **189**, **190**
inflammatory myoglandular polyp **293**
inside-out-pattern **109**, 377
invasive micropapillary carcinoma（IMPC）

127, 376, **377**
inverted crypts 95
inverted maturation 95
inverted T-or anchor-shaped 95
L-or boot-shaped 95
local peritoneal involvement（LPI） 158
Lynch 症候群 58, 134, 177, 273
　―の除外診断 77
MALT リンパ腫 256, **257**
Meckel 憩室 179
microsatellite instability-high（MSI-H） 129, 134, 275, **277**
microvesicular hyperplastic polyp（MVHP） 93
mixedneuroendocrine-non-neuroendocrine neoplasm（MiNEN） 238
MSI-H 大腸癌 **277**
NK/T 細胞性リンパ腫 254
pagetoid extension/spread **219**
peritoneal mucinous carcinomatosis（PMCA） 206, **208**
Peutz-Jeghers 型過誤腫性ポリープ **279**
Peutz-Jeghers 型ポリープ **289**
Peutz-Jeghers 症候群 277, 288
pseudoinvasion 309
pseudomalignant ulcerative change 300
pseudosarcomatous granulation tissue 300
serrated tubulovillous adenoma（sTVA）98
sessile serrated adenoma/polyp（SSA/P） 84, **95**, 99
sessile serrated lesion（SSL） 71, 85, **95**, 99
skeinoid fiber 247, **248**
SSL with dysplasia（SSLD） **96**
stalk invasion 139, **142**
streak sign **160**, **164**
TMB（tumor mutation burden） 80
villous tumor（VT） 98
Wnt シグナル 68

あ

悪性黒色腫 **172**, 214, **217**, 236, **237**
悪性リンパ腫 56, 231, 236
異形成 183, **189**, **190**
印環細胞癌 115, **117**, 119, **121**, **188**

ウイルス性腸炎　301
炎症性筋腺管ポリープ　**293**
炎症性線維状ポリープ　**294**
炎症性総排出腔ポリープ　**313**
炎症性ポリープ　291, **292**

か

潰瘍性大腸炎　129, 183
核の偽重層　89
過形成結節　**94**, 98
過形成性ポリープ　84, **94**, 98, 286, **287**
家族性大腸腺腫症（FAP）　179, 268
顆粒細胞腫　231
カルチノイド腫瘍　54, **111**, **172**, 221, **222**, **229**, **230**, **333**
カルチノイド症候群　226
癌関連線維芽細胞　146
管状絨毛腺腫　84, **89**
管状腺癌　**59**, 101, 102, **105**, **106**, **107**, **111**, 236, **237**
　　胃型の―　**110**
　　小腸型の―　**109**
管状腺腫　84, **87**, **331**, **332**, **334**
偽浸潤　91, **92**, **309**
鋸歯状腺腫　84
鋸歯状病変/ポリープ　85
グロムス腫瘍　231
形質細胞腫　231
高異型度虫垂粘液性腫瘍（HAMN）　198, 200, **201**
抗癌剤起因性腸炎　**306**
甲状腺癌　**273**
構造異型　91
古典的鋸歯状腺腫　84, **90**, 92, 286
コンパニオン(病理)診断　16, 58

さ

サイトメガロウイルス性腸炎　**305**
細胞異型　91
殺細胞性抗癌剤　342
子宮内膜症　**299**, **317**, 359, **366**
若年性ポリポーシス症候群　280
若年性ポリープ　**288**
若年性ポリープ型過誤腫性ポリープ　**282**
十二指腸型濾胞性リンパ腫　**260**
絨毛腺腫　84, **88**

消化管リンパ腫で用いる免疫組織化学　254, 256
小腸癌　54, 168, **178**, **180**, **181**
小腸腫瘍の病理学的鑑別　170
上皮間葉転換　145
静脈侵襲　**108**, **154**
痔瘻癌　**194**, **324**
神経侵襲　147, **148**, **149**
神経節細胞性傍神経節腫　231
神経線維腫症1型　243
神経内分泌腫瘍　205
髄様癌　115, 122, **124**, **379**
節外性NK/T細胞リンパ腫　**264**
セリアック病　179, **252**, 266
尖圭コンジローマ　**218**, **319**
腺腫の偽浸潤　**92**
染色体不安定性（CIN）　66
前立腺癌　**353**, **354**, **356**, 357
簇出　**108**, 145, **147**, 163, 378, **379**
　　―の評価方法　143

た

大腸癌　**275**
　　―の組織型分類　177
大腸腺癌　**13**, **110**
大腸腺腫　**12**, **276**
単形性上皮向性腸管T細胞リンパ腫　**265**
虫垂炎　**315**
虫垂憩室　**316**
腸管症関連T細胞リンパ腫　266
腸管嚢胞様気腫症　**322**
直腸型腺癌　211, **213**
直腸癌　**353**, **354**
通常型腺癌　202
通常型腺腫　99
低異型度虫垂粘液性腫瘍（LAMN）　198, 199, **201**
低分化腺癌　115, 125, **126**, 236, **237**, **379**
デスモイド腫瘍　**272**

な

内分泌細胞癌　115, **119**, **172**, 221, **222**, **234–237**
肉芽組織型血管腫　**318**
乳頭腺癌　101, 112, **113**, 236

乳房外 Paget 病　214，**220**
粘液癌　**60**，130，**131**，**133**，**202**
粘膜下層浸潤癌　137，**138**，**139**
粘膜脱症候群　**112**，**295**，**311**，**312**
粘膜内 Schwann 細胞性過誤腫　**321**
粘膜内高分化管状腺癌　91，**92**

は
バイオマーカー　74
杯細胞腺癌　202，**203**，**204**
反応性・再生性異型細胞　**304**
非腫瘍性ポリープ/ポリポーシス　284
微小カルチノイド腫瘍　**232**
びまん性大細胞型 B 細胞リンパ腫　**172**，
　237，**262**
腹膜偽粘液腫　206
分子標的薬　16，343
平滑筋腫　**250**
壁深達度　50
扁平上皮化生　**308**
扁平上皮癌　214，**218**

放射線腸炎　**306**，**307**

ま
マイクロサテライト不安定性（MSI）　70，
　74，77，115，276
マントル細胞リンパ腫　253，**258**
ミスマッチ修復　58，77
ミスマッチ修復機能欠損（dMMR）　58，115
ミスマッチ修復蛋白質　59，61，118，134，
　276
未分化癌　236
脈管侵襲　152
無茎性鋸歯状腺腫/ポリープ（SSA/P，SSL）
　94，**95**
免疫チェックポイント阻害薬　344

ら
リンパ管侵襲　**108**，**154**
リンパ濾胞性ポリープ　**296**，**323**
類内膜癌　**111**
濾胞性リンパ腫　253，**260**

中山書店の出版物に関する情報は，小社サポートページを御覧ください．
https://www.nakayamashoten.jp/support.html

本書へのご意見をお聞かせください．
https://www.nakayamashoten.jp/questionnaire.html

癌治療戦略に活かす病理診断ベストプラクティス
下部消化管癌
(かぶしょうかかんがん)

2025 年 4 月 29 日　初版第 1 刷発行

監　修	———	青笹克之
総編集	———	小田義直，都築豊徳
巻編集	———	新井冨生
発行者	———	平田　直
発行所	———	株式会社 中山書店

〒 112-0006 東京都文京区小日向 4-2-6
TEL 03-3813-1100 （代表）
https://www.nakayamashoten.jp/

印刷・製本 ——— 三報社印刷株式会社

Published by Nakayama Shoten Co.,Ltd.　　　　　Printed in Japan
ISBN 978-4-521-75064-4
落丁・乱丁の場合はお取り替え致します．

本書の複製権・上映権・譲渡権・公衆送信権（送信可能化権を含む）は株式会社中山書店が保有します．

JCOPY ＜出版者著作権管理機構　委託出版物＞

本書の無断複製は著作権法上での例外を除き禁じられています．複製される場合は，そのつど事前に，出版者著作権管理機構（電話 03-5244-5088, FAX 03-5244-5089, e-mail：info@jcopy.or.jp）の許諾を得てください．

本書をスキャン・デジタルデータ化するなどの複製を無許諾で行う行為は，著作権法上での限られた例外（「私的使用のための複製」など）を除き著作権法違反となります．なお，大学・病院・企業などにおいて，内部的に業務上使用する目的で上記の行為を行うことは，私的使用には該当せず違法です．また私的使用のためであっても，代行業者等の第三者に依頼して使用する本人以外の者が上記の行為を行うことは違法です．